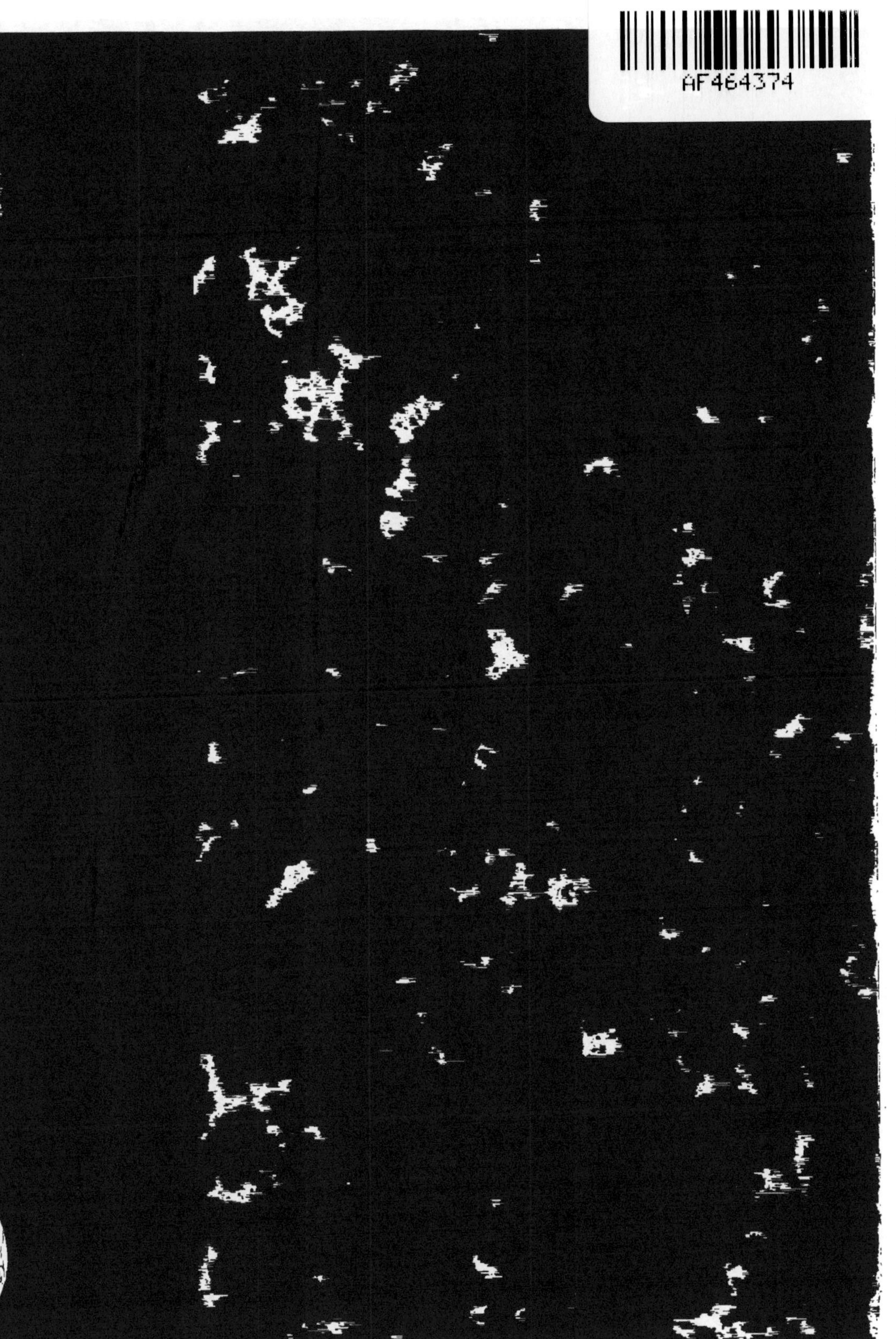

CLIMATOTHÉRAPIE

TRAVAUX DU Dr DOYON

Traité des maladies de la peau, par F. Hebra; traduit et annoté par le Dr A. Doyon, 2 vol. Paris, Masson, 1862.

Thérapeutique des maladies vénériennes et des maladies cutanées, par les Drs P. Diday et A. Doyon, 1 vol. Paris, Masson, 1876.

Leçons sur les maladies de la peau, par M. Kaposi, traduites et annotées par les Drs Ernest Besnier et A. Doyon, 2 vol. Paris, Masson, 1881.

Uriage et ses eaux minérales, 2e édition, par le Dr A. Doyon, 1 vol. Paris, Masson, 1884.

Les herpès génitaux, par les Drs P. Diday et à A. Doyon, 1 vol. 1886. Paris, Masson, 1886.

TRAVAUX DU Dr SPILLMANN

Le Microscope, par le Dr H. Frey, professeur à l'université de Zürich. Traduit de l'allemand sur la deuxième édition. Paris, 1867.

Des syphilides vulvaires, 1 vol. gr. in-8 avec 3 pl. Paris, 1869.

Du rôle des parasites végétaux dans le développement des maladies (Archives générales de médecine, 1872).

Du rôle de la fatigue et de l'effort dans le développement des affections du cœur (Archives générales de médecine, 1876).

Hématome kystique de la rate (Archives de physiologie, 1876).

Traité d'histologie et d'histochimie, par le Dr H. Frey, professeur à l'université de Zürich; deuxième édition française, traduite de l'allemand sur la cinquième édition. Paris, 1876.

De l'aérothérapie, 1876.

De la tuberculisation du tube digestif, 1878 (Th. d'agrégation).

Contribution à l'histoire du pemphigus aigu, 1880.

De la gangrène des organes génitaux de la femme dans la fièvre typhoïde, 1881.

Article *Gangrène*, in Dictionnaire encyclopédique des sciences médicales, 1881.

De la destruction du chancre comme moyen abortif de la syphilis, 1882.

De l'influence des eaux sulfureuses dans le traitement de la syphilis. 1882.

Contribution à l'étude des tumeurs du quatrième ventricule (en collaboration avec le Dr Schmitt), 1882.

Article *Parotidite*, in Dictionnaire encyclopédique.

De la *fièvre bulleuse exanthématique* (in Annales de syphiligraphie et de dermatologie, 1886.

Du *Traitement du chancre phagédénique* (in Annales de syphiligraphie et de dermatologie), 1886.

Contributions à l'étude des anévrysmes syphilitiques des artères cérébrales. Ibidem (1886).

3827-85. — Corbeil. Typ. et Stér. Crété.

CLIMATOTHÉRAPIE

PAR

LE Dr HERMANN WEBER

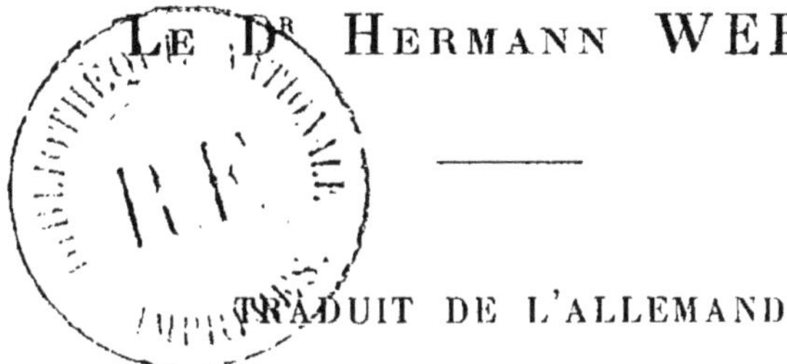

TRADUIT DE L'ALLEMAND

PAR LES DOCTEURS

A. DOYON
Médecin inspecteur des eaux d'Uriage

P. SPILLMANN
Professeur agrégé à la faculté de médecine de Nancy.

Édition française, revue et augmentée par l'auteur.

PARIS

ANCIENNE LIBRAIRIE GERMER BAILLIÈRE ET Cie

FÉLIX ALCAN, ÉDITEUR

108, boulevard Saint-Germain, 108

1886

PRÉFACE

DES TRADUCTEURS

Depuis ces dernières années, les études sur l'hygiène, sur la géographie médicale et en particulier sur le traitement des maladies par les climats, ont pris un très grand développement. De nombreux travaux ont été publiés en France et à l'étranger sur ces diverses branches de la médecine.

D'importantes recherches ont été faites sur l'influence que certains climats, notamment les climats maritimes et les climats d'altitude, exercent sur plusieurs maladies et en particulier sur la phtisie. Mais tous ces travaux sont disséminés dans de nombreuses brochures ou dans des recueils qui ne sont pas entre les mains du médecin praticien. Puis, si en France on connaît bien les ressources que présente le littoral méditerranéen, peut-être est-on moins fixé sur le bénéfice que les malades pourraient retirer d'un déplacement réalisé vers d'autres lieux, à d'autres époques de l'année.

Et à ce propos qu'il nous soit permis d'exprimer ici un regret : si, comme stations d'hiver, notre pays se trouve au premier rang, si nous pouvons offrir à nos malades et à ceux de l'étranger des installations complètes pour l'hiver, dans des climats dont les qualités diverses répondent à la plupart des indications, il n'en est plus de même quand il s'agit de stations pour les autres périodes de l'année. Alors qu'en Suisse, en Allemagne, en Angleterre, en Autriche, il existe de nombreux endroits où non seulement les malades, mais les personnes délicates, faibles, les enfants scrofuleux, débiles, trouvent à s'installer confortablement et fructueusement pendant le printemps, l'été et l'automne, une pénurie relative se fait sentir chez nous. Ailleurs les *Kurorte* se rencontrent sur toutes les montagnes, dans les vallées ou les forêts ; chez nous on en pourrait signaler à peine quelques-uns qui méritent ce nom. Nous savons bien que bon nombre de stations thermales, dans les Alpes et les

Pyrénées, sont aussi fréquentées comme de simples séjours d'été. Et cependant combien nos chaînes de montagnes, nos vallées alpestres et pyrénéennes, même celle des Vosges, se prêteraient à la création de ces sanatoria si utiles pour la reconstitution de nos enfants si souvent anémiés et étiolés par le séjour des grandes villes! Bien des fois déjà nous avons formulé ces desiderata, et nous espérons que le jour n'est plus éloigné où nos vœux et ceux de la plupart de nos confrères seront enfin réalisés. Quelques tentatives ont bien été faites, mais dans des proportions si restreintes qu'il y a lieu d'insister à haute voix et sans trêve. Si l'on a créé dans les Alpes dauphinoises, dans le massif de la Chartreuse, dans celui du Villars de Lans et dans quelques parties de la Savoie, des Pyrénées et des Vosges quelques stations, elles sont encore trop clairsemées et pour la plupart trop imparfaitement installées. Que l'on fasse dans nos montagnes françaises ce qui a été si largement, si heureusement exécuté dans la Forêt-Noire, là où, en quelque sorte à chaque pas et à des altitudes variées, on rencontre des installations en rapport avec les exigences sanitaires et hygiéniques les plus variées, avec les goûts et la position de fortune de leurs nombreux visiteurs. Pourquoi nos montagnes n'offriraient-t-elles pas des ressources analogues à celles que l'on a multipliées sur les plages de l'Océan? Pour tous ceux qui sont éloignés de nos côtes, ce serait une précieuse conquête soit au point de vue thérapeutique, soit comme séjour de villégiature.

C'est dans le but de montrer combien il nous reste encore à faire en France, et aussi avec la confiance de placer entre les mains du médecin un guide complet et sûr, que nous avons traduit l'ouvrage du Dr H. Weber. — Le *Traité de climatothérapie* se compose de plusieurs parties bien distinctes. La première est consacrée à l'étude des notions météorologiques qui sont applicables à la médecine : la composition de l'air, sa température, sa distribution géographique, etc... L'auteur étudie ensuite l'humidité, le degré d'humidité relative et absolue dans les différentes régions, ses variations, l'influence qu'elle exerce sur nos organes. Il passe ensuite successivement en revue, la rosée, les brouillards, la pluie, leurs variations. L'électricité, l'ozone sont également l'objet d'un chapitre traité avec soin.

Dans une dernière section, il énumère les caractères propres à chaque climat, les indications qu'on doit en tirer pour le traitement des maladies chroniques.

Après ces utiles notions préliminaires, l'auteur a entrepris un véritable tour du monde au point de vue de la climatothérapie : il signale tous les points du globe où les malades peuvent, et suivant les indications et suivant leur fortune ou leur humeur voyageuse, trouver des sanatoria. Sur toutes ces stations il donne des renseignements précis. On sent que la plupart de ces localités ont été visitées par lui ; et pour bon nombre d'entre elles, il a eu l'occasion d'examiner des malades qu'il y avait envoyés et d'apprécier ainsi les résultats de leur séjour.

Établi à Londres depuis de longues années, il voit à chaque saison affluer chez lui une bonne partie de ce peuple éminemment voyageur venant s'informer au printemps du séjour alpestre qu'il devra choisir pour l'été, l'automne de la station hivernale à laquelle il doit donner la préférence.

En résumé, les médecins trouveront dans ce livre, sous une forme concise, tous les renseignements utiles pour guider les malades dans le choix d'un séjour aux différentes périodes de l'année, ainsi que les principales indications d'ordre médical sur lesquelles doit reposer ce choix.

CLIMATOTHÉRAPIE

INTRODUCTION

Définition du mot climat. — Par climat nous entendons l'ensemble des influences exercées par l'air, le sol et l'eau d'une contrée sur la vie des êtres organisés.

Éléments du climat. — Les principaux éléments auxquels on peut attribuer ces influences se trouvent dans l'air ou atmosphère, et dépendent surtout de sa composition, de son état de chaleur, de lumière et d'humidité, de sa densité, de son mouvement et de son état électrique. Il ne faut pas se représenter ces éléments isolés; ils sont, au contraire, intimement reliés entre eux. Nous pourrions même exprimer notre pensée en disant que le soleil est, par la chaleur et la lumière qui émanent de lui, le principal moteur des événements qui se produisent sur la surface de la terre et dans l'atmosphère, événements qui sont modifiés par le mouvement de rotation et de translation de la terre.

Influences qui déterminent le caractère du climat. — Le caractère du climat d'une localité dépend essentiellement : 1° de l'éloignement de cette localité de l'équateur; 2° de son élévation au-dessus du niveau de la mer; 3° de sa situation par rapport à la mer ou aux grandes eaux intérieures, ainsi qu'aux déserts brûlants ou aux régions glaciales; 4° des vents dominants; 5° de la nature et de la configuration du sol et de la direction de cette localité vers tel ou tel point cardinal;

6° de la culture du sol, du chiffre de la population et de l'état de la civilisation.

But de la climatothérapie. — La climatothérapie est la science de la conservation et du développement de la santé, ainsi que du traitement de certains états pathologiques, par des conditions climatériques déterminées. Elle marche de pair avec le traitement par le régime, l'hygiène, et voire même par les médicaments. Un coup d'œil jeté sur l'état de santé et de mortalité, dans les différentes saisons et suivant les différentes conditions de température, nous indique déjà l'influence des divers facteurs du climat sur l'état sanitaire de la population; les saisons, prises isolément, nous représentent, en quelque sorte, des climats différents.

Par un froid moyen, combiné avec de l'humidité et des variations plus ou moins brusques, on remarque surtout des affections rhumatismales, catarrhales et inflammatoires des organes respiratoires; par les grands froids secs, ou surtout humides, on constate l'affaiblissement de tous les organes chez les personnes délicates, et de fréquents cas d'apoplexie chez les vieillards; par les grandes chaleurs, c'est la disposition à la diarrhée et à d'autres maladies abdominales qui domine.

Dans la seconde moitié du printemps, par une température tiède et pas trop humide, les personnes atteintes d'affections chroniques, surtout de catarrhes ou de rhumatismes chroniques, se portent sensiblement mieux; les personnes délicates semblent renaître; l'appétit, les fonctions digestives, l'hématopoièse, l'activité des muscles, tout, chez elles, reprend son cours. Les malades atteints de catarrhes chroniques et d'emphysème sont soulagés par un temps humide et chaud, tandis que les personnes qui souffrent de troubles digestifs, et ont une tendance à la mélancolie, ne vont mieux que par un temps clair et ensoleillé.

Le principe du traitement climatothérapique consiste donc à placer les malades dans un climat auquel manquent les influences de certaines saisons qui leur sont nuisibles, et où dominent les influences qui leur sont favorables.

Base de la climatothérapie. — Il résulte de là que la climatothérapie doit reposer sur la climatologie, c'est-à-dire sur la connaissance des différents climats de la surface de la terre et de leur influence sur l'homme sain et malade.

Mais la climatologie est une science très étendue, à peine en voie de développement, et qui repose sur d'autres branches de la science encore peu développées elles-mêmes, telles que l'atmosphérologie, la météorologie, la géographie physique, la physiologie géographique comparée et la pathologie.

Historique. — Les paroles célèbres d'Hippocrate, dans son ouvrage intitulé : *De morbis vulgaribus*, « *In morbis longis solum vertere conducit* », prouvent que déjà les médecins de l'antiquité ont employé les changements de climat, comme moyens de guérison. Dans son traité : *De aere, locis et aquis*, et dans ses *Aphorismes*, Hippocrate prouve combien il attachait d'importance aux influences climatériques. Arétée conseillait aux poitrinaires les voyages en mer et le séjour au bord de la mer ; Galien traitait la phthisie par le séjour des montagnes et la cure de lait ; Celse, par les voyages et les séjours maritimes, et Pline l'Ancien appréciait plus le séjour dans les forêts de pins (*silvas eas dumtaxat, quæ picis resinæque gratia radantur*) que le voyage d'Égypte par mer et la cure de lait dans les montagnes. Tous ces faits indiquent qu'à cette époque, on cherchait à utiliser les influences du climat pour la guérison de certaines maladies.

Des mémoires de médecins romains et arabes et quelques ouvrages du moyen âge prouvent que plus tard encore on attribuait l'origine, ainsi que la guérison de certaines maladies, à l'influence du climat. Mais la climatologie et la climatothérapie proprement dites ne datent que du dix-neuvième siècle.

Alexandre de Humboldt peut être considéré comme le

fondateur de la climatothérapie. Les œuvres de Humboldt ont éveillé l'attention des centres scientifiques de la France, de l'Angleterre et de l'Allemagne, et le nombre d'ouvrages remarquables qu'elles ont provoqués est si grand, qu'il ne serait pas possible d'en faire la nomenclature dans ce travail.

La climatothérapie doit beaucoup de renseignements statistiques aux rapports, souvent excellents, que la France et l'Angleterre donnent sur l'état sanitaire de leur marine et de leurs colonies. Des monographies et des publications parues dans ces deux pays, ont rendu de grands services à la météorologie et à la climatologie. Nous n'avons qu'à citer les noms de : Grégory, Morton, sir James Clark, Archibald Smith, Francis, Scoresby-Jackson, sir Ranald Martin, Livingstone, Glaisher, Buchan, Tyndall, Frankland, Angus Smith, Henry Bennet, Williams père et fils et Marcet.

En France et dans la Suisse française, Gay-Lussac, de Saussure père et fils, Boussingault, Arago, Becquerel, Boudin, Lévy, Ch. Martins, Lombard, Jourdanet, Guilbert, Carrière, de Pietra-Santa, Schnepp, Rochard, Borius, Le Roy de Méricourt, Gigot-Suard, Fonssagrive, Armand et beaucoup d'autres ont publié des travaux importants.

En Allemagne et dans la Suisse allemande nous pouvons principalement citer, après Humboldt : Berghans, Kaemtz, les frères Schlagintweit, Dove, Mühry, A. Hirsch, v. Sigmund, Vivenot, Tschudi, Küchenmeister, Schmidt, Müller, Brehmer, Lorenz et Rothe, Richter, Hann, C. Brügge, Benecke, H. Reimer, Rhoden, Spengler, Biermann, Thomas, Krieger, Volland et Ludwig.

Division des matières. — La *première partie* de notre ouvrage traite des éléments isolés, ou facteurs du climat, et des influences qui modifient leur effet.

Dans la *deuxième partie* nous essayerons de classer les différents climats, en y ajoutant de courtes notices sur les contrées et les localitées qui pourront être utilisées au point de vue thérapeutique.

Dans la *troisième partie* on trouvera des indications pour l'utilisation de ces contrées dans le traitement climatérique de certaines dispositions et de certains états pathologiques.

La *quatrième partie* est consacrée à démontrer les avantages que l'on peut tirer du pays natal au point de vue climatologique, hygiénique et diététique.

PREMIÈRE PARTIE

ÉLÉMENTS OU FACTEURS DU CLIMAT

CHAPITRE PREMIER

L'AIR OU ATMOSPHÈRE

Composition de l'air. — Dans l'ensemble des facteurs climatériques, l'air (*aer pabulum vitæ*) est, de beaucoup, l'élément le plus important, d'abord par sa composition et ensuite parce que c'est lui qui transmet presque tous les autres éléments.

On s'est longtemps contenté de croire que la composition de l'air était partout la même; mais un examen approfondi a prouvé qu'il existe de petites différences dans cette composition et qu'il peut se mélanger à l'air des éléments plus ou moins constants, et qui ont une grande importance sur la vie des êtres organisés. Angus Smith (1) s'est beaucoup occupé de cette question ; il fait observer, avec raison, que les mélanges hétérogènes et les changements les plus insignifiants, en apparence, sont de la plus haute importance à cause de la grande quantité d'air que nous aspirons. Quoique nous ne considérions pas l'air comme une substance alimentaire, il n'en est pas moins notre principal élément de vie. Nous attachons, dit

(1) *Air and Rain*, by Robert Angus Smith. London, 1872.

Angus Smith, une grande importance aux changements que subit notre eau potable, et cependant nous n'en absorbons que fort peu, comparativement à notre consommation d'air; il est possible même que les principes nuisibles de l'eau soient modifiés dans le canal digestif par les sucs, ou bien même détruits par la cuisson, la filtration, etc. ; au besoin nous pouvons encore remplacer l'eau par d'autres liquides, ou nous abstenir jusqu'à un certain point de boire l'eau qui est à notre proximité, tandis que nous sommes *forcés* d'aspirer l'air qui nous entoure. Cet air, en passant par les poumons, est mis en contact immédiat avec le sang sans avoir été purifié sur son passage ; il est vrai que par l'échange des gaz, l'air ne passe qu'en partie dans le sang ; mais les effets produits par des gaz délétères nous prouvent surabondamment la rapidité avec laquelle ces gaz pénètrent dans l'organisme ; cela ne peut nous surprendre quand nous songeons à la surface considérable au niveau de laquelle le sang se trouve en contact avec l'air, à la finesse des tuniques des plus petits vaisseaux, ainsi qu'à l'abondance du sang et à la rapidité de sa circulation. Une grande partie des petits corps étrangers, solides, reste dans les conduits respiratoires supérieurs tels que le nez, le larynx et les bronches ; mais il est prouvé qu'une partie pénètre dans les plus petites ramifications pulmonaires et les vésicules.

On se berçait autrefois d'illusion en admettant que la filtration se faisait parfaitement par les longs conduits respiratoires ; Tyndall et Lister ont prouvé que les spores manquent dans l'air rendu par l'expiration profonde ; en admettant même une parfaite filtration dans des poumons sains, on ne saurait avoir la même certitude pour des poumons malades. L'usage du respirateur de charbon (Stenhouse) ou mieux encore de coton (Tyndall et Frankland), ou celui d'autres appareils de filtration, est possible dans certains cas limités, mais non pas dans la vie ordinaire et contre les infections en quelque sorte chroniques de l'air.

Nous ne pouvons, à propos de la composition atmosphérique, indiquer ici que les points les plus importants qui touchent à la médecine, et nous renvoyons, pour plus de détails, aux ouvrages spéciaux.

D'après Regnault, Bunsen, Dalton, Frankland et Angus Smith, les proportions des trois principaux éléments de l'air pur sont :

Oxygène	20.96
Azote	79.00
Acide carbonique	0.04
	100.00

Outre les trois gaz que nous venons de nommer, nous avons encore à considérer, comme faisant plus ou moins régulièrement partie de l'air, d'autres corps qui sont : l'ozone, la vapeur d'eau, le sel, l'ammoniac, les poussières organiques et non organiques, et même, dans certaines conditions, l'acide chlorhydrique, l'acide nitrique et l'acide sulfurique.

Oxygène. — Les variations dans la proportion d'oxygène contenu dans l'air de localités différentes sont souvent fort minimes ; mais comme le déficit d'oxygène est toujours compensé par des corps nuisibles, tels que l'acide carbonique et des substances organiques, la plus petite différence devient importante, vu la grande quantité d'air que nous aspirons.

D'après Angus Smith, l'air des places publiques de Manchester contient 20.943 p. 100 d'oxygène ; celui des places resserrées, entourées de maisons et exposées à la fumée de 20.6 à 20.87, et celui des places situées dans le voisinage des quartiers infectés seulement 20.7 p. 100. La différence est aussi grande entre les divers points de Londres.

A Belsize Park, qui est élevé et au nord-ouest de la ville.	21.010	p. 100
A Kennington Park, au sud	20.940	—
A l'hôpital Chelsea, au sud-ouest, près de la Tamise	20.91	—
A Hyde-Park près de Sloane-Street, à l'ouest	20.925	—
A Hyde-Park, au milieu du parc	21.005	—
En moyenne, dans les quartiers plus peuplés du S. et du S.-O.	20.883	—
Dans les quartiers très peuplés de l'est	20.86	—

Dans des analyses répétées, Angus Smith trouva des différences assez importantes sur le même point de Manchester, par des temps différents :

Par un temps très humide..........................	20.98 p. 100
Par le brouillard et la gelée (brouillard mélangé de fumée).	20.91 —

Les analyses du même chimiste indiquent des différences entre l'atmosphère intérieure et l'atmosphère extérieure des maisons.

Devant une maison d'un faubourg de Manchester.	20.96 p. 100
Dans la salle commune de cette maison	20.89 —

Dans les locaux mal aérés et encombrés, comme les écoles, les théâtres, etc., l'oxygène diminue à tel point que souvent il n'y en a pas 20 p. 100.

Angus Smith trouva par contre comme moyenne d'air pur, 20.999 p. 100 au bord de la mer et dans les bruyères d'Écosse. Aux États-Unis, à Hoboken et à Philadelphie, Albert Leeds trouva dans différentes analyses, de 20.82 jusqu'à 20.962 p. 100.

Azote. — On ignore, pour ainsi dire, quelle est l'action directe de l'azote sur l'organisme ; peut-être ce gaz ne sert-il qu'à diluer l'oxygène.

Acide carbonique. — H. de Saussure et son fils Th. de Saussure sont les premiers qui aient cherché à savoir combien l'air contient d'acide carbonique ; ils trouvèrent à Genève et dans les environs, en moyenne, 4.9 sur 10,000 parties, 3.7 au minimum et 6.2 au maximum ; en règle générale, moins en hiver qu'en été, moins le jour que la nuit, moins en pleine campagne que dans la ville de Genève, un peu moins sur le lac que dans la campagne, et moins dans la plaine que sur les montagnes.

Ces résultats concordent avec les observations des frères Schlagintweit et de Frankland qui ont trouvé une grande quantité d'acide carbonique sur les hautes montagnes. Frankland (1) a trouvé :

	Oxygène.	Acide carbonique.
A Chamounix.	20.894	0.063
Aux Grands-Mulets.	20.802	0.111
Sur le sommet du mont Blanc.........	20.963	0.061

Il semble exister de petites différences entre quelques points; ainsi Pettenkofer trouva, en moyenne, à Munich, 5 sur 10,000, en plein air, et 6.8 sur 10,000 dans l'intérieur des habitations; Angus Smith 3.7 sur 10,000 à Manchester, 3.34 dans Hyde Park, à Londres, et 4.28 à Smithfield, un des quartiers les plus peuplés de Londres. Par contre Pettenkofer nous apprend que dans les écoles, les théâtres, les chambres à coucher mal aérées, la quantité d'acide carbonique peut atteindre jusqu'à 20 et même 58 sur 10,000; Angus Smith trouva également dans les mêmes conditions, en moyenne, 16 sur 10,000, et, dans quelques salles du tribunal de Londres, même au delà de 20.

Thorpe trouva une plus petite quantité d'acide carbonique (3 et 3.2 sur 10,000) dans l'atmosphère de la mer, et n'y découvrit pas de différence entre le jour et la nuit.

Influence de l'acide carbonique sur l'organisme. — On a fait, il est vrai, beaucoup d'expériences relatives à l'action de l'acide carbonique sur l'organisme, mais il est difficile de les appliquer aux climats dans lesquels l'acide carbonique se trouve en plus grande quantité; car, en même temps que la proportion d'acide carbonique augmente, d'autres éléments nuisibles se multiplient. Ainsi lorsque nous entrons dans une chambre à coucher qui n'a pas été aérée, ou dans une salle où il y a trop de monde, l'impression produite sur nos sens nous indique aussitôt qu'il ne s'agit pas seulement d'acide carbonique. Nous avons, à différentes reprises, séjourné dans des

(1) *On the composition of air from Mont Blanc. Experimental researches in pure, applied and physical chemistry*, by Dr Frankland, 1877, p. 477.

bains de vapeur d'eau salée qui contenaient plus de 3 p. 100 d'acide carbonique, sans éprouver le moindre malaise, tandis que nous éprouvons régulièrement des maux de tête, des vertiges, des malaises, etc., chaque fois que nous nous trouvons dans une salle où il y a trop de monde, et dont l'air contient seulement 1 p. 100 d'acide carbonique. La décomposition de liquides fermentescibles tels que le lait, l'urine, s'opère bien plus vite dans un espace rempli de monde, et cela, non pas par l'effet seul de l'acide carbonique. Mais la proportion plus grande de cet acide dans l'atmosphère peut être facilement prouvée par l'analyse chimique, et ce fait nous indique, jusqu'à un certain point, que l'air d'une localité ou d'un appartement est insalubre ; les expériences que l'on fait dans une ville comme Londres trouvent un point d'appui dans les analyses de Smith, Frankland et d'autres. Témoin la différence de teint et de santé que l'on constate chez les enfants qui, au lieu de jouer dans les promenades spacieuses, se tiennent dans des rues ou dans des cours étroites; témoin aussi cette circonstance que pendant l'hiver de 1873, un certain nombre de bestiaux, que l'on avait menés à l'exposition, succombèrent à des affections pulmonaires par certains jours de brouillard enfumé.

Les maux de tête persistants, les malaises et les vomissements ne sont pas rares par les brouillards chargés de fumée, durant lesquels les personnes atteintes d'emphysème ou de catarrhes chroniques toussent davantage et ont la respiration plus pénible; l'abattement moral et d'autres symptômes, souvent très graves, pourraient compléter la nomenclature des effets produits par cet état de l'atmosphère.

Ozone et antozone. — L'ozone, découvert par Schönlein, et sur l'origine et l'importance duquel nous manquons de détails précis, semble constituer un gaz très important pour la climatologie, un gaz qui ne fait jamais défaut dans l'air salubre quoique la quantité en soit proportionnellement minime ; elle ne comporte, d'après Houzeau, qu'une partie sur 700,000. La

lupart des chimistes le considèrent comme un oxygène allo-
ropique; d'après Andrews, Sorel, Brodie, Odling et C. Fox, sa omposition est O^2O, de manière que chacun de ses atomes e compose de trois atomes d'oxygène. La composition de l'an-ozone est de H^2O^2. D'autres disent que l'oxygène ordinaire eut être décomposé par diverses influences (lumière, chaleur, umidité, évaporation, électricité) en oxygène négatif et posi-if; l'ozone serait l'oxygène positif, l'antozone l'oxygène négatif: a formation des deux gaz serait simultanée. Toute oxydation e fait par l'ozone; l'antozone se trouve dégagé, s'allie à hydrogène et produit de la pluie. Cette dernière opinion 'est cependant pas généralement admise.

Les réactions de l'ozone sont encore mal connues; cependant, nalgré beaucoup d'incertitude sur certains points, il est établi que l'ozone fait défaut dans le voisinage de matières en putré-action; qu'on n'en trouve point dans les salles d'hôpitaux, quand cependant à proximité, en plein air, il y en a; que la quantité d'ozone est moindre dans les quartiers resserrés que dans les faubourgs et à la campagne; que cette quantité est plus grande dans les rues que dans les habitations, qu'elle est plus grande aussi au bord de la mer et sur les montagnes que dans l'intérieur des terres et dans les plaines. Il est prouvé aussi que la quantité d'ozone est augmentée par la pulvérisation des liquides, par une forte évaporation dans es chambres de graduation des salines (Gorup-Besanez, Lender), par la pluie et surtout par l'orage, ainsi que par la umière intense du soleil. D'après Frankland et d'autres, l'ozone a plus de propriétés désinfectantes et oxydantes que l'oxygène ordinaire; cependant ces chimistes n'admettent pas que toute oxydation soit provoquée par l'ozone. L'antozone est une substance insuffisamment définie et qui n'a, d'après Engler et O. Nasse, que peu de propriétés d'oxydation; il semble cependant jouer un rôle dans les transformations qui régissent les différents états d'aggrégation de l'eau.

Sel. — Presque partout l'air contient du sel; il en renferme plus dans le voisinage de la mer qu'à l'intérieur des terres; il manque presque complètement dans les régions très élevées.

Ammoniaque. — L'ammoniaque aussi fait rarement tout à fait défaut, mais il est probablement moins important, sous le rapport climatérique, pour l'organisme animal que pour le développement des plantes.

Poussière. — La poussière est de nature très complexe; sa quantité et sa composition varient suivant le temps et le lieu. Les substances non organiques les moins importantes, qui la composent, consistent en molécules de chaux, de pierre, de fer et d'autres minéraux empruntées au sol et entraînées au loin; on y rencontre également des parcelles de plantes, de semences, de pollen et d'innombrables spores, germes, œufs, plantes et animalcules qui semblent vivre dans l'air.

Les recherches d'Ehrenberg ont depuis longtemps attiré l'attention sur ce sujet, et celles que Tyndall a faites à la lumière électrique ont démontré l'innombrable quantité des infiniment petits qui peuplent l'air. Tyndall a émis des idées fort ingénieuses sur les rapports qui existent entre « la poussière » et les maladies (*Dust an disease*) et sur la possibilité d'utiliser une partie de ces organismes pour l'épuration, la transformation des matières et la formation de la lumière. Le Dr Maddox a trouvé que l'atmosphère est peuplée de mucédinées de toutes formes. Ce sont là des données importantes qui peuvent servir dans la question de l'appréciation d'un climat. D'après une analyse chimique, A. Smith conclut qu'un mètre cube d'air de ville peut contenir jusqu'à 500,000 germes. Il est possible qu'avec le temps, l'étude de ces germes et de leur nature nous permette d'établir entre l'air de certaines contrées, des différences qui pourront être utilisées. Les remarquables recherches de Pasteur sur la fermentation et les substances organisées contenues dans l'air (*Annales de chimie et de physique*, IIIe série, t. LII et LIV) nous indiquent déjà la grande différence qui existe entre l'atmosphère des glaciers et celle des régions habitées.

La question des microphytes de l'air a été bien étudiée dernièrement par M. Miquel. La quantité des microbes varie selon la saison, la pression atmosphérique, le temps sec ou humide, les vents, l'ozone, les altitudes. Le tableau suivant permettra au lecteur de juger du premier coup d'œil, du degré de pureté de certains milieux.

Nombre des bactéries trouvées dans un dixième d'air analysé à des époques fort voisines :

1. A une altitude variant de 2,000 à 4,000 mètres.. ..	0,0
2. Sur le lac de Thoune (560 mètres)............. ...	8,0
3. Au voisinage de l'hôtel Bellevue (560 mètres)... ...	25,0
4. Dans une chambre du même hôtel.....	600,0
5. Au parc de Montsouris..........................	7600,0
6. A Paris (rue de Rivoli)...........	55 000,0

(*Annuaire de l'Observatoire Montsouris pour l'an* 1884, p. 538.)

Épuration et entretien de la pureté de l'air. — Laissons à l'atmosphérologie le soin de traiter la question de l'épuration de l'air, quoique les principaux agents de cette épuration : la végétation, les vents, l'électricité, etc., soient les vrais éléments du climat. Laissons aussi à l'hygiène le soin de s'occuper de l'assainissement et de l'entretien de la sécheresse de l'air dans les habitations, quoique nous ayons toujours à tenir compte de ces deux points en recommandant un climat ; car le meilleur climat n'est souvent d'aucune utilité si l'on ne peut y joindre une habitation saine et confortable. Les ouvrages de Pettenkofer, Morin, Parkes, du Chaumont, Maercker, Finkelnburg, Roth, Lex et d'autres, parmi lesquels nous comptons des architectes et des ingénieurs, contiennent des avis de la plus haute importance sur l'hygiène telle qu'elle doit être comprise dans la vie de chaque jour.

CHAPITRE II

LA CHALEUR DE L'ATMOSPHÈRE

L'étude de la chaleur de l'atmosphère doit suivre immédiatement celle de sa composition ; elle a, en effet, une influence puissante sur l'organisme, et elle domine, par son importance, tous les autres éléments climatériques.

Température de l'atmosphère. — Le soleil est la principale cause de la chaleur sur la surface du globe et dans l'atmosphère qui l'entoure; la quantité de calorique qui émane de la lune, des étoiles et des entrailles de la terre est relativement minime. L'air s'échauffe : 1° par la radiation directe du soleil; 2° par le rayonnement ou plutôt par la réverbération de la terre; 3° par la communication directe avec la terre; 4° par les courants.

1° Radiation directe. — La radiation directe ne fournit qu'une des plus faibles parties de la chaleur, parce que l'air se laisse pénétrer par les rayons du soleil et ne peut retenir une partie de leur chaleur que grâce à la vapeur d'eau ; cette portion de chaleur est moindre dans les couches atmosphéri ques supérieures, où la vapeur d'eau est rare, et plus considérable dans les couches inférieures où la vapeur d'eau est plus abondante; la quantité de chaleur ainsi retenue varie donc suivant les proportions de la vapeur d'eau. Les rayonnements de la chaleur ne sont pas dirigés par le vent.

2° Réflexion. — La réflexion des rayons qui ont frappé la surface de la terre dépend de la nature des surfaces, ou solides ou liquides. Une portion de la chaleur qui n'a pas été absorbée au passage, et qui varie selon la nature de la surface qu'elle atteint, est aussitôt renvoyée et retourne dans l'air et dans l'espace; une autre portion est absorbée par le sol qui la retient plus ou moins longtemps; elle s'en échappe à nouveau (du moins en grande partie) et rayonne dans l'atmosphère. Ces rayons moins chauds sont absorbés plus ou moins complètement par l'atmosphère, surtout dans ses couches inférieures, plus denses et plus humides. Nous reviendrons plus tard sur l'influence qu'exerce la nature solide ou liquide de la surface de la terre sur l'absorption et la réflexion de la chaleur.

3° Communication directe. — La terre, comme corps plus chaud, communique une partie de la chaleur qu'elle a reçue à la couche d'air avec laquelle elle est en contact immédiat; la couche d'air ainsi échauffée se dilate et s'élève; une couche d'air plus froid et plus lourd vient reprendre sa place, et de cette façon une grande quantité d'air s'échauffe insensiblement. L'ascension de l'air plus chaud et la descente de l'air plus froid nous amène à parler des courants atmosphériques.

4° Le courant. — Le courant est un des phénomènes les plus importants de la masse atmosphérique; par lui les changements atmosphériques qui ont lieu sur un certain point se trouvent transportés sur d'autres points très éloignés. Nous nous bornons ici à parler de la répartition de la chaleur, mais il est clair que les couches inférieures de l'air, échauffées et dilatées, non seulement par communication directe, mais encore par la réverbération, montent et contribuent ainsi à échauffer les couches atmosphériques supérieures. Par l'intermédiaire des courants atmosphériques, que nous connaissons sous le nom de vents, les couches d'air échauffées sur les points les plus éloignés, à l'équateur par exemple, sont portées vers les pôles et constituent un des principaux facteurs de la répartition de la chaleur dans la masse atmosphérique.

RÉPARTITION DE LA CHALEUR DANS LA MASSE ATMOSPHÉRIQUE.

Influences réfrigérantes. — L'air atteindrait bientôt un très haut degré de chaleur s'il n'existait pas constamment des influences réfrigérantes ; ce sont : 1° le rayonnement constant de la chaleur dans l'espace, dont la température est très basse ; 2° l'évaporation du liquide contenu dans le sol, les cours d'eau, les plantes, qui enlève toujours une quantité variable de chaleur ; 3° quand le sol, qui rejette la chaleur plus vite que l'atmosphère, s'est refroidi, l'air lui cède de la chaleur aussi bien par le rayonnement que par contact direct.

RÉPARTITION DE LA CHALEUR SUR LA SURFACE DE LA TERRE.

D'après les degrés de latitude. — Nous n'examinerons pas ici en quoi la répartition de la chaleur sur la terre dépend de son mouvement de translation et de rotation. Si la terre était une boule dont la surface soit partout plane et de même nature, si l'atmosphère était sans vapeur d'eau, ou si les conditions d'évaporation étaient partout les mêmes, on pourrait déterminer le climat d'une localité d'après sa situation géographique et son degré de latitude ; mais l'inégale conformation de la surface de la terre sous le rapport de l'élévation, de la nature et du revêtement du sol ; l'inégalité de partage de terre et d'eau, l'inégalité des quantités de vapeurs d'eau contenues dans l'atmosphère ; l'influence des courants atmosphériques et beaucoup d'autres causes empêchent de déterminer un climat d'après son degré de latitude. En résumé, on peut dire que dans les régions de l'équateur, sur une bande d'inégale largeur (sous les tropiques), la température moyenne est de 27° à 22°,5 C. ; de là, jusqu'aux pôles, cette température diminue insensiblement ; en nous éloignant de l'équateur vers les pôles, nous voyons augmenter la différence entre l'été et l'hiver, parce que les rayons du soleil sont plus obliques et qu'en été le soleil luit longtemps, tandis qu'en hiver les heures où le soleil luit sont courtes.

Isothermes. — Alexandre de Humboldt a figuré le premier sur des cartes les conditions de température de divers points du globe; il a ainsi poussé à l'étude de la répartition de la chaleur et à l'étude des climats en général. Il est, en quelque sorte, le fondateur de la climatologie nouvelle. En joignant par des lignes les contrées qui ont toute l'année la même moyenne de température, il a indiqué les Isothermes ; en joignant par d'autres lignes les localités ayant une même moyenne de température hivernale, il indique les Isochimènes, et les Isothères en reliant par des lignes les régions ayant la même moyenne de température d'été. (*Cosmos*, t. I, p. 341, 1845). Berghaus a développé ces données, et nous devons à Dove l'importante publication mensuelle des Isothermes ainsi que l'indication des lignes isanomales positives et négatives. Si les causes qui modifient la température n'existaient pas, ces lignes seraient parallèles à l'équateur, tandis qu'en réalité elles présentent de fortes ondulations. Il résulte des tableaux que nous venons de citer, que les écarts sont bien plus grands dans l'hémisphère Nord. Dans l'hémisphère Sud, les Isothermes, en s'éloignant de l'équateur, deviennent toujours plus rectilignes, là où ces lignes ne sont pas détournées par les continents de l'Amérique du Sud, de l'Afrique et de l'Australie. Il ressort encore de ces tableaux que dans l'hémisphère Nord, les Isothermes d'été et d'hiver s'écartent sensiblement des Isothermes annuels, et même que, soumis au Gulf-Stream, ils s'élèvent, en hiver, dans l'océan Atlantique et dans l'ouest de l'Europe et s'abaissent vers l'équateur dans les grands continents d'Asie et de l'Amérique du Nord, tandis qu'en été c'est tout l'opposé ; en d'autres termes, que la partie de l'océan Atlantique avec les îles et les côtes de l'ouest de l'Europe est plus chaude en hiver et plus fraîche en été, qu'elle correspond donc aux Isothermes annuels, tandis que le nord du continent asiatique est plus froid l'hiver et plus chaud l'été. En Amérique aussi, les hivers sont plus froids, mais les étés sont tempérés, les mois de mai et de septembre ont une température moyenne. Cette esquisse rapide demande encore à être rectifiée d'après un examen minutieux des tableaux.

MODIFICATIONS DUES AUX CLIMATS DES ZONES OU CLIMATS MATHÉMATIQUES.

Influences qui augmentent la température annuelle. — D'après Humboldt, les causes qui influent le plus sur l'augmentation de la température dans les latitudes moyennes et élevées sont : la proximité d'un courant chaud et celle de la côte occidentale; l'échancrure d'un continent en forme de presqu'île avec des baies profondes ; la situation d'un pays vers une mer sans glace, dans la direction des pôles, et vers un grand continent dans la même longitude et dans la direction de l'équateur. A ces conditions s'ajoutent encore les vents qui traversent les mers et les pays chauds ; l'abri des vents froids par de hautes montagnes, et la pureté du ciel pendant les mois d'été.

Température de l'eau. — Nous ne parlerons ici que de l'influence de la mer.

La formation d'un climat dépend surtout des rapports qui existent entre l'eau et la chaleur du soleil d'une part, le continent et son atmosphère, d'autre part. La température de l'eau est bien plus élevée que celle de l'écorce terrestre ; la proportion moyenne est de 4 à 1 ; c'est pour cela que l'eau s'échauffe plus lentement, mais elle retient aussi plus longtemps la chaleur et la laisse pénétrer à une profondeur considérable, ce qui est encore une raison pour que sa surface ne s'échauffe pas rapidement. L'eau étant un mauvais conducteur, elle communique la chaleur moins vite, et l'atmosphère qui recouvre l'eau étant toujours chargée de vapeurs, le rayonnement de la chaleur se trouve diminué. De plus, quand la surface de l'eau se trouve refroidie par rayonnement ou par contact direct, elle retombe au fond, tandis que l'eau plus chaude reprend sa place ; aussi, dans les nuits claires, le refroidissement de l'eau et de la couche atmosphérique qui la recouvre est moins considérable que celui du sol.

Le capitaine Thomas a constaté que la différence moyenne entre la température la plus élevée du jour et la plus basse de la nuit n'était que de 0,33° C. sur la surface de la mer, près des côtes d'Écosse, tandis que cette différence est à peu près de 6,66° C. sur la terre ferme ; de plus, le maximum de la différence entre ces deux températures est à peu près comme 3° est à 40° C.

Ces conditions sont à peu près les mêmes pour l'eau de mer et pour l'eau douce ; cependant la différence devient très grande par une température basse. En se refroidissant, l'eau douce devient plus dense et plus lourde, de même que d'autres liquides, jusqu'à 4° C. ; mais si la température baisse encore, l'eau se dilate à nouveau et reprend, avant la congélation, le même volume que celui qu'elle a à 8° C.; l'eau de mer, au contraire, ne gèle qu'à — 2° C.

Ainsi l'eau de mer ne gèle que lorsque la température de toute la profondeur est presque à 0, tandis que la surface de l'eau douce se couvre de glace quand le température du fond est à 4° C., parce que l'eau devenant plus légère se refroidit très rapidement. C'est pour cette raison que les eaux intérieures profondes ne gèlent pas par un grand froid.

Courants maritimes. — L'influence climatérique de la mer diffère de celle des eaux tranquilles intérieures par les courants maritimes qui sont dus aux mêmes causes physiques que les vents ou courants atmosphériques. Les courants importants qui nous intéressent sont ceux qui proviennent des contrées chaudes et qui transportent leur température aux contrées plus froides.

Le Gulf-Stream. — Le courant le plus connu et le plus important pour l'Europe est le Gulf-Stream ; c'est une partie du courant chaud qui s'étend dans le nord de l'océan Atlantique, depuis les tropiques jusqu'aux régions septentrionales, et qui élève de bien des degrés la température moyenne annuelle de la côte occidentale de l'Europe et des îles voisines. Son action sur l'élévation de la température est surtout frappante en hiver, dans les Iles-Britanniques, sur la côte occidentale de la Norvège, en Islande et sur les côtes occidentales de France. Pour ne citer qu'un exemple, la température hivernale moyenne des îles Shetland, à 60° de latitude nord, serait à peu près de — 10°,5 C., tandis qu'en réalité, elle est presque de + 4° C. ; celle des montagnes serait encore plus basse que celle des îles Shetland, tandis qu'elle est à plus de 1° C. au-dessus du point de congélation ; l'Isochimène de 0° traverse l'Islande du 63e au 65e degré de latitude nord : sa température hivernale est donc la même que celle des points du centre du continent européen qui sont situés à 12 ou 15° de latitude plus au sud. Cet effet n'est pas seulement produit par le vent que le courant a réchauffé, mais aussi par le contact direct de l'eau tempérée avec la terre, tel que le prouve la grande différence de température (presque 2°,5) entre la côte occidentale de l'Irlande et le centre de cette île.

Le Gulf-Stream est donc un vrai foyer de chaleur pour le nord, l'ouest et le centre de l'Europe; partout où les anses et les échancrures du rivage le laissent pénétrer plus avant dans les terres, l'intérieur du pays en ressent les effets. Tout l'ouest de l'Europe a plus ou moins cette heureuse configuration. Une mer chaude, même sans grand courant, exerce ainsi, par elle-même, une influence bienfaisante sur ses bords.

Causes de l'abaissement de la température. — Parmi les causes qui peuvent faire baisser la température annuelle,

Humboldt compte : l'élévation d'une contrée, sans plateaux importants, au-dessus du niveau de la mer ; la proximité d'un rivage de l'est dans les latitudes élevées et moyennes ; la configuration d'un continent dont les côtes ne sont pas échancrées ; la grande extension d'un continent vers un pôle dont il n'est pas séparé par une mer tempérée ; une étendue de mer qui s'étend dans la même longitude entre une contrée et l'équateur ; de hautes chaînes de montagnes qui interceptent les vents chauds ; de grands marais et des eaux stagnantes qui, dans les régions élevées, sont couverts de glace jusqu'au commencement de l'été ; des étés brumeux et un ciel d'hiver serein.

En été, le voisinage de la mer produit un abaissement de température : aussi les étés sont-ils plus frais dans les îles de l'Ouest de l'Europe qu'à l'intérieur du continent ; ce fait est encore plus frappant dans les îles de l'hémisphère austral. Dans ces conditions, la température baisse encore si, en été, le ciel est souvent couvert. L'étendue des mers, très grande comparativement à celle du continent, est une des causes de la faible température annuelle et moyenne de l'hémisphère austral qui, d'après Dove, est à peu près de 1,675° C.

Courants marins froids. — Les courants maritimes froids font autant baisser la température que les courants chauds l'élèvent ; ces courants sont : celui de la côte occidentale de l'Afrique ; le courant le Humboldt, sur la côte occidentale de l'Amérique du Sud, et le courant qui descend des régions arctiques sur la côte orientale de l'Amérique du Nord. La température de l'Australie et des côtes méridionales de l'Asie est également diminuée par ces courants froids.

Grandes eaux intérieures. — L'influence des grandes étendues d'eau douce est surtout remarquable dans l'Amérique du Nord. En été, les lacs Supérieur, Huron, Érié, Michigan, Ontario, etc., produisent tant de fraîcheur, qu'en juillet la température de Fort Brady, près des lacs Supérieur, Érié et

Michigan, n'atteint que 18° C., tandis que Fort Snelling, situé dans la même latitude, mais plus à l'ouest, a une température de 23° C. En hiver, quand les lacs sont en partie gelés, ils donnent à l'Amérique du Nord l'aspect d'un hiver continental.

Décroissement de la température à mesure qu'on s'élève. — C'est un fait connu que la température baisse en raison de l'élévation du sol au-dessus du niveau de la mer; cette diminution n'est cependant pas uniforme. Nous reviendrons sur ce sujet quand nous étudierons les climats des régions élevées; contentons-nous ici de quelques points principaux. Le décroissement de la température dans les Alpes est, d'après Schlagintweit, de 1° C. par 540 ou 550 pieds d'élévation; d'après de Sonklar, il est de 1° C. de 482 jusqu'à 666 pieds dans les Alpes autrichiennes; d'après Humboldt, il est en moyenne de 1° C. par 581 pieds, dans l'Amérique centrale. Les saisons, les différentes heures du jour, la situation géographique et d'autres causes encore font diminuer la température.

Quand on fait une ascension en ballon, on observe des déviations considérables occasionnées par les courants de température différente et par les couches de nuages et de brouillards, etc. La couche inférieure de l'atmosphère est souvent moins chaude dans les basses régions, surtout la nuit, que la couche supérieure; ce fait tient au rayonnement du sol et à la descente des couches d'air refroidies.

Influence des chaînes de montagnes. — Dans la presqu'île Scandinave, ainsi qu'en Angleterre et dans d'autres contrées, il est facile de constater l'effet produit par de hautes chaînes de montagnes lorsqu'elles sont situées dans certaines directions. D'après Dove, la ville de Bergen, sur la côte septentrionale de la Norvège (60,24 latitude nord), a une température annuelle moyenne d'environ 8°,2 C.; en hiver, de 2°,4; en été, de 14°,770; différence entre l'été et l'hiver, 12°,37 C.;

Christiania (59°,55 latitude nord), située à l'est de la chaîne de montagnes a, par contre, une température annuelle moyenne de +5°,05, de — 5°,1 en hiver, et de +15°,35 en été ; différence entre l'été et l'hiver 20°,45 C. Les proportions sont les mêmes entre Bergen et Stockholm, et Bergen et Upsala. Bergen doit en grande partie sa température tiède et régulière aux vents chauds et humides du sud-ouest ; la chaîne de montagnes, située à l'est de Bergen, enlève au vent une partie de son humidité et de sa chaleur en hiver ; en été, elle lui enlève encore son humidité, mais le rend plus chaud ; c'est pourquoi les régions situées plus à l'est ont des hivers plus froids et des étés plus chauds et plus secs.

Valeur limitée de la température moyenne annuelle. — La température moyenne annuelle est moins importante à connaître pour le médecin que la répartition de la chaleur en périodes plus ou moins grandes de l'année ; en effet, les climats les plus différents peuvent avoir la même moyenne de température annuelle. Comme exemple, nous citerons le tableau météorologique de Dove :

	Température moyenne annuelle.	Hiver.	Été.	Différence.
Munich	9°C. 08	0°27	17°57	17°30
Dublin	9. 11	5.23	14.38	9.15
Odessa	9. 66	— 2.11	21.45	23.56
Bergen	8. 21	2.40	13.77	11.37
Potsdam	8. 13	— 0.27	17.82	18.09
Fulda	8. 27	— 2.58	18.68	21.26
Catherinoslaw en Russie, littoral de la mer Noire	8. 28	— 6.27	21.42	27.69

Il est plus important de connaître la température de chaque saison, et mieux encore celle de chaque mois, comme les Isothermes mensuels de Dove l'indiquent ; il faut connaître aussi la différence qui existe entre les mois, les semaines et les jours qui se succèdent. Il ne suffit même pas de connaître la température moyenne mensuelle, il faut avoir aussi le maximum et le minimum de chaque mois et de chaque semaine, et, comme Dove le propose, de chaque période de cinq jours et même de chaque jour. Il faudrait aussi connaître la répartition de la température sur les différentes heures de la journée, de manière à pouvoir fixer le temps à passer en plein air, ce qui est un point très important pour une station climatérique.

Influence de différents degrés de température sur l'organisme. — L'influence de la chaleur seule, sur l'homme bien portant ou malade, n'a pas encore été suffisamment étudiée ; cependant nous possédons quelques expériences physiologiques importantes. Pflüger (*Chaleur et oxydation de la matière animale*) a prouvé que le froid est un excitant dont l'action fait augmenter le dégagement de l'acide carbonique ; les recherches de Voit (*Zeitschrift für Biologie*, vol. XIV, p. 59) ont donné le même résultat. Les expériences de Marcet dans l'île de Ténériffe (*Proceedings Royal Soc.*, March 1879) s'accordent parfaitement avec la frappante expérience de Pflüger qui a prouvé que la *chaleur* augmente également le dégagement de l'acide carbonique. Le duc Charles Théodore (*Zeitschrift für Biologie*, vol. XIV, p. 51) a démontré par des expériences sur les chats, que le dégagement de l'acide carbonique est augmenté par le froid de l'hiver et que la combustion de matières organiques est moindre en été ou dans une pièce chauffée qu'en hiver et dans une pièce non chauffée ; il a prouvé, en outre, que la même quantité de nourriture, qui suffit à peine pour entretenir le poids du corps en hiver, produit en été une grande augmentation de poids.

Les opinions répandues jusqu'à présent sont fondées en partie sur l'influence de différentes saisons, en partie sur l'effet de la transplantation d'un climat chaud dans un climat froid et *vice versa*, ou sur l'influence des voyages, ou sur la diversité des races humaines répandues dans les différentes parties du monde ; mais dans tous ces cas, la chaleur n'agit pas seule ; les autres éléments climatériques, le changement de vie, la malaria, les mauvaises conditions hygiéniques, sont autant de causes néfastes, mais auxquelles on n'attache pas une importance suffisante quand il s'agit d'apprécier la valeur d'un climat.

Température élevée. — On prétend généralement que c'est la chaleur qui provoque les nombreuses maladies du foie, des organes digestifs et des organes hématopoiétiques chez les Européens qui vivent aux Indes orientales; mais on oublie que les conditions d'humidité, de lumière, de vent et d'électricité diffèrent, autant que la température; que sur bien des points règne la malaria, et que les Européens se nuisent à eux-mêmes par l'abus d'aliments malsains, de boissons alcooliques et par l'usage de costumes peu appropriés au climat. Dans les zones tempérées, on attribue également à la chaleur la mortalité causée en été, parmi les enfants, par la diarrhée et les vomissements, et cependant ces maladies ne sont pas dues à l'influence de la chaleur sur le corps, mais aux changements que la chaleur fait subir au lait, à l'eau et aux autres aliments. Nous avons vu disparaître beaucoup de diarrhées lorsque l'on prenait soin de conserver le lait dans la glace et qu'on ne donnait aux enfants que de l'eau cuite; le petit nombre de décès parmi les enfants élevés au sein vient confirmer cette opinion.

Parkes dit aussi, dans son *Traité d'hygiène*, que la mortalité n'est pas plus grande parmi les soldats anglais aux Indes, quand ils observent les conditions hygiéniques et évitent les régions de la malaria, que dans les autres colonies, ou en Angleterre. Des observations personnelles nous ont souvent prouvé que la grande chaleur peut être supportée sans préjudice, et pendant un certain temps, par des personnes bien portantes, quand l'air n'est pas trop humide et que la surface du corps peut se refroidir par l'évaporation de la sueur. D'après les observations de Ranald Martin, on ne saurait douter de l'influence déprimante qu'une température continue très élevée (25° à 28°), de jour et de nuit, exerce sur le système nerveux, sur la digestion, la respiration et la formation du sang. Les observations de Rattray, sur les cadets de la marine âgés de quatorze à quinze ans, ont aussi leur importance. Cet auteur a constaté que sous les tropiques, la croissance en longueur est plus considérable que dans des régions plus froides, mais que la force musculaire et le poids du corps diminuent et que la santé en général s'altère.

Influence d'une chaleur tempérée. — En climatothérapie on étudie rarement l'influence des températures élevées; on compare plutôt les effets d'une température moyenne de 12° à 22° C. avec ceux des températures plus basses. Par une température moyenne comme celle du commencement et de la fin de l'été dans les zones tempérées, et comme celle de l'hiver des pays chauds, la perte de calorique est moins grande qu'en hiver. Chez les personnes bien portantes, les échanges nutritifs, l'absorption, les fonctions de respiration, de digestion, de circulation et de sécrétion urinaire diminuent; l'affaiblissement du système nerveux et des mouvements musculaires se fait sentir, tandis que l'activité cutanée augmente. Chez les personnes délicates, par contre, on remarque généralement plus de vigueur dans toutes les fonctions, un meilleur appétit et plus de facilité dans le jeu des muscles; ce fait tient sans doute à ce que l'organisme a moins d'exigences à satisfaire en raison de la moins grande perte de calorique et de la plus grande activité cutanée. Voilà pourquoi les contrées qui jouissent d'une chaleur climatérique tempérée peuvent convenir aux personnes chétives ou temporairement affaiblies.

Influence des températures basses. — Quand la température baisse, l'organisme perd du calorique par le contact de la peau avec l'air plus froid et par l'inspiration de l'air froid. Chez les personnes bien portantes ou atteintes de certains malaises sans lésions organiques, tels que la tendance aux stases veineuses, la torpeur des organes du bas-ventre, la lenteur des échanges nutritifs et l'hypochondrie, on observe plus d'activité dans les échanges nutritifs, la respiration, la circulation, l'absorption et la formation du sang, ainsi qu'une plus grande énergie dans les fonctions du système nerveux et du système musculaire. Chez les personnes faibles, au contraire, toutes ces fonctions sont plus ou moins troublées par le froid ; il y a des personnes délicates dont l'appétit et les fonctions intestinales sont complètement arrêtées par le froid ; d'autres chez lesquelles les ongles dégénèrent ; d'autres chez lesquelles il se produit un certain degré d'ictère ; d'autres enfin, chez lesquelles il se forme, dans l'espace de quelques semaines, une sorte de chlorose accompagnée d'aménorrhée ; d'autres encore chez lesquelles les catarrhes des muqueuses passent à l'état chronique ; les mucosités sont alors souvent sanguinolentes. Nous avons observé deux cas dans lesquels il s'est développé dans des climats froids et même tempérés, une disposition à l'hœmatinurie qui ne put être combattue que par le séjour dans un climat plus chaud. En recommandant une station il est très important de se rappeler que les différents âges sont diversement influencés par une basse température ; la mortalité est à peine plus sensible parmi les enfants et les adultes âgés de moins de soixante ans ; elle atteint, par contre, de grandes proportions parmi les vieillards. Ainsi les rapports officiels de l'Angleterre sur la mortalité prouvent que, pendant les deux mois de novembre et de décembre de l'année 1878, la mortalité a dépassé, parmi les vieillards âgés de plus de soixante ans, de 24 p. 100 la mortalité constatée pendant les mêmes mois de 1877, où la température était moins rigoureuse ; la mortalité n'était que de 8 p. 100 chez les gens d'un âge moins avancé. Cette expérience se renouvelle sans cesse, et les publications de l'office sanitaire allemand ne font que la confirmer.

En étudiant l'influence de la chaleur et du froid, il est difficile de séparer les effets produits par la température elle-même, de ceux des éléments qui en sont inséparables.

Quand l'air est sec et le ciel serein, on supporte plus aisément un froid de 10° à 15° C. qu'on ne supporterait un abaissement de température allant à peine jusqu'à 0°, par le vent et un temps humide. Dans ce dernier cas, en effet, la perte de calorique est beaucoup augmentée, surtout par l'effet du vent. Dans des pays où l'air est humide et agité, comme dans les Iles-Britanniques, on remarque toujours par le froid une plus grande mortalité parmi les vieillards, même quand la température n'est qu'à zéro. Aussi les habitants de ces contrées ont-ils de la peine à comprendre qu'on supporte, sans grand malaise, une température de 10° à 15° C. dans des sites élevés, secs et abrités, tels que l'Engadine, Davos et d'autres vallées des hautes Alpes. En parlant du climat des hauteurs, nous reviendrons sur ce point.

Dans certains cas aussi, la température relativement basse n'est que la cause apparente du danger; Frankland a fait récemment à la *Royal Society* une communication très importante sur le brouillard sec (*dry frog*). Il a prouvé que par certains brouillards propres aux grands centres industriels, l'air est saturé de résidus de goudron et d'huile de paraffine qui ont une action irritante sur les organes respiratoires et troublent même les échanges nutritifs.

En cherchant à apprécier l'influence de la chaleur et du froid on se laisse entraîner par des préjugés basés sur les sensations de bien-être ou de malaise, et beaucoup de gens confondent l'idée du froid avec ses effets nuisibles. On ne saurait trop combattre de semblables opinions, par la raison bien simple que la mortalité diminue de l'équateur vers les pôles. Ainsi Michel Lévy donne dans son Traité d'hygiène le tableau suivant :

De 0 à 20 degrés de latitude.......	1 décès sur	25	habitants.
20 à 40 — —	1 —	35.5	—
40 à 60 — —	1 —	43.2	—
60 à 80 — —	1 —	50.0	—

Pour la France même, Lévy fournit le calcul suivant, d'après Motard : il divise la France en deux parties dont la Loire serait la limite :

	Fécondité.	Mortalité.
Partie septentrionale.......	1 sur 35.57	1 sur 43.44
Partie méridionale..........	1 33.40	1 40.00

CHAPITRE III

CONDITIONS D'HUMIDITÉ ATMOSPHÉRIQUE

Quantité d'humidité contenue dans l'atmosphère. — La vapeur d'eau est un des éléments constants de l'atmosphère, la quantité que l'air en peut contenir est dans un rapport déterminé avec la température, et varie avec elle. Il existe des tables qui indiquent ces variations.

Humidité absolue et humidité relative. — La quantité d'humidité contenue dans un espace d'air donné s'appelle humidité absolue, et la quantité d'humidité contenue dans un espace, comparée à la capacité de cet espace, s'appelle humidité relative. Par air sec on comprend un faible degré d'humidité relative, par air humide on désigne un air chargé d'humidité à un haut degré. Le plus faible degré d'humidité que Humboldt ait trouvé est de 23 p. 100, en admettant que l'air complètement saturé en contienne 100 pour 100; il y a cependant encore des degrés plus faibles. Quand l'air contient au-dessous de 55 p. 100 d'humidité, nous pouvons dire qu'il est très sec, quand il en contient entre 55 et 75 p. 100, qu'il est d'une sécheresse moyenne, quand la contenance est de 75 à 90 p. 100, que l'air est d'une humidité moyenne, et quand il contient entre 91 et 100 p. 100, qu'il est très humide. L'humidité relative devrait toujours être considérée en même temps que la température, car elle n'a d'importance que lorsque cette dernière est connue.

Variations de l'humidité absolue. — L'humidité atmosphérique absolue s'appelle aussi pression de la vapeur d'eau; elle peut être mesurée par la hauteur d'une colonne de mercure et se trouve indiquée par la hauteur du baromètre dont il faut la déduire si l'on veut obtenir la pression de l'air sec. L'air saturé à 0° a une pression de 4 mill. 51 ; à 12°,50, une pression de 10 mill. 68; à 25° une pression de 23 mill. 40. Mais l'air est rarement saturé; comme l'air chauffé absorbe plus d'humidité que l'air froid, la marche périodique de la pression de la vapeur d'eau pour le courant de l'année est presque analogue à celle de la température, c'est-à-dire qu'elle est plus faible en hiver et plus élevée en été; ainsi à Vienne, par exemple, elle est, en janvier, de 3 mill. 53, en avril de 5,44, en juin de 10,14, en août de 11,04, en octobre de 7,62, en décembre de 3,62 : moyenne annuelle 6,84; variations 7,51. A Rome, elle est, en janvier, de 6,14, en avril de 7,42, en juillet de 13,99, en octobre de 10,37, en décembre de 8,66 : moyenne annuelle, 9,54; variations 7,85. La marche de la pression peut néanmoins subir des variations, de même que les autres phénomènes météorologiques. La pression de la vapeur d'eau est bien plus forte, comparativement à la température, dans les régions des tropiques que dans les latitudes moyennes et septentrionales; ainsi à Madras, la moyenne annuelle est de 21,57; en janvier, avec la pression la plus faible, de 8,33; en septembre, avec la pression la plus forte, de 23,89 : variations 5,55; à Saint-Pétersbourg, la moyenne annuelle est 5,73. Dans les régions élevées, la pression de la vapeur d'eau diminue insensiblement. Mais cette diminution subit des variations occasionnées par des conditions locales sur lesquelles nous reviendrons plus tard. Les climats maritimes ou océaniques présentent des variations annuelles moins fortes que les points du continent. Ainsi, Sainte-Hélène ne présente que 3,75 de variation, pour une moyenne annuelle de 11,88 (Lorenz et Rothe).

Variations diurnes de la pression de la vapeur d'eau. — La marche journalière de la pression de la vapeur d'eau est soumise à de plus grandes variations en été qu'en hiver, sur le continent que dans les climats océaniques. En somme, elle est en rapport avec la température ; ce n'est qu'à midi et dans les premières heures de l'après-midi qu'elle diffère, parce qu'alors l'air échauffé s'élève en enlevant la vapeur d'eau qu'il contient, et l'humidité qui s'échappe du sol ne peut pas marcher de pair avec l'élévation de la température. Ce phénomène a lieu plutôt en été qu'en hiver. Il y a alors un maximum et un minimum double ; un premier maximum se produit plusieurs heures après le lever du soleil, par l'évaporation abondante ; un premier minimum entre deux et quatre heures ; le deuxième maximum, de 7 à 10 heures du soir ; il est causé par la diminution du courant atmosphérique ascendant, et l'augmentation de la quantité de vapeur d'eau ; l'humidité absolue diminue ensuite, parce que la température baisse et que la vapeur d'eau se condense, et le deuxième minimum se constate vers le lever du soleil (N. Graeger).

Marche de l'humidité relative. — La marche de l'humidité relative est presque inverse. Comme l'air absorbe plus d'humidité en raison de l'élévation de la température, les proportions de l'humidité, par rapport au degré de saturation, sont plus faibles par la grande chaleur, parce que l'humidité n'augmente pas aussi rapidement que la température. Ainsi, par rapport aux saisons, l'humidité relative est moindre pendant les mois d'été que pendant les mois d'hiver ; c'est pendant les mois de mai et de juin qu'il y en a le moins, et pendant les mois de décembre et de janvier qu'il y en a le plus. Pendant la journée, elle atteint son maximum au moment du lever du soleil, et son minimum dans les premières heures de l'après-midi. Les différences entre les diverses heures de la journée sont plus grandes en été qu'en hiver. Dans l'ouest de l'Europe, en hiver, les variations entre le maximum et le minimum sont presque toujours comprises entre 6 et 10 p. 100 ; en été, elles oscillent entre 20 et 28 p. 100. D'après Dove, l'humidité relative diminue aussi en raison de l'élévation; cependant nous trouvons sur ce point, et suivant les contrées et les couches atmosphériques, des différences bien plus considérables que pour l'humidité absolue. Les variations sont moins grandes dans les régions élevées que dans les parties basses.

La sécheresse ou l'humidité du vent dominant ont une grande influence sur l'humidité de l'air.

Formation de la rosée. — La rosée se forme lorsqu'à un certain degré de température l'air ne peut plus contenir la même quantité de vapeur d'eau, qui devient alors liquide. Ce sont les recherches d'un médecin anglais, Wells, qui nous ont fourni les premières explications sur les conditions de la formation de la rosée.

Brouillards et nuages. — Quand la vapeur d'eau se refroidit dans l'air, sans qu'elle puisse s'attacher à des corps solides, elle forme de petites bulles, des gouttelettes humides et de petites aiguilles de glace qui, en s'amassant, forment le brouillard et les nuages entre lesquels il n'y a pour ainsi dire pas de différence; car si nous considérons d'en bas les brouillards très élevés, ils nous apparaissent comme des nuages. Nous ne pouvons insister ici sur la formation du brouillard et des nuages, ni sur les différentes sortes de nuages; mais il est très important, au point de vue climatérique, de connaître le nombre de jours de brouillard d'une localité, leur répartition sur les différentes saisons et le moment de la journée où les brouillards apparaissent.

Ciel couvert. — Il est évident que l'état du ciel est d'une grande importance, car s'il est couvert de nuages, les rayons directs du soleil sont interceptés, et leur action, leur chaleur, leur lumière, se trouvent modifiées. D'après les recherches faites à Prague, par Fritsch, les variations de la température sont trois fois plus fortes en été et au printemps, et deux fois plus fortes en hiver et en automne, par un ciel sans nuages que par un ciel couvert. Pour nous, il est important de connaître à quel degré le ciel d'une station climatérique est couvert pendant les différentes saisons, les différents mois et les différentes heures de la journée. L'état nuageux du ciel dépend de diverses conditions, mais principalement de la situation des localités. Dans les îles et sur les côtes, le ciel est plus couvert qu'à l'intérieur des continents. L'élévation au-dessus du niveau de la mer est d'une grande importance ; ainsi, dans les ascensions de montagnes on traverse des brouillards et des nuages ; puis, à une hauteur qui varie selon les pays et les saisons, on arrive à des régions relativement sans nuages, où le ciel est pur et serein pendant des jours et des semaines. Il est donc nécessaire de savoir si une localité se trouve dans la région ordinaire des nuages, ou au-dessus, ou au-dessous, et quels sont les changements qu'y apportent les saisons. L'état du ciel dépend de la direction principale du vent. Dans l'ouest de l'Europe, les vents d'ouest et du nord-ouest occasionnent un ciel couvert, les vents d'est et du nord-est un ciel pur.

La pluie. — Dans les pays montagneux on peut journellement remarquer que le refroidissement et la pression atmosphérique changent les nuages en pluie ou en neige, tandis que la chaleur les vaporise. La pluie dépend de la chaleur, de l'humidité, des conditions électriques et de la vitesse du vent.

La pluie tombe dans des proportions qui varient suivant les contrées : dans le désert du Sahara en Afrique, et dans le désert de Gobi en Asie, il ne pleut jamais; sur une grande étendue de la côte occidentale du Chili et du Pérou, sur la côte orientale de la Patagonie et dans d'autres contrées encore, il ne pleut presque jamais; tandis que de l'autre côté, sur le versant sud-est de l'Himalaya, l'influence de la mousson, vent chaud et saturé d'humidité, occasionne des pluies qui donnent une quantité d'eau de 15 mètres. La quantité de pluie qui tombe sur une contrée est déterminée : *a*) par des conditions générales, qui sont : le degré de latitude et l'élévation au-dessus du niveau de la mer ; *b*) par des conditions locales, à savoir : la proximité de grandes étendues d'eau, l'exposition au vent humide et le voisinage de montagnes qui retiennent l'humidité, ce qui augmente la quantité de pluie sur un versant et la diminue sur l'autre. Pour ce qui est de la répartition de la pluie d'après la latitude, on peut dire, en général, que la quantité de pluie diminue des tropiques vers les pôles ; il y a cependant beaucoup d'exceptions ; ainsi il ne pleut presque jamais sur le Sahara, sur la côte du Pérou ; d'autre part, sur les montagnes situées sous le 60e degré de latitude nord, il tombe une quantité annuelle de pluie de près de 2,250 millimètres. Le manque de pluie n'indique nullement un faible degré d'humidité atmosphérique : une contrée peut avoir une atmosphère très humide sans être pluvieuse, quand les courants atmosphériques froids, qui condensent l'humidité, lui font défaut. Ainsi à Lima, sur les côtes du Pérou, l'air est presque toujours très humide et il n'y pleut pour ainsi dire jamais; dans d'autres régions telles que le golfe de Gênes, l'humidité de l'air et du sol est insignifiante, et cependant il pleut beaucoup.

On admet généralement (Gasparin et d'autres) que la quantité de pluie et de rosée augmente en proportion de l'élévation au-dessus du niveau de la mer. Les observations des stations hydrométriques suisses, recueillies par Chaix (*Globe*, 1873), confirment ce fait; elles indiquent une quantité annuelle de pluie de 900 à 1,000 millimètres pour les basses contrées de la Suisse, et une quantité de 1,200 à 1,800 pour les contrées plus élevées, à l'exception de certaines vallées que leur position protège contre le vent de la pluie ; ainsi l'Engadine n'a que 791 millimètres, parce qu'elle est située vers le nord-est et abritée contre les vents du nord et de l'ouest. Cette règle ne peut cependant pas s'appliquer à l'Amérique où, sauf quelques exceptions, résultant en partie de causes locales, les conditions sont à peu près inverses.

Nous pouvons donner comme règle presque générale, au

moins pour l'Europe occidentale, qu'au bord de la mer il pleut davantage qu'ailleurs et que les pluies diminuent en raison de l'éloignement de la mer; il pleut davantage sur la côte occidentale de l'Irlande et de l'Angleterre que dans l'intérieur du pays; plus sur les côtes occidentales de France que dans le centre et dans les régions de l'Est, plus à Saint-Pétersbourg que dans l'intérieur de la Russie.

La quantité de pluie n'est pas toujours en rapport avec le nombre de jours pluvieux; dans certaines contrées la pluie est relativement rare, et cependant la quantité d'eau qui tombe dans l'espace de quelques heures est aussi grande que celle qui tombe pendant plusieurs jours de pluie dans une autre contrée. Ces données sont importantes; elles permettent de déterminer l'état du ciel et du sol, la durée du temps à passer en plein air, et les conditions hygrométriques d'une station. Le nombre des jours pluvieux augmente généralement, sauf quelques exceptions, des tropiques vers les pôles; mais la quantité de pluie diminue. Dans l'hémisphère Nord on compte, entre le 12ᵉ et le 43ᵉ degré de latitude nord, à peu près 78 jours de pluie par an; entre le 44ᵉ et le 46ᵉ, 103 jours; entre le 47ᵉ et le 50ᵉ, 134 jours; entre le 51ᵉ et le 60ᵉ, 160 jusqu'à 178 jours. Le nombre des jours pluvieux semble aussi augmenter, jusqu'à une certaine limite, en proportion de l'élévation du sol au-dessus du niveau de la mer; à partir de cette limite on remarque une diminution du nombre des jours de pluie. Dans les zones de calme il pleut presque journellement; à l'aube le ciel est clair, vers midi les nuages s'amassent, dans l'après-midi il y a de formidables averses, vers le soir le ciel s'éclaircit et reste serein pendant toute la nuit.

La pluie est différemment répartie, en Europe, suivant les saisons : en Irlande, en Angleterre, dans le sud et l'ouest de la France, en Italie, en Grèce et en Norwège, il pleut plus souvent en automne que dans les autres saisons; en Allemagne, en Danemark et en Suède, les pluies sont plus fréquentes en été. Le printemps est l'époque la plus sèche pour l'Angleterre, la côte occidentale de l'Europe, y compris la presqu'île Scandinave, et la Russie ; l'été est l'époque la moins pluvieuse pour le sud de la France et de l'Italie et surtout pour l'Espagne et le Portugal ; l'hiver est le principal moment des pluies pour ces deux derniers pays. D'après les frères Schlagintweit, la différence est très grande entre les diverses régions des Alpes ; dans les parties méridionales et occidentales les pluies d'automne dominent ; dans les parties septentrionales, les pluies d'été sont fréquentes. Dans l'ouest, il ne pleut pas pendant l'été, et dans le nord il ne pleut pas en hiver. La quantité annuelle de pluie, pour les versants méridionaux des Alpes, est de 1,460 millimètres ; celle des versants de l'ouest de 1,190 millimètres et celle des versants septentrionaux de 920 millimètres.

Importance climatérique de la pluie. — On a souvent considéré la pluie, et surtout la fréquence de la pluie, comme un élément nuisible dans une station sanitaire ; cette question peut cependant être envisagée de diverses façons. Si la pluie n'est pas fréquente ou continue, au point d'empêcher le malade de séjourner en plein air, elle a l'avantage de purifier l'air des mélanges organiques et inorganiques et de le vivifier par la formation de l'ozone et l'amoindrissement de l'humidité relative ; bien des gens se sentent frais et plus dispos pendant et après la pluie. La marche même est rarement nuisible pendant la pluie, lorsqu'on a soin de prendre quelques mesures de précaution ; dans certains cas il est préférable de marcher en s'exposant à la pluie qu'aux rayons directs du soleil et à la grande chaleur.

La neige. — La neige, ou pluie cristallisée, provient du refroidissement de la température. Le plus ou moins de rapidité avec laquelle elle fond indique le plus ou moins long refroidissement du sol.

Il y a de grandes régions où il ne neige jamais ; ainsi au

niveau de la mer et de petites élévations, à peu près entre le 36e degré de latitude nord et le 30e de latitude sud ; par contre, dans les pays où les hivers sont froids, et dans les régions montagneuses élevées, les jours de pluie sont, à vrai dire, plutôt des jours de neige. La limite des neiges éternelles est déterminée par la température atmosphérique, mais elle varie sous l'influence de causes diverses ; généralement elle s'abaisse en s'éloignant de l'équateur vers les pôles, mais elle est plus haute au-dessus des versants méridionaux des chaînes de montagnes qu'au-dessus des versants septentrionaux, et elle s'abaisse là où l'air dégage beaucoup d'humidité ; elle varie encore suivant la forme et le groupement des montagnes.

Importance climatérique de la neige. — On admet généralement que la neige est nuisible aux constitutions chétives; cela est aussi faux que de croire les climats pluvieux malsains; cela dépend des autres conditions climatériques et de la nature du sol. Il est vrai que la fonte fréquente des neiges entraîne des refroidissements de différente nature ; mais aussi, lorsque la neige séjourne pendant plusieurs mois, elle procure de très grands avantages; elle empêche l'échauffement du sol par le soleil et arrête le développement des courants atmosphériques et des vents qui en résultent ; l'air étant plus pur, les rayons du soleil le traversent plus facilement, et leur force lumineuse, chimique et calorique est doublée. En couvrant la terre, la neige arrête la poussière et les émanations du sol, toujours mélangées de substances organiques qui développent les spores. Un autre point important, c'est que la chaleur du soleil, reçue par l'organisme, est accrue par la neige ; la neige réfracte, en effet, très fortement les rayons caloriques. Ces données expliquent l'influence de certains climats dans le traitement des affections chroniques des organes respiratoires. La couche de neige qui couvre le sol exerce encore une influence indirecte sur le climat : la neige est un mauvais conducteur de la chaleur; elle restreint doublement le refroidissement de la terre : 1° en empêchant le rayonnement du sol, et 2° en empêchant le froid d'y pénétrer, de sorte que beaucoup de plantes sont conservées par la neige; la végétation est activée : citons comme preuve la rose des Alpes, qui réussit parfaitement à une altitude de 1,100 à 2,200 mètres et qui périt dans la plaine et les vallées basses.

Force d'évaporation. — La force d'évaporation atmosphérique d'une contrée est le plus souvent en rapport avec l'humidité de l'air; elle varie selon la température, l'humidité relative, la densité et le degré de mouvement de l'air. L'évaporation est forte quand l'air est sec et chaud; le vent la renforce encore; elle est faible quand l'air est calme et à peu près saturé; un grand vent l'active, même lorsque l'air est fortement saturé.

Aussi l'évaporation est-elle très forte en été, au soleil et quand l'air est agité; très faible en hiver, à l'ombre, par un temps calme. Vers le milieu de la journée, et dans les premières heures de l'après-midi, elle est plus forte que le matin, le soir et la nuit; elle est nulle, ou à peu près, par une pluie continue et par le brouillard.

Importance climatérique de l'humidité atmosphérique. — C'est grâce à la force d'évaporation que l'atmosphère s'approvisionne constamment d'humidité; l'humidité est aussi nécessaire à la vie organique que l'oxygène, la chaleur et les parties solides qui constituent les corps. La répartition de la chaleur est réglée par l'humidité atmosphérique, qui arrête la chaleur directe du soleil et plus encore celle que la terre renvoie; la chaleur ainsi retenue est entraînée dans l'air par les courants atmosphériques qui la transportent au loin. L'humidité ne tempère pas seulement la réverbération du sol, mais encore la force des rayons directs du soleil, aussi bien celle des rayons lumineux que celle des rayons caloriques; mais, tout en retenant la chaleur, elle empêche une trop grande accumulation de lumière et de calorique; elle provoque ainsi une plus grande égalité dans les climats. L'humidité atmosphérique joue un grand rôle dans la formation de la rosée, de la pluie, de la neige et se trouve aussi en rapport avec la formation de l'ozone et les phénomènes électriques.

Dans les climats secs et pendant les saisons sèches, la différence de température est très sensible entre les parties exposées au soleil ou à l'ombre, entre le jour et la nuit, tandis que cette différence est plus faible pendant les saisons humides. D'autre part, les rayons du soleil peuvent être interceptés par une forte humidité, pendant des journées entières, et même pendant des semaines; le climat perd alors de sa gaieté et a une action déprimante. Il ressort clairement de ce rapide aperçu que, pour apprécier les effets physiologiques et thérapeutiques d'un climat, il est de la plus haute importance d'en observer les conditions d'humidité.

Effets physiologiques et pathologiques dus à l'humidité atmosphérique. — On ne peut rien dire de précis sur les effets physiologiques et pathologiques dus à l'humidité atmosphérique, car son influence est inséparable de celle de la chaleur, du mouvement et de la pression atmosphériques. Le degré d'humidité absolue est important pour la respiration, parce que l'air qui pénètre dans les poumons n'y est pas seulement réchauffé, mais encore saturé d'humidité; la quantité d'humidité que les poumons lui transmettent est plus ou moins grande selon la quantité qu'il contient déjà. L'air froid est plus sec; il absorbe donc plus d'humidité en passant par les poumons que l'air chaud. Nous devons aussi prendre en considération l'humidité relative; car l'air sec est en état d'absorber plus d'humidité que l'air humide à la même température. La diminution des sécrétions muqueuses des organes respiratoires est fréquemment le résultat du séjour dans une atmosphère trop sèche. Cette circonstance est à utiliser pour le traitement des catarrhes chroniques et des états ulcéreux.

Par l'échauffement de l'atmosphère et par l'évaporation il se fait une perte de calorique dont la proportion est plus grande quand l'air est sec et froid que quand l'air est humide et chaud. L'humidité relative demande à être étudiée au point de vue des fonctions de la peau, qui lui cède plus ou moins d'humidité suivant le mouvement et le degré de saturation de l'atmosphère, et plus ou moins de calorique suivant l'évaporation. L'air humide est un meilleur conducteur de la chaleur; mais à degré égal de vent, il restreint l'évaporation. Il en résulte pour l'épiderme des effets différents : quand l'air est sec, l'évaporation augmente en raison du degré de mouvement de l'air, et la perte de calorique est en proportion de l'évaporation; c'est pourquoi l'on supporte mieux la grande chaleur quand l'air est sec que lorsqu'il est humide, surtout s'il fait en même temps du vent. Quand le temps est froid et sec, il y a encore perte de calorique par évaporation, mais elle est faible et elle peut encore être restreinte par les vêtements. Si par contre l'air est humide, la perte de calorique par communication est bien plus grande que lorsque l'air est sec, et le vent l'augmente encore. C'est pourquoi nous trouvons souvent, au commencement du dégel, alors que la température a monté de 10° à 15° C., l'air humide bien plus froid qu'il ne l'était pendant la gelée et la sécheresse. Ceci explique la fréquence des refroidissements au moment du dégel et de la fonte des neiges; il est vrai qu'il faut tenir compte de ce fait que la formation des spores est favorisée par l'air humide et moins froid. L'air sec est en général plus stimulant que l'air humide; ainsi que nous l'avons vu, on supporte mieux la chaleur quand l'air est sec que lorsqu'il est humide; mais lorsque l'air sec est joint à une température très basse, il irrite les muqueuses des voies respiratoires et provoque une disposition aux maladies inflammatoires, surtout à la pneumonie. L'air humide, joint au froid, prédispose aux catarrhes, aux bronchites, aux affections goutteuses et rhumatismales.

Par contre, l'air humide et chaud calme l'irritation des

membranes muqueuses, exige une moins grande dépense de forces; mais il n'est pas rare qu'il affaiblisse à la longue l'appétit, les organes digestifs et le système nerveux; il survient un certain accablement, un manque des forces nécessaires pour résister aux influences extérieures nuisibles. Nous avons souvent constaté, en pareil cas, que non seulement les malades, mais surtout les personnes bien portantes qui les accompagnaient, étaient atteintes de diarrhée. Quand l'air est très humide, la déperdition par les poumons et la peau est diminuée, d'où excès de travail des reins. Ce fait n'a pas lieu quand l'air est sec et chaud; c'est un détail à considérer dans le traitement des affections des reins.

Une autre circonstance qui nous paraît importante, c'est que l'humidité, jointe à la chaleur, active le développement des organismes inférieurs, ce qui explique bien des dangers propres à de semblables climats. Le développement de ces organismes est plutôt arrêté qu'activé par l'air sec et froid.

L'humidité du sol, qui entraîne naturellement l'humidité des couches atmosphériques inférieures, semble avoir un certain rapport avec les affections rhumatismales et le développement de la phtisie; dans bien des cas le dessèchement du sol a fait diminuer d'une manière sensible la mortalité due à la phtisie (Bowditch, Buchanan, Simon). Les organismes, qui se développent facilement dans l'humidité, servent sans doute d'intermédiaires, et l'humidité n'est pas la seule cause de la fréquence de la phtisie.

L'augmentation subite de l'humidité atmosphérique semble produire des modifications aussi importantes dans les fonctions du corps, que l'augmentation subite de la chaleur. Comme le dégagement d'humidité par la peau et les poumons est diminué, le dégagement par les reins et le tube digestif augmente; de là souvent de la polyurie et de la diarrhée (Stewart, Hirsch, Thomas, Rohden); si les liquides ne sont pas suffisamment évacués, on s'explique facilement la réplétion momentanée des vaisseaux, circonstance à laquelle Rohden attribue les hémorrhagies pulmonaires si fréquentes quand il se produit une augmentation subite de l'humidité atmosphérique.

CHAPITRE IV

LA LUMIÈRE

Caractères de la lumière solaire. — La lumière est intimement liée à la chaleur ; on a cherché à les isoler pour déterminer l'influence de la lumière seule sur l'organisme animal, mais ces recherches n'ont pas abouti à de grands résultats. En physique et en chimie on décompose les rayons du soleil en rayons lumineux, rayons caloriques et rayons chimiques ; on sait que la lumière émane des rayons jaunes, verts et orange, la chaleur des rayons rouges, et l'action chimique des rayons bleus et violets ; on sait aussi qu'au delà des derniers rayons violets visibles, on distingue encore des rayons chimiques invisibles que l'on nomme souvent actiniques (antitupiques de Marchand). On comprend que l'action des rayons lumineux dépend de leur intensité et de leur couleur ; mais le moyen de mesurer l'intensité de la lumière n'est pas encore suffisamment connu. L'action chimique de la lumière directe du soleil atteint, d'après Schell, son maximum quotidien à midi ; elle est le plus faible pendant les mois de décembre et de janvier, et pendant les mois de juillet et d'août elle atteint son plus haut degré ; elle diminue des tropiques vers les pôles.

La lumière du soleil est plus vive dans l'air dilaté et pur, sur les hauteurs, que dans l'air chargé de vapeurs. Outre la lumière du soleil, la surface de la terre jouit encore de la lumière que réfléchissent les nuages et dont les effets ne sont certainement pas identiques à ceux de la lumière du soleil.

On connaît encore moins l'effet de la lumière de la lune et des étoiles que celui de la lumière du soleil.

Influence de la lumière sur les plantes. — Quant à l'effet de la lumière sur les plantes, on a reconnu que les grains de chlorophylle se forment sous l'influence de la lumière, que les feuilles dégagent de l'oxygène, principalement pendant le jour, ce qui tient à la formation de substances organiques qui contiennent moins d'oxygène et plus d'acide carbonique, d'azote et d'hydrogène. Jusqu'à unc ertain point on peut même dire que la formation des fleurs et des fruits est d'autant plus luxuriante que la lumière naturelle est plus intense; cependant la lumière ne doit pas être trop intense pour la plupart des plantes; plusieurs même ne supportent pas la lumière directe du soleil et ne se développent qu'à l'ombre, tandis que d'autres subissent de grands changements suivant le degré et la nature de la lumière, à laquelle elles sont exposées. Dans certains points la lumière semble pouvoir être remplacée par la chaleur; dans d'autres, la chaleur sans la lumière ne suffit pas. Une expérience journalière nous le prouve. Toutes les feuilles se tournent du côté d'où vient la lumière, si elle ne vient que d'une certaine direction.

Effets de la lumière sur l'homme. — Nous ne connaissons presque rien de l'effet de la lumière et de ses différentes parties sur les animaux supérieurs et principalement sur l'homme; les recherches à ce sujet sont même fort difficiles, parce que les effets de la lumière sont presque inséparables des effets de la chaleur, de l'humidité et de la composition atmosphérique; aussi serait-il peut-être intéressant de rechercher quels sont les effets produits par le manque de lumière.

Les médecins qui habitent des contrées où le soleil est obscurci pendant plusieurs mois par d'épais brouillards, et où il ne luit jamais qu'à travers un voile, ont souvent occasion de constater chez les nouveaux venus une espèce de mal du pays accompagné de tristesse, de manque d'énergie et d'appétit, de troubles digestifs. Suivant le temps et les occupations du malade, ces troubles deviennent quelquefois intermittents et durent des années; certaines personnes ne peuvent même jamais s'acclimater. On songe involontairement au petit bohémien de Geibel, qui perd sa santé et sa gaîté dans le climat brumeux du Nord.

« Dieser Nebel drückt mich nieder,
Der die Sonne mir entfernt,
Und die alten lust'gen Lieder
Hab'ich alle fast verlernt. »

« Ce brouillard qui me sépare du soleil m'accable, et j'ai presque oublié tous mes gais refrains. »

A Londres, ces phénomènes, plutôt physiques que psychiques, sont aussi fréquents parmi les petits Savoyards, les ouvriers de la Forêt-Noire et les musiciens allemands, que parmi les Suisses. Le médecin observateur peut se convaincre que le manque de soleil est pour beaucoup dans ces souffrances; souvent il constate que quelques semaines de beau temps les font disparaître, ou les atténuent, qu'elles reparaissent avec le temps sombre et souvent augmentent ou diminuent avec la pureté du ciel; il n'est cependant pas possible d'en déduire aucune preuve concluante.

Plusieurs cas de fièvre intermittente se sont présentés chez des domestiques de grande maison, habitant des sous-sols avec de petites fenêtres, et où le soleil n'arrivait jamais et la lumière que très péniblement. Ces accès de fièvre, nullement dus à la malaria ordinaire, cédèrent à de fortes doses de quinine, mais plus lentement que dans un cas de fièvre intermittente ordinaire, et se renouvelèrent à trois reprises chez l'un des domestiques, toujours quelques semaines après son retour de la campagne à la ville. Après que l'on eut agrandi sa fenêtre de manière à donner à la chambre un peu de soleil et beaucoup de clarté, la fièvre ne reparut plus. Dans un autre cas, un gonflement de la rate s'était formé et développé pendant les accès de fièvre. Un fait analogue fut constaté dans un des hôpitaux de Londres, sur deux malades qu'un traitement chirurgical retint au lit pendant des mois et que l'on avait logés dans une chambre sombre; les accès cessèrent après l'emploi de la quinine et ne reparurent plus après que l'on eut élargi les fenêtres.

Effet de la lumière sur les Bactéries. — Les recherches intéressantes de Downes et de Blunt sur l'effet de la lumière sur les Bactéries et d'autres organismes imparfaitement développés, ainsi que sur le Protoplasma, ont jeté un jour nouveau sur cette question (*Proceedings Royal Soc.* Vol. 26 et 38. 1877 et 1878). Les expériences que ces savants ont faites en exposant la solution de Pasteur, de l'urine et des infusions de foin à l'influence de la lumière, puis en les privant de lumière, les ont amenés à conclure que la lumière est néfaste au développement des bactéries et des spores microscopiques qui se produisent au moment de la putréfaction; ils ont trouvé que la lumière directe du soleil est plus puissante que la lumière ordinaire du jour ; que des germes déjà formés peuvent être détruits par la lumière du soleil et que ce sont les rayons actiniques du spectre qui semblent avoir l'influence la plus puissante. Downes et Blunt pensent que l'oxydation progressive du protoplasma de ces organismes se produit sous l'influence de la lumière et de l'oxygène et que, sous ce rapport, le protoplasma vivant de ces organismes inférieurs ne se distingue pas du protoplasma libre.

Après ces observations on ne peut s'empêcher de penser que lorsque la lumière manque, tant en plein air que dans des appartements sombres, l'oxydation ne doit pas être aussi complète que sous l'influence de rayons lumineux puissants; de même les spores et les organismes inférieurs doivent se développer plus facilement dans des lieux privés de lumière; peut-être aussi les oxydations ne se font-elles pas avec la même énergie dans l'organisme des animaux supérieurs; la nutrition et les échanges nutritifs se trouvent ainsi entravés, tandis qu'une lumière plus vive provoque sans doute une augmentation des échanges nutritifs (1). De plus anciennes recherches de Moleschott sur des batraciens prouvent que, dans les mêmes conditions de température, ces animaux dégagent infiniment plus d'acide carbonique lorsqu'ils sont exposés à la lumière, que dans l'obscurité, et que la quantité d'acide carbonique augmente en raison de l'intensité de la lumière. De plus anciennes expériences encore, faites par de W. F.-Edwards sur des grenouilles, l'amenèrent à conclure que l'influence de la lumière est nécessaire au développement des portions du corps qui caractérisent le type de l'espèce. Jubini a montré récemment que, même après l'extirpation des poumons, les batraciens dégagent encore plus d'acide carbonique sous l'influence de la lumière, qu'en dehors de son influence.

Durée de l'influence solaire. — En examinant l'effet de la lumière sur diverses localités, il est important aussi d'observer pendant combien de temps ces régions jouissent du soleil pendant les différentes saisons.

Il est évident que dans les degrés de latitude élevés, on jouit plus longtemps en été de la clarté du soleil que dans les régions plus rapprochées de l'équateur, et qu'en hiver le contraire a lieu. En hiver, par exemple, le malade jouit, durant quelques heures de plus, du jour et du soleil, dans le centre et le sud de l'Italie, que sous le 54e ou le 55e degré de latitude. Ce point est également à considérer dans les vallées où le soleil se trouve intercepté par les montagnes pendant une partie de la journée.

(1) D'après une communication de Tyndall (*Proc. Roy. Soc.*, vol. 28. 1878), il semble que les résultats publiés par Downes et Blunt n'ont pas toujours été obtenus par l'effet seul de la lumière.

CHAPITRE V

DENSITÉ DE L'AIR ; PRESSION ATMOSPHÉRIQUE ; PESANTEUR DE L'AIR

La pression atmosphérique. — On sait qu'au bord de la mer la pression atmosphérique est à peu près égale à une colonne de mercure de 760 à 761 millimètres ; mais on sait aussi que la pesanteur varie :

1° Suivant les degrés de latitude ;

2° Suivant l'élévation d'un endroit au-dessus du niveau de la mer ;

3° Suivant les heures du jour, et, pour un même endroit, suivant les saisons et d'autres influences.

1° Différence suivant les degrés de latitude. — Près de l'équateur, la pression atmosphérique est d'environ 758 millimètres; l'air étant plus chaud se dilate et s'élève dans les régions supérieures, il s'écoule ensuite vers les pôles. A partir de l'équateur, la pression augmente jusqu'au 30° ou 40° degré, où elle a 762 à 764 millimètres. Cette augmentation semble fondée sur la superposition des courants inférieurs, qui se dirigent des pôles vers l'équateur, et des courants supérieurs, qui se dirigent de l'équateur vers les pôles. La pression recommence à diminuer vers les pôles ; elle est le plus faible entre le 60° et le 70° degré (Müller). La pression n'est que de 752 millimètres à Reikiavig en Islande, 64°,8 latitude nord, et 21°,55 longitude ouest ; tandis qu'au Spitzberg, de 76° à 80° de latitude nord et de 9° à 22° de longitude est, elle n'est que de 756 millimètres. Cependant la diminution n'est nullement régulière.

2° DIFFÉRENCE SUIVANT L'ÉLÉVATION AU-DESSUS DU NIVEAU DE LA MER. — A mesure qu'on s'élève au-dessus de la mer, on remarque une diminution de la pression atmosphérique, qui devient toujours plus sensible, en raison de l'élévation; en effet, il faut retrancher du poids de la colonne d'air, située au-dessus d'un point élevé, le poids de la colonne d'air comprise entre le point en question et la mer. Il existe des tableaux qui indiquent proportionnellement la diminution de la pression; il en résulte que l'élévation peut se déduire de la pression atmosphérique, si l'on a soin de tenir compte de la température. Les couches atmosphériques inférieures sont plus lourdes que les couches supérieures; ainsi une couche d'air de 10m,5 d'élévation pèse autant, par une pression atmosphérique de 760 millimètres, qu'une couche de 16m,8 d'élévation, à Potosi, par une pression de 471 millimètres, et à une altitude de 4,060 mètres au-dessus de la mer; autrement dit, au bord de la mer, l'air est environ 1,6 de fois plus dense qu'au-dessus de Potosi. A Potosi, il faut gravir 16m,8 pour voir baisser le baromètre d'un millimètre, tandis qu'au bord de la mer il suffit de monter de 10m,5.

3° VARIATIONS PÉRIODIQUES DE LA PRESSION ATMOSPHÉRIQUE. — Les variations de la pesanteur de l'air sur un même point sont en partie périodiques, en partie non périodiques ou accidentelles. Parmi les variations périodiques nous remarquons :

a) La *variation quotidienne* qui a deux maxima et deux minima. En partant de midi, nous trouvons, en moyenne, pour l hémisphère nord :

Diminution jusqu'au premier minimum.....	de 3 à 5	heures du soir.
Augmentation jusqu'au premier maximum...	de 9 à 11	— —
Diminution jusqu'au deuxième minimum...	de 3 à 5	— du matin.
Augmentation jusqu'au deuxième maximum.	de 9 à 11	— —

Sous les tropiques, l'étendue des variations est plus grande que dans les zones froides et les zones tempérées; ainsi, à Cumana, dans le Venezuela (10°,27 lat. nord, 64°,11 long. ouest), elle est de 2mm,36; à Paris (48°,50 lat. nord, 2°,20 long. est) de 0mm,775; à Saint-Pétersbourg (59,56° de lat. nord et 30, 19° de long. est) de 0mm,2. En été, elle est plus forte qu'en hiver; à Milan, en été, la variation journalière s'élève environ à 0mm,961; tandis qu'en hiver elle n'atteint qu'environ 0mm,700; à Halle, elle s'élève en été à 0mm,569, en hiver à 0mm,363.

b) Variations annuelles. — On peut dire, en général, que la pression atmosphérique est plus forte en hiver qu'en été; ensuite, que cette différence est plus régulière près des tropiques que dans les latitudes élevées. Ainsi, à Calcutta (22°,33 latitude nord, 88°,19 long. est) la pression est la plus forte en janvier; elle diminue jusqu'en juillet (747mm,54), puis recommence à augmenter jusqu'en janvier (764mm,57) de sorte que la variation annuelle est de 17mm,03. A Macao, en Chine (22°,10 lat. nord, 113°,32 long. est), le maximum est en décembre, 768mm,65; le minimum en juin, 757mm,31; la différence est donc de 11mm,24. A Berlin (52°,30 lat. nord, 13°,23 long. est), le maximum est en décembre, 761mm,91; le minimum en juin, 757mm,82; la différence est de 4mm,09; il n'y a pas d'augmentation régulière du minimum au maximum. A Saint-Pétersbourg (59°,56 lat. nord, 30°,19 long. est), le maximum est en janvier, 760 millimètres; le minimum en juillet, 756mm,53; différence 3mm,47.

Influence des hauteurs sur les variations périodiques. — Les variations périodiques sont moins fortes sur les hauteurs, parce que la colonne d'air qui repose sur les points élevés est moins élevée. Ainsi, Kaemtz trouva à Zurich la variation quotidienne de 1mm,566 et sur le Faulhorn seulement de 1mm,09. Sur le Faulhorn, la marche des variations diffère aussi de celle de la plaine. Là, le baromètre baisse de midi jusqu'à cinq heures du matin, puis monte jusque vers midi pour baisser encore; il n'a donc qu'un maximum vers midi et un minimum vers cinq heures du matin ; tandis que dans la plaine on remarque, ainsi que nous l'avons indiqué, deux maxima et deux minima. Les observations de Kaemtz, Martins et Plantamour prouvent que, sur les hauteurs, les variations non périodiques sont également plus faibles.

Variations non périodiques. — Les variations non périodiques sont beaucoup plus considérables que les périodiques. Elles sont plus fortes pendant les mois d'hiver que pendant l'été, et plus fortes dans les latitudes élevées que près des tropiques. Les variations entre la moyenne mensuelle la plus élevée et la plus basse sont, à Batavia (6°,12 lat. sud) de 2^{mm},98, à la Havane (23°,9 lat. nord) de 27^{mm},88, à Berlin (52°,30 lat. nord) de 25^{mm},4, à Londres (51°,31 lat. nord) de 27^{mm},88, à Christiania (59°, 55 lat. nord) de 33^{mm},05.

On a établi des lignes qui relient entre eux les points dont le degré moyen mensuel de variations barométriques est le même, et on les a nommées *lignes isobarométriques*. Par *lignes isobariques*, on comprend, par contre, des lignes qui relient les points dont la moyenne de pression atmosphérique, dans le cours de l'année, est la même ; ce sont les lignes isobares annuelles ; celles qui réunissent les points qui ont la même moyenne pendant chaque mois sont connues sous le nom d'isobares mensuelles. Ces lignes isobariques sont de la plus haute importance pour la météorologie, en ce qu'elles aident à déterminer les vents dominants et les conditions climatériques qui en dépendent.

Causes des variations barométriques. — La répartition inégale et toujours changeante de la chaleur est la principale cause des variations barométriques ; la seconde cause, qui dépend de la première, est la variation continuelle du degré d'humidité de l'air. En s'échauffant, l'air devient plus léger, s'élève et s'échappe vers les hauteurs ; la pression de la colonne d'air chaud doit être plus faible, tandis que la colonne d'air froid de même hauteur doit être plus lourde. Les courants atmosphériques provoquent tantôt des superpositions de courants de température différente, tantôt repoussent certains courants; de là, de continuelles variations. Toute la pression de la colonne d'air n'est pas produite par l'atmosphère elle-même, mais aussi par la vapeur d'eau qu'elle contient, et la colonne perd proportionnellement de sa pesanteur, dès qu'une partie de cette vapeur se condense ou tombe en rosée ou en pluie. Les vents exercent une influence considérable sur la pression atmosphérique qui varie suivant les conditions de température et d'humidité qu'ils amènent.

Effets physiologiques. — Il n'est pas facile de déterminer les effets physiologiques des variations périodiques et non périodiques ordinaires de la pression atmosphérique sur l'organisme humain, parce que ces effets se rattachent toujours aux changements que subissent les autres éléments (chaleur, humidité, électricité, vent, etc.). Cependant, en examinant l'effet de variations plus fortes de la pression atmosphérique, on arrive à jeter quelque lumière sur ce sujet.

Effets de l'augmentation de la pression atmosphérique. — D'après les expériences faites avec les appareils pneumatiques de Vivenot, Lange, Panum et G. de Liebig, il semble qu'en augmentant la pression atmosphérique d'une demi à deux atmosphères, on provoque une plus grande capacité des poumons; le nombre des pulsations et des inspirations diminue, le pouls devient plus fort, l'appétit augmente, le sang absorbe plus d'oxygène et dégage plus d'acide carbonique.

Effets de la diminution de la pression atmosphérique. — Les observations sur les effets de la diminution de la pression atmosphérique ont été généralement faites pendant des voyages en ballon ou pendant des ascensions, et ils sont difficiles à préciser, parce qu'on ne peut guère les isoler des effets produits par les changements survenus dans les conditions de température, d'humidité, de lumière, d'électricité; les proportions de la quantité d'ozone ne sont plus les mêmes; dans les ascensions, on peut ajouter l'effet de la fatigue comme un obstacle de plus.

Nous possédons vingt-huit observations personnelles sur l'effet produit par la diminution de la pression atmosphérique. Ces observations ont été faites pendant des ascensions en voiture ou en chaise à porteurs, c'est-à-dire peu fatigantes, sur deux personnes très vigoureuses, vingt et une personnes, sinon robustes, du moins bien portantes, et cinq personnes atteintes d'affections chroniques du cœur ou des poumons. Les ascensions allaient du bord de la mer à une élévation de 1,100 mètres, ou d'un point, d'une altitude de 400 à 600 mètres, à des hauteurs de 1,000, 3,000 et 3,300 mètres. Dans les ascensions à 1,100 et 1,500 mètres, on constatait, dans notre caravane, un sentiment général de bien-être, plus de gaîté et l'envie de manger; dix ou quatorze de nos compagnons étaient plus altérés et avaient une accélération du pouls de 5 à 10 p. 100; neuf ou dix des touristes éprouvaient une accélération de la respiration de 3 à 4 p. 100. Tous, même les cinq invalides, se sentaient plus de force et d'élasticité, pouvaient, sans fatigue, exécuter certains mouvements. Dans les ascensions à 2,600 mètres, les conditions restèrent les même pour tous, y compris les malades, mais le moindre mouvement provoquait une accélération du pouls et de la respiration, qui allait jusqu'à 80 ou 90 p. 100 chez ceux qui n'étaient pas habitués au séjour des montagnes: chez l'un d'eux, cet état se compliqua de vertiges et de malaise, probablement par suite d'anémie cérébrale due à une insuffisance mitrale prononcée. Les touristes habitués aux montagnes se sentaient plus de force et tous les mouvements leur paraissaient plus faciles. A une altitude de 3,000 mètres, on remarqua, au repos, une accélération du pouls (8 p. 100) et de la respiration (15 à 30 p. 100) sans autres effets désagréables chez un phtisique, chez un malade atteint d'insuffisance aortique, chez cinq personnes peu vigoureuses et chez un homme robuste; mais une ascension légère occasionna de la dyspnée chez deux malades; celui qui avait une maladie de cœur eut une syncope, son pouls devint presque imperceptible et les battements du cœur devinrent très irréguliers. Le repos et quelques gorgées de vin firent disparaître ces accidents au bout de quelques minutes; le malade n'éprouvait plus qu'un sentiment de malaise et des envies de vomir. Il y eut d'abord des mouvements antipéristaltiques, puis des mouvements péristaltiques plus violents de l'intestin, avec envies d'aller à la selle. Ces effets ne disparurent qu'à la descente, à la hauteur de 2,800 mètres.

La fréquence du pouls du malade atteint de phtisie chronique augmentait de 20 p. 100 au repos et de 65 p. 100 pendant l'ascension; les battements du cœur devenaient aussi irréguliers; mais il n'avait pas les symptômes du mal de montagne constatés chez le malade atteint d'insuffisance aortique. Après un repos d'une heure ou deux, les valides purent reprendre leur ascension; ni le cœur ni l'activité pulmonaire ne furent impressionnés comme au début, sans doute parce que nos touristes venaient en quelque sorte de s'habituer à la montagne. Nous continuâmes nos observations sur quatre autres touristes, l'un robuste, les trois autres moins vigoureux; chez l'un de ces derniers on remarquait, à 3,300 mètres, une augmentation légère de la fréquence du pouls et de la respiration, d'environ 10 à 15 p. 100 et qui n'atteignit que 20 à 25 p. 100 après un peu de mouvement. Tous étaient gais, avaient envie de manger et de boire; tous les mouvements étaient faciles; le pouls du touriste, en apparence le plus robuste, augmenta de 20 p. 100 au repos et de 85 p. 100 pendant la marche; sa respiration augmenta de 25 à 30 p. 100; il sentit bientôt que ses forces l'abandonnaient, il éprouva des mouvements antipéristaltiques et des envies de vomir, puis arrivèrent les vomissements, et peu après la diarrhée. Les deux autres personnes n'éprouvaient qu'une légère accélération du pouls et de la respiration, un peu de fatigue et, pendant la marche, un manque de respiration. Après un léger repos, ces phénomènes disparurent, mais reparurent affaiblis, quand nous nous remîmes en marche.

Épanchement de sang et changement de température pendant l'ascension. — Dans aucun cas il n'y eut d'épanchement de sang par les muqueuses ; la température des deux personnes atteintes du *mal de montagne* s'abaissa de 0°,4 à 0°,6 C. ; elle redevint normale quelques heures plus tard, quand le malaise eut disparu. A une hauteur de plus de 1,000 mètres, la transpiration était relativement insignifiante.

En réunissant toutes ces observations, nous trouvons qu'à une élévation de 1,100 à 1,500 mètres, les personnes bien portantes éprouvent une faible accélération du pouls et de la respiration, avec un sentiment de bien-être ; les mouvements sont plus faciles ; la soif et l'appétit sont augmentés ; il y a moins de disposition à la transpiration. Mais à une hauteur de 3,000 à 3,300 mètres, les pulsations et la respiration augmentent de fréquence ; pour les uns, le moindre effort musculaire entraîne l'affaiblissement et l'irrégularité de l'activité du cœur ; il s'ensuit des faiblesses et les symptômes du mal de montagne, qui semblent tenir à de l'anémie cérébrale et qui disparaissent par les stimulants et le repos dans une position horizontale. Chez beaucoup de personnes assez robustes, l'activité cérébrale devient étonnamment vive à une hauteur de plus de 1,500 mètres ; dans quelques cas rares cette activité atteint même un degré inquiétant : c'est à cela qu'on peut aussi attribuer, en partie, les fréquents accès d'insomnie. Il faut cependant remarquer qu'en général l'homme a besoin de moins de sommeil sur les hauteurs que dans la plaine ou au bord de la mer.

Un fait que l'on observe souvent dans les contrées élevées,

c'est la grande tolérance pour les boissons alcooliques; elle tient peut-être à l'évaporation rapide qui est une des propriétés de l'air dilué. Du reste, sur les hauteurs, l'alcool semble avoir pour quelques personnes une action stimulante. Solly admet ce fait comme règle au Colorado.

Voyages en ballon. — Parmi les dangers auxquels sont exposés les aéronautes, nous considérons comme très importants ceux qu'ont courus Gay-Lussac et Glaisher. A une hauteur d'environ 7,000 mètres au-dessus du niveau de la mer, Glaisher constata sur lui, et la plupart de ses compagnons, que les mains et le visage bleuissaient, que les pulsations devenaient plus fréquentes et la respiration plus difficile; au-dessus de 8,000 mètres, tous étaient plus ou moins incapables de remuer leurs membres; à une plus grande hauteur, ils perdaient connaissance.

Aucun n'eut d'hémorragie ni de bourdonnements d'oreilles, et tous les symptômes disparurent rapidement avec la descente du ballon, si bien qu'en arrivant à terre, Glaisher put encore faire deux bonnes lieues à pied (*British medical Journal*, 1862, vol. II). Crocé-Spinelli, Sivel et d'autres nouveaux aéronautes français n'éprouvèrent également pas d'hémorragies jusqu'à une hauteur de 7,000 mètres. Dans le dernier grand voyage aérien, où Crocé-Spinelli et Sivel périrent, on dépassa deux fois l'élévation de 8,000 mètrès; il survint du coma et une hémorragie pulmonaire qui amena la mort.

États pathologiques produits par un changement de pression subit et important. — Nous renvoyons aux observations importantes de Leyden, Lehwess et d'autres sur les ouvriers qui travaillent dans les mines et à la construction des ponts, sous une pression de 2 à 3 atmosphères, et qui reviennent subitement à la pression normale. Ils éprouvent le plus souvent des douleurs dans les oreilles et dans les articulations, des vertiges et quelquefois des envies de vomir; on a observé plusieurs fois des paraplégies, avec perte de la sensibilité et du mouvement; la plupart des malades guérirent complètement au bout de quelques jours; quelques cas furent mortels. Dans un cas où le malade mourut quinze jours après, Leyden trouva dans la portion dorsale de la moelle, au niveau des cordons postérieurs et dans la portion postérieure des cordons latéraux, des sillons remplis d'amas cellulaires jaunâtres qu'il attribuait à des déchirures du tissu par suite de la mise en liberté subite de petites vésicules gazeuses (Hoppe-Seyler et P. Bert). On ne peut néanmoins attribuer ces phénomènes à une raréfaction de l'air, mais à la transition subite d'une pression atmosphérique considérable à une pression normale (*Archiv für Psychiatrie*, vol. IX).

Vents et courants atmosphériques. — Tous les vents et les courants atmosphériques peuvent être considérés comme le résultat de la variation de la pression atmosphérique; en effet, d'après la loi de la gravitation, l'air plus lourd qui se trouve sous une pression plus forte fuit vers la direction où la pression atmosphérique est moins forte, et comme la variation de la pression atmosphérique est basée sur les changements de la température et de l'humidité, nous devons considérer le vent comme le résultat des différences et des changements qui surviennent dans la température, l'humidité et la pression atmosphérique. Nous renvoyons pour plus de détails aux ouvrages de Halley, Dove, Mühry et d'autres. Pour bien comprendre les différentes conditions du vent, il faut se rappeler que la chaleur dilate l'air et le rend plus léger, qu'alors l'air s'élève jusqu'à la hauteur d'où, selon les lois de la gravitation ou aspiration, il est entraîné dans une autre direction, et que l'air plus lourd reprend aussitôt la place de l'air qui s'élève.

Vents terrestres et vents maritimes. — Les vents terrestres et les vents maritimes, si importants en climatologie, en sont un exemple.

La plage et l'air qui la recouvre s'échauffent plus vite aux premiers rayons du soleil, que l'air de la mer; alors l'air chaud de la côte s'élève et se dirige vers la mer, et l'air froid de la mer vient reprendre sa place : c'est ce que les riverains appellent vent de mer; ce vent est d'abord faible, puis il augmente de force et devient surtout violent dans l'après-midi; il diminue ensuite et se calme après le coucher du soleil.

Après le coucher du soleil, l'air de la plage et la plage elle-même se refroidissent plus vite que l'air de la mer, à cause du rayonnement; alors l'air plus lourd et plus froid s'échappe vers la mer et l'air de la mer s'élève et revient vers la côte. On constate les mêmes phénomènes sur les bords des grands lacs de l'Amérique et, dans de plus faibles proportions, sur le bord des grandes étendues d'eau intérieures de l'Europe.

Vents de la montagne et vents de la plaine. — Il existe d'autres vents, fort importants pour les stations climatériques, ce sont les vents de la montagne et de la plaine. Dans les pays montagneux, le fond de la vallée et le pied de la montagne s'échauffent insensiblement après le lever du soleil et communiquent leur chaleur à l'air qui les entoure; l'air réchauffé se dilate, monte le long des pentes et forme le vent de la plaine ou vent du matin ; il donne régulièrement sur les montagnes pendant les mois d'été. Après le coucher du soleil, les sommets et les versants élevés se refroidissent plus vite, par rayonnement, que la vallée; l'air plus froid descend avec plus ou moins de violence le long des pentes dans la vallée, et, comme vent de la montagne ou vent du soir, il pénètre dans toutes les profondeurs, qui deviennent souvent, de cette façon, plus froides que les sommets. Ce phénomène n'est pas particulier aux hautes montagnes; au point de vue climatérique, il est de la plus haute importance, même dans une contrée où il n'y a que de petites élévations de terrain. On trouve très souvent que des habitations situées sur le sommet ou sur le versant des collines sont plus chaudes, la nuit, que les habitations du fond de la vallée. C'est là une exception à la règle si connue de la diminution de la température en raison de l'élévation du sol ; il ne faut pas l'oublier quand on veut apprécier un climat local.

Vents alizés et contre-alizés. — Les vents alizés (Trade-winds) sont surtout importants pour les marins et les personnes qui entreprennent un voyage sur mer dans un but de traitement. Le courant produit, à l'équateur, par l'échauffement du sol et de l'air, s'élève, et après avoir atteint une certaine hauteur, se dirige vers les deux pôles ; il se nomme vent alizé.

Des deux pôles revient vers l'équateur, par aspiration, un courant lourd et froid qu'on nomme contre-alizé. Le mouvement de rotation de la terre fait tourner les vents alizés au nord-est, sur l'hémisphère Nord, et au sud-est, sur l'hémisphère Sud. L'espace situé de chaque côté de l'équateur, et où les vents se rencontrent, est la région des calmes. Le mouvement de rotation de la terre transforme encore le vent alizé supérieur en vent du nord-ouest sur l'hémisphère sud, et en vent du sud-ouest sur l'hémisphère Nord. A quelque distance de l'équateur, ce courant descend très bas, et dans les latitudes élevées il passe souvent, en sens contraire, à côté du courant polaire ou contre-alizé ; souvent aussi il rencontre ce courant qui le rafraîchit ; alors une partie de son humidité s'abat en brouillard, en neige ou en pluie. Dans la lutte entre les courants opposés, se forment les différents vents intermédiaires.

Le tableau suivant, emprunté à la physique cosmique de Müller, indique la fréquence des différents vents, calculée, pour plusieurs pays, pour 1000 jours.

PAYS.	N.	N.-E.	E.	S.-E.	S.	S.-O.	O.	N.-O.
Angleterre	82	111	99	81	111	225	171	120
France	126	140	84	76	117	192	155	110
Allemagne	84	98	119	87	97	185	198	131
Danemark	65	98	100	129	92	198	161	156
Suède	102	104	80	110	128	210	159	106
Russie	99	191	81	130	98	143	166	192
Amérique du Nord	96	116	49	108	123	197	101	210

Il résulte de ce tableau que le vent du sud-ouest domine dans l'ouest de l'Europe, surtout en Angleterre; comme ce vent traverse le Gulf-Stream qui est chaud, il devient lui-même tempéré et humide; il constitue un des traits caractéristiques les plus saillants du climat de l'Angleterre et plus ou moins de celui de toute l'Europe occidentale. Les influences locales, surtout les montagnes, les grandes étendues d'eau et de forêts, modifient la direction du vent et diminuent sa température, son humidité et sa violence. Dans l'océan Indien, les courants de l'équateur sont considérablement changés par la configuration du continent, et forment des vents alternant régulièrement, appelés moussons; ils ont la direction sud-ouest en septembre, la direction nord-est pendant les autres mois. Les averses sont souvent la cause de vents violents, parce que sous l'influence de la condensation subite d'un grand volume d'eau l'air devient beaucoup plus léger; il se trouve ainsi attiré, par aspiration, de points très éloignés de la terre.

Dans presque toutes les contrées il y a des vents connus sous des noms particuliers, et qui ont une importance climatérique; ils naissent parfois sous l'influence de conditions locales, mais le plus souvent ils prennent leur origine dans des régions éloignées et se trouvent seulement modifiés par les conditions locales.

Samoun, Chamsin, Harmattan. — Ainsi, en Arabie, en Perse et dans d'autres parties de l'Orient, il y a un vent sec et chaud qu'on nomme samoun (vent empoisonné), qui vient du désert; en Égypte, il y a un vent qui souffle au printemps pendant environ cinquante jours et qu'on nomme chamsin (50); en Guinée, et dans les pays de l'Afrique situés à l'ouest du Sahara, il y a le Harmattan, qui se fait sentir jusqu'aux îles du Cap-Vert.

Sirocco, Solano. — En Italie, surtout en Sicile et principalement à Palerme, on craint un vent sud ou sud-ouest nommé sirocco, qui vient d'Afrique; il est tantôt sec, tantôt humide, suivant les surfaces qu'il a traversées. Le solano, en Espagne, est un vent semblable.

Föhn. — En Suisse, il y a un vent dont on s'est beaucoup entretenu, c'est le föhn ; il est sec et chaud, et souffle surtout avec violence dans les régions du nord-est des Alpes, principalement pendant la fin de l'été, l'automne, l'hiver et le printemps. Autrefois on l'attribuait au Sahara, mais les observations de Dove, Mühry et Dufour le désignent comme une modification du courant équatorial venant de l'Océan Atlantique dans la direction du sud-ouest au nord-est. Quand même le courant aurait été primitivement chaud et humide, il perdrait une grande partie de son humidité le long des versants ouest des Alpes; à la fin de l'été de 1834, pendant que soufflait le föhn, à Appenzell, par un ciel couvert, nous avons nous-même constaté une température de 28° C. et une humidité relative d'à peine 30 p. 100.

Mistral. — Le mistral (en italien *maestro*) est un vent très important pour les stations de la côte méridionale de France et pour toute la Riviera; c'est un vent du nord-ouest, qui vient de la vallée du Rhône et de la Provence; dans la Riviera il est surtout désagréable en février, mars et au commencement d'avril; il est sec, violent, souvent vif et froid, même par un ciel sans nuages.

Importance des vents pour les stations climatériques. — Les vents sont un élément important en climatologie, parce qu'ils transforment souvent rapidement la température, l'humidité et la pression atmosphériques et transportent pour ainsi dire le climat d'une contrée dans une autre plus ou moins éloignée; partout ils contribuent à la pureté de l'air, surtout dans les pays chauds, où ils agissent contre le développement de la malaria (ainsi que le démontre Pauly dans son bel ouvrage : *Climats et endémies*); ils contribuent aussi puissamment à former le climat local.

Il ne faut pas seulement tenir compte du nom, soit vent du

nord, de l'est, du sud ou de l'ouest; ce qu'il faut considérer, c'est le caractère du vent de telle ou telle direction, dans les différentes saisons, pour chaque contrée; ainsi le vent d'est peut amener une chaleur sèche pour un pays, pour un autre le froid sec ou humide, et pour un troisième une chaleur humide; dans le même pays, il peut être froid en hiver et chaud en été; il en résulte que, pour chaque localité, le caractère du vent doit être le sujet d'une étude spéciale. L'influence du vent est très évidente dans les Iles Britanniques et en Bretagne. Le vent du sud-ouest est le courant atmosphérique équatorial pour cette contrée; comme tel il amène de la chaleur, et puisqu'il traverse l'Océan Atlantique et le Gulf-stream, il est saturé d'humidité; en hiver il apporte une chaleur humide dans ces contrées dont l'air est plus froid; alors une partie de l'humidité se condense et occasionne du brouillard, des nuages et de la pluie. Grâce à ce vent, la température hivernale de ces pays est plus élevée que celle des régions situées sous les mêmes degrés de latitude, telles que la Russie et l'Amérique du Nord; l'humidité que ce vent amène diminue l'irradiation de la chaleur et égalise la température; c'est pourquoi les prés y sont toujours verts et les rhododendrons, les lauriers et les myrthes y prospèrent en plein air, tandis que dans des contrées d'Europe plus méridionales ces plantes exigent une chaleur artificielle. Ces mêmes vents du sud-ouest, en passant sur la surface moins chaude de la mer, amènent en été, en même temps que l'humidité, une température plus basse; ils provoquent ainsi la fraîcheur pendant les jours d'été; la grande chaleur continue y est rare; l'humidité de l'air occasionne la formation des nuages et tempère ainsi la force des rayons directs du soleil; les plantes qui exigent une chaleur continue n'y prospèrent pas; la culture de la vigne, par exemple, y est impossible. Ces vents réchauffent le pays en hiver, le rafraîchissent en été, et lui donnent ainsi un climat égal mais un peu sombre et humide. Les vents du nord-est et de l'est, par contre, qui traversent le nord-est de l'Europe et les parties limitrophes de l'Asie, où il fait froid en hiver et chaud en été, apportent dans les Iles Britanniques les qualités à peine modifiées de ces pays. Voilà pourquoi, en Bretagne et en Angleterre, il y a des hivers remarquablement chauds et humides lorsque le vent du sud-ouest domine, tandis qu'ils sont plus secs et plus froids quand le vent dominant est celui de l'est ou du nord-est.

En été, lorsque le vent du sud-ouest domine, ces contrées ont une température relativement basse et beaucoup de pluie; les vents de l'est et du nord-est provoquent le contraire. Il faut donc connaître la fréquence de certains vents dans une station climatérique, savoir comment la localité y est exposée, si elle est abritée, ou de quelle manière la configuration des environs peut modifier le vent. La perte de calorique du corps est en proportion du degré de température, de l'humidité et de la rapidité du courant atmosphérique, rapidité qui peut varier de $0^{m},32$ à $38^{m},97$ et $48^{m},72$ par seconde. Cette variation entraîne aussi une plus ou moins grande évaporation de la surface du corps. De forts courants sont donc dangereux pour les malades atteints d'affections pulmonaires, pour les goutteux, les personnes atteintes de rhumatismes, tandis que des courants modérés leur sont favorables. L'effet du vent est plus ou moins excitant; suivant les circonstances, il imprime au climat un caractère stimulant, et met en éveil les forces d'accommodation de l'organisme; mais il exige aussi une certaine force de résistance.

CHAPITRE VI

CONDITIONS ÉLECTRIQUES DE L'ATMOSPHÈRE

Électricité. — L'électricité de la surface de la terre semble toujours être négative et celle de l'atmosphère presque toujours positive. Sur 10500 observations faites de 1845 à 1847 à Kew, près de Londres, on a trouvé 10176 fois de l'électricité négative et 364 fois seulement de l'électricité positive ; quand le ciel est pur, elle est toujours positive ; les quelques résultats où l'électricité était négative ont presque tous été obtenus pendant la pluie ; d'après Schübler, elle est fortement positive par le brouillard. L'électricité est plus forte au niveau des objets saillants et des montagnes à pic ; plus forte à une certaine distance que tout près du sol (Petier, Quetelet, Becquerel et Breschet) ; plus forte aussi sur les hauteurs que dans les régions plus basses. L'air contient plus d'électricité en hiver qu'en été, surtout en janvier ; la quantité d'électricité diminue jusqu'en juin et recommence à augmenter jusqu'en janvier ; elle a deux variations périodiques quotidiennes et même deux maxima et deux minima (Saussure et Schübler), comme la chaleur et l'humidité avec lesquelles elle est du reste en rapport. Elle augmente depuis le lever du soleil jusqu'au premier maximum qui est de six à huit heures en été, et vers dix heures du matin en hiver ; puis elle diminue jusqu'au premier minimum (en été entre quatre et six, en hiver vers trois heures de l'après-midi) ; elle arrive à son second maximum une heure et demie ou deux heures après le coucher du soleil, pour diminuer encore et atteindre son second minimum vers le lever du soleil. On indique comme sources de l'électricité : l'évaporation, la végétation, l'oxydation, le frottement et d'autres procédés chimiques. Cependant, d'après Peltier et Lamont, l'électricité négative de la surface de la terre semble être la principale origine de l'électricité contenue dans l'atmosphère chargée de vapeurs.

On connaît le rapport qui existe entre l'électricité atmosphérique, celle des nuages et les orages; mais il ne s'ensuit pas qu'une proportion plus grande d'électricité contenue dans l'atmosphère occasionne plus d'orages; au contraire, quoiqu'en hiver il y ait plus d'électricité, les orages sont plus rares qu'en été; ils sont plus rares à une grande altitude qu'à une altitude moyenne ou faible; Plantamour le prouve par les comparaisons qu'il a faites entre Genève et l'hospice du Saint-Bernard; à Genève il y a, en moyenne, vingt-cinq à vingt-six orages par an, et à l'hospice il n'y en a que sept.

Il est regrettable qu'on ne connaisse pas d'une manière précise les effets physiologiques et pathologiques de l'électricité atmosphérique, car cette connaissance aurait probablement une grande importance.

LE TEMPS ET LE CLIMAT.

Si dans les paragraphes précédents nous avons examiné isolément les différents éléments ou facteurs climatériques, c'était dans le but de définir, jusqu'à un certain point, le rôle de chacun d'eux ; mais il ne faut pas nous figurer que dans la nature, c'est-à-dire dans le climat d'une localité, l'un ou l'autre facteur ait une importance indépendante de celle des autres : ils agissent tous plus ou moins simultanément et se compensent les uns les autres. Quand l'un des éléments ou un groupe d'éléments dominent, il se produit aussitôt un effet général qui change, qui varie à l'infini, et que nous appelons le temps. Rien d'étonnant à ce que le temps soit un continuel sujet d'entretien, puisqu'il a une très grande importance pour chacun et pour tout le pays. Gœthe dit qu'il est naturel que dans une société la conversation tombe sur des questions de santé et de médecine, puisque ces questions intéressent tout le monde; il en est surtout ainsi du temps, dont les effets se font partout sentir, et dont la formation paraît si énigmatique.

La nature du temps qui échoit à une contrée ou à une localité pendant un certain nombre d'années, de saisons, de mois, de jours, ou même de parties du jour, forme le trait le plus caractéristique et le plus important du climat d'une contrée, ou d'une localité ou d'une certaine partie d'une localité.

MODIFICATIONS DU CARACTÈRE DU CLIMAT.

Nous avons déjà dit que les principales causes du caractère du climat dépendent de son degré de latitude et que l'on pourrait déterminer le climat de chaque localité, si la terre était une sphère unie. La nature des éléments climatériques dépend aussi, jusqu'à un certain point, de la position de la terre par rapport au soleil, surtout de la durée du jour et de la nuit, tandis que les conditions de température, d'humidité, de pression atmosphérique, d'intensité de la lumière et du vent, cèdent à des influences secondaires. La première de ces influences ou modifications, c'est le partage, très inégal, de la surface du globe en terres et en eaux, dont les conditions de chaleur, de rayonnement et de refroidissement diffèrent.

1° Influence de la mer. — Nous avons déjà indiqué les conditions d'échauffement de l'eau et l'influence des courants maritimes soit chauds, comme le Gulf-stream, qui occasionne des hivers tièdes et des étés frais dans les latitudes élevées, soit froids ou polaires, refroidissant les côtes qu'ils atteignent et rapprochant les isothermes de l'équateur, comme nous le remarquons surtout sur les côtes orientales de l'Amérique du Nord et de l'Asie.

2° Lacs, eaux intérieures. — Nous devons aussi consacrer quelques lignes aux eaux intérieures. En parlant de la température de l'eau, nous avons mentionné sa grande capacité pour la chaleur, l'évaporation de la surface sous les rayons du soleil, l'échauffement plus faible des couches d'air qui recouvrent l'eau et la faible réfrigération de cette dernière pendant la nuit. Il en résulte des courants atmosphériques; car, pendant le jour, l'air plus chaud des bords de l'eau s'élève et l'air plus froid de la surface des lacs est attiré par aspiration sur les bords, tandis que pendant la nuit tout le contraire a lieu. Par là, le climat du bord des lacs est plus égal, et tout l'été est plus frais et plus humide. A l'arrière-saison et en hiver, le rivage se refroidit plus vite que l'eau ; il s'établit un courant dans la direction de l'eau, de sorte que la terre n'est plus réchauffée par l'air du lac; à moins qu'un vent, qui passerait sur l'eau, ne ramène sur les bords une atmosphère plus chaude et plus humide. Malgré cette exception on ne peut prétendre que les lacs contribuent, en automne et en hiver, à l'amélioration de la température du rivage. Quand les lacs se couvrent de glace, leur influence ne diffère pas de celle de la terre gelée ; mais s'ils conservent leur glace au printemps, ils refroidissent l'air qui les traverse et par là tous les alentours ; ils occasionnent alors des printemps froids et tardifs, tels que nous les constatons dans la région des grands lacs de l'Amérique du Nord.

Donc on peut dire qu'en général, sauf quelques exceptions locales, les grandes étendues d'eau provoquent une diminution de température dans les pays qui les environnent, et qu'ils atténuent surtout la température de l'été.

3° Grands continents. — Les continents d'une grande étendue opposent leur influence à celle des mers : Le continent s'échauffe considérablement sous l'influence du soleil, pendant les longs jours d'été ; dans les latitudes élevées, il existe des froids rigoureux en hiver; ils résultent du faible échauffement du sol et du rayonnement continuel et d'autant plus fort, que l'atmosphère peu humide et le ciel souvent sans nuages n'y mettent aucun obstacle. Il se produit ainsi dans les grands continents des latitudes élevées, comme le nord-est de l'Europe, les parties limitrophes de l'Asie et la partie septentrionale de l'Amérique du Nord, des centres de froid, avec une très forte pression atmosphérique, d'où les vents froids s'échappent vers des régions dont la pression atmosphérique est moins forte. C'est à cette circonstance qu'il faut attribuer les vents froids du nord-est qui se font sentir au printemps, dans les Iles Britanniques, dans tout l'ouest et même dans le centre de l'Europe. En été, la situation est changée ; la pression atmosphérique diminue dans le centre de l'Asie, et les vents de toutes les directions se dirigent vers ce point central où la pression atmosphérique a diminué. La prédominance des vents d'ouest et du sud-ouest dans l'Europe occidentale dépend, en partie, de cette circonstance, et pendant l'été, ces courants plus froids, venant de la mer, restreignent le nombre des journées chaudes, sèches et ensoleillées. Les conditions sont absolument semblables sur le continent américain, mais elles sont modifiées par l'influence des grands lacs qui donnent beaucoup de fraîcheur, surtout en été. Les grands continents des latitudes élevées présentent donc de grandes différences de température, entre l'été et l'hiver, et communiquent les effets de leur climat aux pays voisins, souvent même jusqu'à une grande distance. Les vastes continents des régions tropicales s'échauffent à un haut degré durant le jour et présentent souvent une grande diminution de température pendant la nuit; tel est, dans le nord de l'Afrique, le désert du Sahara, dont l'air brûlant dessèche les régions adjacentes. Il en est de même pour le continent australien.

4° Configuration du sol. — L'élévation d'un lieu au-dessus du niveau de la mer influe sur sa température, ses conditions d'humidité et de pression atmosphérique; mais ce ne sont pas les seuls effets de la conformation du sol.

a. Plaines. — Les grandes étendues de plaines sèches s'échauffent et se refroidissent avec la même facilité; elles ont cela de particulier, que l'air froid séjourne sur leur surface tant qu'aucun vent latéral ne s'élève; il en résulte une grande différence entre la chaleur du jour et le froid de la nuit, mais une plus petite différence dans l'humidité.

Si la plaine est humide et marécageuse, il s'en dégage, pendant l'échauffement du sol, des couches de vapeur qui s'élèvent et se transforment en brouillards ou en nuages lorsqu'elles atteignent les régions élevées; si les couches inférieures de l'atmosphère sont froides et empêchent cette vapeur de monter, le brouillard s'étend sur le sol.

b. Terrains accidentés. — Dans les terrains accidentés, couverts de collines et de plaines, la nature du sol et la culture restant les mêmes, le sol s'échauffe et se refroidit inégalement; ce fait, joint à des conditions locales, peut occasionner des phénomènes qui s'expliquent par les lois physiques de la chaleur, de la pesanteur, etc. L'importance de ces variations est très grande quand on veut déterminer les conditions climatériques des habitations situées sur des points différents d'une même contrée.

Dans les pays de collines, les conditions de température et d'humidité varient davantage, mais se compensent jusqu'à un certain point et ne présentent pas les oscillations extrêmes que l'on observe dans les grandes plaines.

c. Influence des sommets isolés. — L'influence des montagnes isolées varie selon le temps. Par un beau soleil, le sommet s'échauffe facilement, renvoie de la chaleur dans l'air environnant et le rend relativement plus sec; dès que le soleil se cache, le sommet se refroidit très vite par rayonnement, refroidit l'air et le rend relativement humide, ce qui occasionne parfois la formation de nuages. Par un ciel pur, le sommet provoque donc autour de lui des extrêmes de température et d'humidité ; ces phénomènes n'ont pas lieu quand le ciel est couvert, et ils se produisent à un très faible degré quand l'air est agité, à cause de la compensation rapide qui s'établit.

Les caractères climatériques des hautes montagnes isolées, comparés à ceux des régions continentales plus basses de la même latitude, les corrections étant appliquées pour l'altitude, sont : un ciel plus pur et peu d'extrêmes dans la température générale de l'année, une température moins basse en hiver, moins élevée en été. Ces données s'appliquent également aux localités plus basses situées à une latitude élevée, ou bien aux vallées situées à la même altitude.

d. Influence des chaines de montagnes. — L'influence des massifs et des chaînes de montagnes diffère beaucoup selon leur altitude, leur étendue, leur pente, leur exposition, leur revêtement et selon la conformation des vallées, etc.

Dans toutes les contrées montagneuses il existe une région déterminée où, pendant l'été, une partie de l'humidité, qui s'élève de la vallée, se condense et forme une couche de nuages qui atténue les rayons du soleil et empêche le rayonnement, ce qui préserve des températures extrêmes; cette région nuageuse, où la température baisse moins rapidement, constitue une exception à la règle qui veut que la température diminue en proportion de l'altitude.

e. Influence des montagnes sur les vents humides. — Cette couche de nuages, formée par une colonne ascendante d'air chaud, diffère de celle que les vents humides apportent sur les pentes d'où elle s'élève jusqu'au delà des sommets. Sous l'influence de ces vents ascendants, l'air subit une double réfrigération, d'abord parce qu'il arrive dans des régions plus froides, et ensuite parce qu'en raison d'une pression atmosphérique plus faible, il se dilate. L'air refroidi abandonne une portion de son humidité, qui varie selon les circonstances, et se transforme en nuages, en neige, ou en pluie.

Arrivé sur le sommet, le vent s'abaisse sur l'autre versant, mais il ne descend pas directement; il suit une ligne oblique et changeante, se condense en route, s'échauffe en descendant, comme il s'était refroidi en montant, et devient relativement sec, parce que l'air chaud est en état de retenir plus d'humidité. Ainsi le même vent peut être humide et chaud d'un côté de la montagne et sec de l'autre côté de la montagne; c'est ce que Dove et d'autres ont démontré pour le Föhn. Les observations de Dove, de Mühry et les ouvrages de Lorenz et de Rothe sur les vents sont très intéressants à cet égard.

La couche d'air comprise entre la pente de la montagne et la ligne suivie par le vent descendant, s'appelle ombre du vent. Le point où le vent descendant atteint le sol est situé à une distance qui, selon Mühry, est égale à soixante ou quatre-vingts fois la hauteur de la montagne que le vent a traversée. Cependant il peut n'atteindre que la moitié de cette distance; ce fait tient aux conditions de température de la couche intermédiaire. Par suite de la perte d'humidité que l'air subit en passant sur des montagnes qui sont exposées à l'arrivée du vent, le climat du versant opposé devient plus sec et par là plus vif, tel qu'on le remarque en Suède, et en Norwège sur les deux versants de la chaîne de montagnes du Dovre Fjeld.

Souvent les montagnes détournent le vent et deviennent un abri; souvent elles interceptent les rayons du soleil ou en atténuent les effets; il s'établit ainsi des conditions locales qui doivent être examinées dans chaque cas particulier.

f. Caractères des plateaux. — Les qualités climatériques des plateaux sont très variables; cependant elles dépendent de leur élévation et de l'état des plaines. Lorsque le ciel est beau, ils s'échauffent assez rapidement et uniformément pendant le jour, parce que les courants latéraux sont rares; pendant la nuit, ils se refroidissent vite; il en résulte des températures et des variations d'humidité extrêmes. En hiver, saison durant laquelle les nuages ou la vapeur d'eau affaiblissent souvent le rayonnement, la température est en moyenne moins basse que sur d'autres points de la même altitude, et la température annuelle moyenne est un peu plus chaude pour certaines expositions et beaucoup plus chaude pour d'autres (Montagnes rocheuses).

g. Caractères des vallées. — Les plus grandes différences dépendent de la situation et des limites des vallées, de leur abri contre les vents froids et humides, de l'élévation de la pente des montagnes de chaque côté; tous ces détails doivent être spécialement examinés pour chaque vallée. La durée et l'intensité des rayons solaires, qui dépendent à leur tour de l'élévation des montagnes situées dans la direction du soleil, de la largeur de la vallée et de sa situation géographique, forment le principal élément du climat de la vallée.

Dans les vallées larges, les rayons sont très intenses et sont renforcés par la réverbération des parois des montagnes. Le rayonnement est très intense après le coucher du soleil, et le refroidissement qu'il entraîne augmente encore en raison de l'air froid qui descend le long des versants de la montagne. Dans ces mêmes vallées, il se produit, dans les vingt-quatre heures, des variations plus grandes dans la température et dans les conditions d'humidité, que sur les versants et les sommets. Il faut ajouter qu'en automne, en hiver et au printemps, il y a souvent du brouillard au fond des vallées, tandis que la partie supérieure des versants et les sommets reçoivent les rayons du soleil; pour la même raison la neige séjourne plus longtemps dans les vallées que sur les pentes ensoleillées.

C'est ainsi que la température hivernale des stations situées dans les montagnes de la Suisse est moins basse et la température de l'été moins élevée que dans celles des vallées de même altitude; au Rigi Kulm, par exemple, il y a plusieurs degrés de froid de moins, en hiver, qu'à Bevers, au fond de la vallée de l'Engadine supérieur. Le soleil n'arrive que faiblement au fond des gorges et des vallées étroites, de sorte que, le jour, l'air s'y réchauffe moins fortement, et la nuit, le rayonnement est plus faible ; celui-ci est encore amoindri parce que les ruisseaux et le sol humide des gorges saturent l'air d'humidité et provoquent la formation de nuages. Ces vallées étroites sont souvent une source de brouillards et de nuages pour les parties avoisinantes de la montagne, dont les conditions climatériques se trouvent ainsi tempérées.

h. Exposition au soleil et au vent. — Un des points importants pour le climat d'une station de montagne, c'est de déterminer si elle est située du côté du soleil ou du côté de l'ombre. Par côté du soleil, nous pouvons désigner, dans l'hémisphère Nord, le versant qui a vue sur le sud-est et jusqu'au sud-ouest ; le côté de l'ombre est le versant tourné vers le nord-est et le nord-ouest. De cette exposition dépend la durée des heures de soleil qui varie du reste avec les saisons. Mais l'intensité du soleil est modifiée par l'inclinaison de la pente ; en effet, les rayons qui tombent verticalement communiquent plus de chaleur que ceux qui tombent à plat. Du côté du soleil, la limite de la neige est plus élevée que du côté de l'ombre ; cette différence peut atteindre de 500 à 1000 mètres. Au printemps, les neiges fondent plusieurs semaines plus tôt du côté du soleil, mais aussi les conditions de température et d'humidité y sont sujettes à de plus grandes variations. Dans l'hémisphère Nord, le côté sud-ouest est généralement le côté le plus chaud ; le côté nord-est, le plus froid ; le côté ouest est un peu plus chaud que le côté est.

La direction du vent est aussi importante que l'exposition, surtout à cause des conditions d'humidité ; en Europe, la plupart des versants sud-ouest sont plus humides que ceux du sud-est, bien qu'ils reçoivent plus de calorique ; beaucoup de contrées doivent à cette circonstance une température plus froide pendant certaines périodes de l'année.

D'après Kerner, les versants sud-ouest des environs d'Inspruck sont plus frais pendant l'été que les versants du sud-est.

i. INFLUENCE DES MONTAGNES SUR LES ENVIRONS. — Non seulement les hautes montagnes ont une influence sur la nature des vents, et dessèchent les vents saturés d'humidité, mais elles provoquent encore elles-mêmes la formation de courants atmosphériques qui agissent sur les contrées voisines

Les grandes étendues de neige et de glace ont pour effet de refroidir les courants atmosphériques qui transmettent leur température aux régions vers lesquelles ils se dirigent. Cet effet n'est pas seulement produit par les glaciers et les neiges éternelles, mais encore par les neiges qui tombent en automne et à la fin du printemps. Tout le monde connaît l'effet de ces vents glacés dans le sud et le nord des Pyrénées et des Alpes; ils se font sentir surtout au printemps et en automne; aussi le climat des contrées voisines des hautes montagnes présente-t-il des contrastes subits de chaleur et de froid humide.

k. CONSTITUTION DU SOL. — L'influence de la nature du sol sur la température et l'humidité des couches d'air inférieures est très variée, même quand la pente du sol est égale; la quantité d'humidité qu'il absorbe, la facilité avec laquelle il la laisse pénétrer et s'évaporer, la capacité calorique, la rapidité de l'échauffement et du refroidissement, varient selon la nature du sol.

Là où il n'y a pas beaucoup de neige, et où la quantité de pluie est bien répartie, la température moyenne du sol est presque identique à celle de l'atmosphère; mais si le sol reste couvert de neige pendant une grande partie de l'année, il est plus chaud que les couches d'air inférieures; ainsi à Semipalatinsk, dans le sud-ouest de la Sibérie, la température annuelle moyenne du sol est de 5° C. plus élevée que celle de l'air. Les changements quotidiens de la température atmosphérique ne se font sentir qu'à une profondeur d'environ un mètre, et varient selon l'intensité de ces mêmes changements. Les changements produits par les saisons se font sentir plus profondément, mais, suivant les observations de Forbes à Edinbourg, ils ne dépassent pas 11 mètres; à une profondeur de 7 mètres ils ne sont déjà presque plus sensibles; ils se font sentir bien plus tard dans le fond qu'à la surface. A Edinbourg, Forbes trouva, à une profondeur d'environ 7 mètres, la plus forte chaleur en janvier, le plus grand froid en juillet; J. D. Everett trouva à Greenwich, près de Londres, à une profondeur un peu plus grande, la température la plus élevée en novembre, et la plus basse au commencement de juin ; à une profondeur de 3 mètres et demi il trouva la plus haute température le 25 septembre, et la plus basse le 27 mars.

De l'examen de diverses espèces de terrain, fait par le professeur James Elliot, il résulte que la terre glaise sèche peut absorber un poids égal d'eau ; la terre végétale sèche, un peu plus de la moitié de son poids; et le sable sec un peu plus d'un tiers; dans les mêmes conditions, le sable sèche plus vite que la terre végétale, et la terre végétale plus vite que la terre glaise. Un terrain clair, serré et humide se réchauffe moins vite qu'un terrain foncé et sablonneux, mais conserve la chaleur plus longtemps le soir; les rochers aussi s'échauffent moins que le terrain sablonneux ; ils sont bons conducteurs et transmettent la chaleur au-dessous d'eux.

l. Effets du drainage. — Voici, d'après A. Buchan, les effets du drainage : 1° la température moyenne annuelle des terres labourables s'élève de 1/2° C.; celle des prairies seulement de 2, 9° C. ; 3° le terrain drainé perd moins de calorique par l'évaporation ; 4° la température du terrain drainé est sujette à moins de fluctuations; 5° le terrain drainé a souvent, en été, de 1° à 1°,5 C. de chaleur de plus que le terrain non drainé. Comme la température atmosphérique dépend essentiellement de celle du sol, et que l'humidité relative en est aussi une conséquence, on comprendra facilement que le dessèchement du sol doit exercer une influence déterminée sur certaines dispositions pathologiques.

Les recherches de Pettenkofer, Bowditch, Buchanan et d'autres nous ont fourni des renseignements précieux touchant l'influence du sol et de son humidité sur l'origine et le développement de diverses maladies.

Revêtement végétal du sol. — La différence de température et d'humidité entre un terrain aride et un terrain recouvert de végétation est souvent très grande ; elle varie suivant la nature de la végétation et suivant les heures et les saisons. Nous étudierons les divers revêtements végétaux du sol sous les trois formes suivantes: *a*, pays boisé ; *b*, prairies ; *c*, tourbières et marécages.

a) Influence des forêts. — Les recherches d'Ebermayer nous ont donné de précieux renseignements sur l'influence des forêts sur le sol et sur l'air. La température annuelle d'un sol boisé est plus faible de plusieurs degrés, et même depuis la surface jusqu'à une profondeur de $1^m,30$, que celle des terrains voisins non boisés ; dans bien des cas la différence est de 20 et 21 p. 100. En Bavière, l'abaissement de température le plus considérable a lieu en été ; cet abaissement est peu prononcé au printemps et en automne ; en hiver il est presque imperceptible. Dans les bois, l'air est en moyenne plus frais qu'en pleine campagne, et à la même exposition ; cependant cette variation dépend de la nature de la forêt et de l'élévation du sol ; en moyenne, la différence est de 10 p. 100. En hiver, la différence est faible le jour, tandis que la nuit l'air de la forêt est un peu plus chaud ; au printemps, l'air de la forêt est, en moyenne, de plus d'un degré plus frais; en été, la différence de la température atteint 2° et même 2°,5 C.; pendant la chaleur du jour, elle est de 5 à 6° C. ; elle est plus faible le soir et la nuit, bien qu'à ce moment nous ayons trouvé parfois, au fond des bois, une température plus élevée que dans la campagne. Ebermayer a constaté que dans les bois l'évaporation est deux ou trois fois moindre que dans la campagne; la quantité d'humidité absolue change peu, l'humidité relative, par contre, est toujours plus élevée, et même en moyenne de 6 p. 100; pendant le mois le plus chaud, en juillet, de 10 p. 100, et pendant le mois le plus froid, en janvier, de 3,77 p. 100; ces conditions varient suivant l'étendue de la forêt et suivant la nature des terres avoisinantes (bruyères ou prairies); elles sont plus accentuées sur les montagnes et sur les versants que dans les bas-fonds. En général, le climat des bois présente des variations peu importantes entre le jour et la nuit; la chaleur produite par le soleil y pénètre plus difficilement et à un moment plus avancé de la journée; l'humidité relative y est plus forte et les rosées y sont plus abondantes. Ce fait s'explique parce que l'air de la forêt est plus frais que l'air de la campagne, et que son degré de saturation est plus élevé; quand l'air à peu près saturé d'humidité pénètre dans la forêt plus fraîche, une partie de l'humidité se condense forcément. Dans les forêts ordinaires, ces effets ont lieu tant qu'il y a du feuillage; ils sont au contraire plus ou moins permanents dans les forêts de sapins et autres essences toujours vertes. Outre les conditions de température et d'humidité, l'air des forêts présente sans doute des caractères particuliers qui peuvent influer sur la santé; tels sont les changements provoqués dans l'air par la respiration des feuilles, changements qui font varier les proportions d'ozone, d'oxygène et d'acide carbonique; les émanations des arbres résineux et autres; l'épuration de l'air par les fréquentes rosées. Les bois tempèrent l'éclat du soleil et offrent un abri, non seulement contre le vent en général, mais aussi contre les courants locaux; c'est un avantage dont le médecin peut tirer parti. En Angleterre, nous avons eu plusieurs fois l'occasion de constater que des arbustes exotiques, plantés au-dessous des sapinières, étaient épargnés par les froids, tandis que les mêmes arbustes, plantés sur un versant sans abri, étaient gelés. Nous

nous expliquions ce phénomène par la raison que le courant froid qui descendait de la colline pendant la nuit était retenu ou tempéré par la forêt de sapins, tandis que le versant nu de la colline ne possédait aucun abri. Il est facile de tirer un enseignement de cette observation, pour le choix de l'emplacement des maisons.

Les effets produits par les forêts et les plantations d'arbres sur les terres qui les environnent demandent à être étudiés plus complètement; cependant on peut admettre que les forêts produisent plus d'humidité, de plus abondantes rosées et qu'elles empêchent les températures extrêmes de se développer.

b) Prairies. — Par prairies, nous comprenons le terrain recouvert d'herbe, de trèfle et d'autres plantes basses et drues. Pendant les chaleurs de l'été, ce terrain ne s'échauffe pas comme un terrain nu, car les rayons du soleil ne peuvent atteindre le sol, et les plantes se refroidissent constamment par l'évaporation. En mesurant la température des couches d'air situées au-dessus d'un sol sablonneux et celle des couches situées au-dessus d'une prairie, nous avons trouvé, pour le terrain sablonneux 44° C., et pour la prairie voisine 25° C.; dans un second cas, 42° C. et 21° C., dans un troisième 40° C. et 22° C. et dans différents autres cas, nous avons toujours constaté des différences analogues. Le soir, le refroidissement des parties du sol couvertes de prairies est très fort, à cause des nombreuses petites pointes qui multiplient le rayonnement; de là, suivant les circonstances, la production d'un léger brouillard, de la rosée ou d'une gelée blanche. En général, on peut admettre que les prairies ou le sol recouvert d'herbes font baisser la température d'été et rendent l'air plus humide, tandis qu'à l'époque des gelées et du dessèchement de l'herbe, la différence n'est pas grande. Il est probable que la végétation opère, par elle-même, d'autres modifications que celles de la température et de l'humidité.

c) TOURBIÈRES ET MARÉCAGES. — Dans les tourbières et les pays marécageux, le sol est toujours humide ; l'humidité absolue et relative de l'air y est toujours plus forte que sur les terres labourables voisines ; par l'évaporation, l'air y est aussi plus frais ; la température annuelle moyenne est plus basse ; le sol y est souvent couvert de brouillards. A toutes ces conditions défavorables s'ajoute encore, dans bien des cas, la malaria ; aussi ne saurait-on recommander ces localités comme stations climatériques ; il est vrai, cependant, que quelques médecins ont pensé qu'il existait un certain antagonisme entre la malaria et la phtisie.

L'influence des marais et des tourbières n'est pas localisée à leur surface, mais, grâce aux courants atmosphériques, elle s'étend à la plaine et aux terrains en pente situés à une grande distance ou même à une certaine élévation.

DEUXIÈME PARTIE

DIVISION DES CLIMATS

Mode de classement. — Il est encore plus difficile de classer les climats que les maladies et les médicaments. Certes, l'ancienne division par zones est très simple, mais on ne saurait l'appliquer en médecine, puisque les climats les plus différents peuvent être renfermés dans un même degré de latitude, suivant l'élévation du sol, la situation, soit au bord de la mer ou à l'intérieur d'un continent, soit sur la côte ouest ou est du continent, comme l'indiquent les lignes isothermes.

Le classement d'après la température moyenne de chaque contrée, c'est-à-dire d'après les isothermes, serait déjà plus utile pour le médecin, et plusieurs excellents auteurs français ont employé cette classification. Michel Lévy, entre autres (*Traité d'hygiène publique et privée*, 1869), admettait sept climats :

1. Torride, avec une température moyenne de......	27°,5	à 25° C.
2. Climat très chaud...........................	25°	à 20° C.
3. — chaud.....................................	20°	à 15° C.
4. — tempéré...................................	15°	à 10° C.
5. — froid.....................................	10°	à 5° C.
6. — très froid................................	5°	à 0° C.
7. — glacial avec une température moyenne au-dessous de		0° C.

Plus tard, il simplifia cette classification et divisa les climats en trois grandes zones : *a*, torride ; *b*, tempérée ; *c*, froide.

a) De l'Équateur jusqu'au 30e et 35e degré de latitude nord et sud; *b*) de là jusqu'au 55e degré de latitude nord et sud; *c*) du 55e degré jusqu'aux pôles.

Jules Rochard (article « Climat », in *Nouveau Dictionnaire de Méd. et de Chir.*, t. VIII, 1868), admet cinq climats:

1. Torride ou très chaud, de l'équateur jusqu'aux isothermes de 25° C.
2. Chaud, de 25° jusqu'aux isothermes....... de 15° C.
3. Tempéré, entre les isothermes............ de 15° à 5° C.
4. Froid..... .... entre + 5° et — 5° C
5. Polaire................................. entre — 5° et — 15° C.

D'autres auteurs français, tels que Fonssagrives et Lacassagne, acceptent également cette division.

Si claire qu'elle soit, elle n'a cependant qu'une valeur très limitée pour le médecin, car des climats très différents ont la même moyenne de température annuelle; celle-ci n'indique que la quantité de chaleur qu'une localité ou une contrée reçoit pendant l'année. Rien n'indique la répartition entre les différentes périodes du jour et de l'année. La température annuelle moyenne de 9° à 10° C. peut comprendre des contrées où l'hiver est doux et l'été frais, et d'autres avec des hivers froids et des étés très chauds, avec une différence d'à peine 12° C. entre l'été et l'hiver, et d'autres encore avec une différence de 24° et plus.

Si, comme exemple, nous citons Londres et Odessa, c'est parce que ces deux villes sont très connues; mais il y a des villes, avec la même moyenne de température annuelle, qui présentent une bien plus grande différence. Londres et Odessa ont une température annuelle moyenne d'un peu plus de 9° C.; mais leurs saisons, surtout l'été et l'hiver, présentent des différences considérables.

	Printemps.	Été.	Automne.	Hiver.
Londres..........	8.0	15.5	9.6	3.1
Odessa...........	7.6	21,7.1	10.4	— 2.5

La différence entre l'été et l'hiver à Londres, est de 12°,4 C.;

à Odessa, elle est de 23° C. Dans plusieurs localités de la côte S.-O. de l'Angleterre et de la côte d'Irlande, la différence est encore moindre ; à Dublin, par exemple, elle n'est que de 9°,15 (en hiver 5°,23, en été 14°,38).

La moyenne de température des différentes saisons est déjà plus importante pour le médecin, parce qu'il ne peut envoyer des malades dans certaines stations climatériques que dans une certaine saison ; mais des climats où l'on rencontre la même moyenne de température en hiver ou en automne peuvent présenter de grandes différences par rapport au changement de température d'une semaine à l'autre, d'un jour à l'autre ou d'un moment de la journée à l'autre. C'est pourquoi la division des climats d'après la température moyenne des différentes saisons est également insuffisante.

Cette division indiquât-elle exactement les conditions de température des différentes localités, elle n'en serait pas moins insuffisante pour le médecin, car elle laisse de côté d'autres facteurs importants, tels que l'humidité, la pureté, la densité, le degré de mouvement, et les conditions de lumière et d'électricité de l'air.

L'humidité atmosphérique est un élément important, et c'est avec raison que Vivenot, Walshe, Rohden, C.-T. Williams, P. Niemeyer, Thomas, Biermann et d'autres, attachent une grande importance à l'*humidité relative* pour l'appréciation climatérique de diverses localités, car elle est en rapport avec les variations de la température, avec la diathermanité de l'air, avec les proportions d'ozone, de lumière et d'électricité ; elle influence l'évaporation et agit ainsi puissamment sur l'organisme. La proposition de Thomas (*Vierteljahrschrift der Klimatologie*, 1876), de prendre l'humidité relative comme principe fondamental pour la division des climats, rencontrerait cependant une autre difficluté : c'est que les autres éléments climatériques seraient trop négligés.

Pour la même raison, la division d'après la pression atmosphérique, ou d'après un autre facteur climatérique isolé, serait également imparfaite. En effet chaque climat est l'expression, non seulement d'un élément, mais de beaucoup d'éléments qui, par leurs changements continuels et leur action réciproque, forment un tout soumis à des variations continuelles.

En somme, chacun de ces systèmes est tellement imparfait que nous serions tenté de suivre une classification purement alphabétique ; mais ce procédé ne conviendrait pas à un traité et donnerait lieu à bien des redites. Nous essayerons donc d'établir des groupes déterminés par leurs caractères géographiques et physiques. Il est évident que cette classification présentera des lacunes et entraînera à des divisions arbitraires.

Il convient avant tout d'établir deux grandes divisions :

1° Climats des îles, des côtes et climats maritimes ;

2° Climats intérieurs ou continentaux.

CHAPITRE PREMIER

CLIMATS DES ILES, DES COTES ET CLIMATS MARITIMES

Caractères généraux. — Dans cette partie nous étudierons les îles de petite étendue, qui se trouvent complètement sous l'influence de l'air de la mer, et les côtes, sur lesquelles la mer a une influence considérable, bien que le voisinage du continent puisse modifier le caractère de leur climat dans une mesure plus ou moins étendue. L'atmosphère qui recouvre la mer, et dans laquelle circulent les navires, devrait aussi être analysée ici ; nous y consacrerons un chapitre spécial, à cause de certaines particularités qui se rattachent aux voyages maritimes. Il existe de grandes différences entre les contrées dont nous allons nous occuper ici; ces différences dépendent de leur éloignement de l'équateur et des courants auxquels elles sont exposées; mais beaucoup de caractères leur sont communs. Avant tout, les îles et les côtes jouissent d'une température plus égale que les climats continentaux; la différence entre l'été et l'hiver, et le jour et la nuit, est moins grande. Nous avons déjà vu que, durant le jour, la mer absorbe plus de chaleur, puisque les rayons chauds pénètrent dans les profondeurs de l'eau, tandis qu'ils n'échauffent que la surface du sol qui les reflèchit aussitôt; la surface de l'eau ne s'échauffe pas autant, la dépense de calorique étant plus grande à cause de l'abondance de l'évaporation; de nuit, le refroidissement de la surface de la mer est moins fort, parce que le rayonnement dans l'espace est limité par une épaisse couche de vapeurs qui est bien moins forte à la surface du sol. En hiver, l'atmosphère maritime ne peut être aussi froide que celle du continent, parce que l'eau de la mer est échauffée jusqu'à une très grande profondeur, et que les couches refroidies de la surface retombent au fond et sont remplacées par d'autres plus légères et plus chaudes qui remontent du fond.

L'évaporation constante, qui dépend du degré de chaleur du soleil, de la saturation et du mouvement de l'air, augmente l'humidité atmosphérique. L'humidité relative est aussi plus uniforme, parce que l'air que les vents amènent est toujours préalablement saturé de l'humidité provenant de la mer.

La pression atmosphérique est toujours élevée au niveau de la mer; les variations sont considérables et plus régulières. A l'exception de courtes périodes, l'air est toujours agité, dans les petites îles et sur les côtes, par un vent local qui s'élève jour et nuit par suite de l'inégalité de l'échauffement et du refroidissement de la terre et de la mer. L'intensité de ce vent varie suivant le degré de chaleur du soleil. A côté de ce vent local il existe, bien entendu, d'autres vents, qui sont occasionnés par des causes lointaines. L'intensité de la lumière est considérable ; cependant dans certains endroits elle est modifiée de différentes façons par la quantité de vapeur d'eau contenue dans l'atmosphère.

On admet que l'électricité est plutôt négative et qu'il s'établit une compensation insensible et plus facile que sur le continent. Sous l'influence de la lumière du soleil, de l'évaporation et du mouvement de l'air, la quantité d'ozone est très élevée. La sensation de fraîcheur produite par l'air de la mer dépend sans doute de la plus grande proportion d'ozone qu'il renferme, jointe à une forte évaporation et à une grande agitation de l'air.

A l'exception de quelques localités malsaines, infectées de malaria, l'air renferme moins de poussières organiques ou minérales. Suivant les localités et la puissance du vent, l'air de la mer contient, dans des proportions différentes, des substances étrangères, surtout du sel et de toutes petites quantités de brome et d'iode.

Bref, le climat maritime se distingue en général par de plus faibles variations de température et d'humidité, — cette dernière est toujours très forte ; — par une pression atmosphérique élevée et variant régulièrement ; par des courants atmosphériques périodiques ; par une compensation électrique plus facile ; par une grande quantité d'ozone ; par l'absence de poussière et d'impuretés organiques, et par le mélange de quantités variables de sel, de brome et d'iode.

Effets physiologiques. — Les effets physiologiques sont peu connus ; cependant les précieuses recherches de Beneke nous donnent quelques points de repère. Beneke a prouvé que, dans des conditions égales, un liquide chaud se refroidit plus vite au bord de la mer qu'à l'intérieur des terres, surtout sur un point élevé ; la perte de calorique y est donc plus grande ; cette circonstance se confirme tous les jours, puisqu'il faut être vêtu plus chaudement au bord de la mer que sur le sommet des montagnes, pour pouvoir séjourner en plein air, sans être incommodé par le froid. Beneke observa, en outre, qu'il se produit, sous l'influence des bains de la mer du Nord, une augmentation des échanges nutritifs, une très grande augmentation d'urée et d'acide sulfurique dans l'urine, une diminution des acides phosphorique et urique ; la quantité d'urine et le poids du corps sont augmentés. Beneke affirme que l'effet de l'air maritime agit plus puissamment que les bains de mer pour produire tous ces effets. Il se peut que l'augmentation du mouvement de l'air occasionnée par le vent local exerce également une influence. D'après nos propres observations et celles d'autres auteurs, on constate chez la plupart des personnes une diminution des mouvements respiratoires et un léger ralentissement du pouls ; ce phénomène est dû, sans doute, à une pression atmosphérique plus forte jointe à une plus forte humidité de l'air. Généralement on dort et on mange plus; cependant il y a des exceptions, et beaucoup de personnes, surtout pendant les premiers temps de leur séjour, éprouvent une grande irritabilité nerveuse, des insomnies, des troubles biliaires et de la constipation. On voit, dans les conditions propices, le sang se régénérer, le système nerveux se fortifier, la circulation et les fonctions de la peau se rétablir sous l'influence d'un séjour prolongé dans les climats maritimes. Il est donc certain que les climats maritimes sont calmants et fortifiants, mais il ne faut considérer ce fait qu'à un point de vue général, car il y a bien des degrés dans l'action de ce climat.

Emploi thérapeutique. — Le séjour des stations maritimes a été conseillé dans une série d'états pathologiques dont les principaux sont : l'hydrémie, l'anémie et les maladies qui en résultent, telles que l'aménorrhée, la ménostase, la disposition aux refroidissements résultant d'une impressionnabilité de la peau et des muqueuses, les rhumatismes, les affections catarrhales, les troubles de la nutrition, les affections scrofuleuses, l'irritabilité du système nerveux et l'insomnie; la faiblesse résultant de maladies prolongées, d'épuisement, de surmenage ou d'influences dépressives. On a également conseillé le séjour de la mer pour hâter la cicatrisation de certaines plaies. Le séjour dans une station maritime a une influence des plus heureuses sur le développement des enfants chétifs ou enclins à des maladies scrofuleuses. Dans bien des familles, un séjour annuel de plusieurs mois au bord de la mer suffit pour détruire les germes de scrofule et de phtisie; mais il existe des cas où il est nécessaire de laisser les enfants pendant plusieurs années au bord de la mer, de les y faire élever, et de ne les ramener à l'intérieur du pays que pour des séjours très courts. Cependant le climat maritime exige une certaine force de résistance, des organes d'assimilation et de digestion sains, et l'absence de troubles graves dans la circulation. Chez des malades atteints de faiblesse du cœur, accompagnée d'une disposition aux stases sanguines, le séjour de la mer demande beaucoup de précautions, et il faut presque toujours recourir à des purgatifs pour soulager la circulation. Le séjour de la mer est interdit aux malades atteints d'asthme et d'hystérie; certaines maladies cutanées, telles que l'eczéma, subissent des exacerbations.

Subdivision des climats maritimes. — La diversité des conditions climatériques des différentes localités qui appartiennent à la catégorie des climats maritimes insulaires et côtiers est si grande, que nous sommes obligés de faire des subdivisions. Nous rencontrons la même difficulté pour établir les traits principaux qui nous permettront de classer ces subdivisions. Le climat d'une même localité varie déjà suivant les saisons; dans les grandes îles, les différentes parties des côtes présentent des climats différents ; en outre, l'élévation au-dessus de la mer et l'éloignement du rivage changent encore considérablement le caractère du climat, de sorte que les diverses parties d'une même île appartiennent à autant de subdivisions climatériques différentes. Souvent on est incertain pour le classement d'une localité; quelques-unes même feraient partie de telle subdivision pour l'hiver, de telle autre pour l'été. Les diverses parties d'une même localité sont souvent si dissemblables, que chacune d'elles pourrait être rangée dans un groupe climatérique différent.

L'hydrométrie de l'air ayant une grande influence sur l'égalité du climat, et l'humidité exerçant un effet direct sur bien des fonctions du corps, nous allons suivre la même voie que Théodore Williams, Biermann et Thomas, et choisir l'humidité comme base principale de chaque subdivision; nous nous baserons ensuite sur la température pour établir d'autres classes. Disons d'abord que par les dénominations *humide*, *demi-humide*, *sec*, nous comprenons souvent un état climatérique qu'il nous serait difficile de baser sur des chiffres.

Ainsi nous ne pouvons pas juger de l'humidité d'un climat par la quantité de pluie seule, car dans beaucoup de localités des tropiques la quantité de pluie est grande, quoique l'air soit assez sec. Certaines localités reçoivent de violentes averses, qui ne durent que quelques heures, et sont suivies de soleil; tandis qu'ailleurs, sur la côte N.-O. de l'Europe, par exemple, cette même quantité de pluie est répartie sur plusieurs semaines, avec un ciel couvert et de la brume. Dans le premier de ces climats, la végétation est pauvre, la campagne aride pendant une partie de l'année, mais les fruits qui exigent beaucoup de soleil et de chaleur (les oranges et les citrons) y mûrissent; dans le second climat, nous voyons presque toute l'année de gras pâturages et de beaux ombrages, mais les fleurs et les fruits qui demandent du soleil n'y réussissent pas.

Le nombre des jours de pluie pourrait donner des indications plus précises, mais la signification du mot « jour de pluie » diffère selon les contrées; sur bien des points du littoral de la Méditerranée, il pleut rarement pendant une journée entière; après une forte averse de quelques heures, il y a presque toujours quelques heures de soleil, tandis qu'au centre de la France, de l'Allemagne et surtout en Angleterre et en Irlande, la pluie est moins abondante, mais elle tombe pendant toute une série de jours; cette circonstance empêche de séjourner en plein air, et produit un effet déplorable sur le moral des personnes délicates.

L'humidité relative, même si nous connaissions exactement celle de toutes les localités, ne pourrait être acceptée comme base de classement; il faudrait faire entrer en ligne de compte d'autres conditions climatériques, notamment la température. Dans les régions torrides, l'air nous semblerait humide avec une humidité de 80 à 85 p. 100, tandis que dans les contrées froides ce degré d'humidité n'est que modéré. Dans les climats froids, ou sur les hautes montagnes, où la température est basse, le corps dégage, surtout par les poumons, beaucoup plus d'humidité que dans les climats chauds quand l'air est au même degré de saturation (80 p. 100), car les poumons élèvent la température de l'air inspiré à près de 30° C. et le saturent à peu près d'humidité.

En subdivisant les climats en : I — humides, II — demi-humides et III — secs, nous répétons encore que bien des localités, classées dans l'une de ces subdivisions, pourraient se trouver, avec le même droit, dans l'une des deux autres. On peut admettre, jusqu'à un certain point, qu'une plus grande humidité amène une plus grande égalité dans les éléments climatériques les plus importants et qu'elle donne au climat un caractère plus sédatif et plus calmant ; quand le climat est plus sec, il est moins égal, mais plus stimulant et plus tonique.

I. — Climats insulaires et cotiers humides.

Les climats humides présentent de grandes différences sous le rapport de la température et se partagent en climats chauds et en climats frais (1).

1° *Climats insulaires et côtiers humides à température très élevée.*

Madère. — Parmi les climats insulaires et côtiers humides et chauds, l'île de Madère est le plus généralement connue ; la description en a été faite par Renton, Clark, Mittermaier, Lund, Grabham et Goldschmidt. Les îles Madère sont situées entre le 32e et le 34e degré de latitude nord et le 16e et le 17e degré de longitude ouest ; mais en parlant de Madère on ne songe ordinairement qu'à la ville principale, Funchal. La température moyenne de l'hiver est de près de 17° C. ; la plus basse température de la nuit est à peine au-dessous de 9° C. ; les plus fortes cha-

(1) Nous indiquerons les degrés en degrés centigrades et les mesures en mètres.

leurs de l'été dépassent rarement 30° C. L'humidité atmosphérique y est toujours considérable, mais exposée à des variations subites par l'influence des vents. D'après Walshe, les objets d'acier s'y rouillent et la chaussure moisit. Il y pleut principalement en hiver; de novembre à mai on compte en moyenne soixante-seize jours de pluie. Les vents n'y sont pas rares et sont souvent très violents; de 7 à 9 heures du matin il y a cependant une accalmie; de 9 à 4 heures on a le vent de la mer et plus tard, dans la soirée, le vent qui descend des ravins. Le « Leste », vent sec et désagréable, venant du sud-sud-est, est rare en plein hiver; c'est plutôt en mars et avril qu'il se fait sentir; l'air est sans nulle poussière et contient une quantité considérable d'ozone (Goldschmidt).

Ce climat est sédatif; pour bien des malades il est accablant; l'irritation de la toux se calme d'une manière frappante; par contre, on constate beaucoup de dispositions à la diarrhée et à l'inappétence.

Nos observations propres se bornent à vingt-huit cas; dans trois cas de catarrhe chronique du larynx, le résultat fut heureux; sur huit malades atteints de catarrhe bronchique, sept obtinrent de bons résultats, et le huitième fut pris d'une diarrhée chronique qui dura longtemps et l'affaiblit beaucoup. Les dix-sept autres malades étaient des phtisiques, dont trois au premier degré; un résultat fut bon, un autre incertain et le troisième malheureux; sur sept cas au deuxième degré il y eut trois bons et quatre mauvais résultats; chez les sept malades au troisième degré, j'obtins les résultats suivants : trois favorables, deux indécis et deux mauvais. Sur vingt malades que l'hôpital destiné aux phtisiques de Brompton envoya à Madère, trois revinrent en meilleur état, seize devinrent plus souffrants et un dernier mourut. Williams père et fils constatèrent de l'amélioration sur 53 p. 100 de leurs malades, aucun changement sur 14, 28 p. 100, et de l'aggravation sur 34,29 p. 100; ces résultats sont au-dessous de ceux qu'ils avaient obtenus à la Riviera. Le séjour de Madère est sans nul doute très efficace dans les catarrhes chroniques du larynx et des bronches, accompagnés de toux quinteuse, et dans l'emphysème avec expectoration légère ; son effet est douteux dans la phtisie proprement dite ; il y a cependant des cas où l'on peut préférer Madère et même en attendre un résultat relatif, par exemple dans les cas avancés et accompagnés d'une toux fatigante et chez les sujets à constitution éréthique. Il est plusieurs points à prendre en considération ; la facilité à supporter le voyage sur mer, la possibilité de s'éloigner du pays natal, la présence d'une toux sèche ou une disposition aux bronchites provoquée par chaque changement de température ; la nécessité pour le malade de confort et de chaleur ; il faut aussi prévoir que la végétation des tropiques produit un effet favorable sur le moral ; enfin les malades ne doivent pas être prédisposés à la diarrhée. Dans la plupart des cas il faut passer plusieurs hivers à Madère et rechercher avec prudence un séjour frais pour l'été, soit en dehors de l'île, soit dans l'île même, à Comacha, station d'été située à 770 mètres, qui ne vaut cependant pas les stations des Alpes et des Andes, au point de vue climatérique. Outre les médecins anglais et portugais, il y a ordinairement aussi des médecins allemands à Funchal ; les docteurs Grabham, Goldschmidt et Langhans s'y trouvent actuellement.

Iles Canaries, Ténériffe. — Le climat des îles Canaries est semblable à celui de Madère ; situées entre 27°,49 et 29°,46 de latitude nord et de 13°,2 à 18°,13 de longitude ouest, elles ont encore moins de pluie en été et en automne et plus en hiver et au printemps. On y rencontre naturellement de très grandes différences climatériques, en raison de l'élévation considérable de leurs montagnes volcaniques, et suivant le degré d'altitude et le point géographique. C'est là un avantage. Ces îles, et surtout Ténériffe, pourraient être utilisées comme stations climatériques, aussi bien que Madère; elles ont les mêmes désavantages, mais elles conviennent néanmoins à certaines constitutions, à certains tempéraments, car suivant A. de Humboldt, aucun séjour ne semble plus propre à chasser la mélancolie et à rendre le calme à une âme douloureusement éprouvée, que celui de Madère et de Ténériffe. Sur trois malades de ma connaissance (catarrhe chronique et emphysème), deux ont obtenu des résultats très satisfaisants, tandis que le troisième est mort de la fièvre. Sur quatre phtisiques au premier degré et au commencement du deuxième, deux ont éprouvé de l'amélioration et deux sont devenus plus malades, surtout par suite de troubles digestifs; le séjour de Santa-Cruz fut favorable à deux hommes dont le moral était profondément déprimé. C'est sur le sommet de Ténériffe que Marcet a fait ses recherches intéressantes sur le climat des hauteurs (*Proceedings of the Royal Society*, 1879). Le meilleur moment pour le séjour de Ténériffe est de fin octobre au commencement de mai. A Santa-Cruz, l'installation est à peine supportable.

Les Açores. — Les Açores sont aussi un groupe d'îles volcaniques situées entre 36°,59 et 39°,54 de latitude nord et 31°,7 et 25°,1 de longitude ouest. Elles appartiennent au Portugal; leur température est plus basse que celle de Madère, mais à part cela le climat est analogue. D'après les communications de plusieurs hommes intelligents qui ont séjourné longtemps à Flores, Tereira, Pico et Santo Miquel, le climat est fort agréable; il fut, pour ces observateurs, moins accablant que celui de Madère; l'un d'eux n'échappa cependant pas à la diarrhée. Le manque d'installation est un obstacle à l'utilisation climatérique de ces îles; le peu d'intelligence des habitants, joint à des idées religieuses très bornées, fait désirer un progrès dans leur civilisation. La meilleure époque est la même que pour Madère et Ténériffe.

Ceylan. — L'île de Ceylan est située entre 5°,56 et 9°,5 de latitude nord et de 80° à 82° de longitude ouest. Elle peut être mentionnée ici, parce que sa partie Ouest, qui est exposée au mousson du Sud-Ouest, a le même climat que la côte de Malabar. Nous connaissons des négociants prédisposés à la phtisie héréditaire, mais chez lesquels la maladie n'était pas encore déclarée : ils se sont rendus à Ceylan, qu'ils habitent depuis des années, et ont été épargnés par la maladie. Lorsque la phtisie est déclarée, le séjour est défavorable.

Iles Sandwich. — Au même groupe appartiennent encore les îles Sandwich, situées entre le 10°,5 et le 22°,2 de lat. Nord et du 154°,4 jusqu'au 160°,4 de long. Ouest; la plus connue de ces îles est Hawaï. L'altitude de ses montagnes volcaniques, de 2,000 à 4,000 mètres, permet d'espérer que l'on y découvrira des points dont la médecine pourra tirer parti. Le climat des points habités est uniformément humide et chaud, mais ne peut encore être indiqué aux malades parce que le pays n'offre pas de ressources médicales; plusieurs de nos correspondants se sont plaints d'abattement, d'inappétence et de dispositions à la diarrhée.

Indes Occidentales. — Les groupes d'îles qui se trouvent à l'Est de l'Amérique centrale, et que l'on réunit sous le nom d'Indes occidentales, s'étendent du 10° au 27° de lat. Nord. Elles offrent, il est vrai, de grandes dissemblances climatériques dans leurs différentes parties, mais elles ont, en général, le caractère du climat chaud avec une humidité variable, de sorte qu'à certaines époques, on peut les compter parmi les climats d'une sécheresse moyenne; dans leur ensemble, cependant, elles doivent appartenir à la division des climats chauds et humides. La division des saisons y est semblable à celle des tropiques; elles se confondent en deux périodes : l'une, torride et pluvieuse, comprenant les mois de juillet, août, septembre et octobre; novembre est un mois de transition qui correspond à notre automne; puis survient la période de fraîcheur, comparativement sèche, c'est-à-dire pendant laquelle il ne pleut pas beaucoup, mais où l'humidité atmosphérique est toujours assez forte; cette période dure du mois de décembre au mois de mai; juin est le mois de transition entre la période de fraîcheur et la période torride. Il n'en est pas ainsi dans toutes les îles; à la Jamaïque, par exemple, il y a deux saisons de pluie; la première, du mois de mai au mois d'août, la seconde en octobre et en novembre. La température y est très égale; la moyenne annuelle se tient un peu au-dessus de 24° C. aux Barbades et un peu au-dessus de 26° C. à Santa-Cruz. La moyenne de toutes les stations des Antilles approche de 26° C.; celle de l'hiver reste à peu près de 24° C., celle de l'été de 27°,6 C. Les variations quotidiennes sont, en moyenne, pendant les mois les plus chauds, de 5°,5 C., et dans les mois les plus frais, de 7° C. Les vents sont parfois violents et les tourbillons n'y sont pas rares.

Bahama. — Les îles Bahama ont une température hivernale de 20 à 22° C.; les vents y sont très changeants; il y règne une disposition à la diarrhée, de sorte que leur séjour ne peut être recommandé qu'avec une grande prudence. Cependant, à côté de résultats défavorables il y en a aussi de bons, surtout dans les dispositions au catarrhe des bronches et du larynx; le séjour de ces îles est moins recommandable dans la phtisie.

Les Bermudes. — Ce qui vient d'être dit s'applique aussi aux Bermudes, qui sont un peu plus au Nord (32° de lat. Nord, et 64° de long. Ouest); leur climat est un printemps éternel.

Les îles Virginie. — Les îles Virginie, Saint-Thomas, Saint-John, Virginie Gorda et Anegada, ont une température hivernale moyenne très élevée, 22 à 24° C. et souvent des vents violents; les maladies des organes digestifs y sont fréquentes, et la diarrhée chronique, que l'on y contracte facilement, persiste quelquefois même longtemps après que l'on a changé de climat. Elles ne conviennent pas aux phtisiques, mais, suivant la constitution du malade, elles peuvent être conseillées dans les catarrhes du larynx et les affections rhumatismales.

Cuba. — Cuba a une température annuelle moyenne de 25 à 26° C., au voisinage de la mer; elle s'élève rarement, en été, au-dessus de 30° C. ; en hiver, elle s'abaisse rarement au-dessous de 14° C. ; dans les parties élevées de l'intérieur de l'île, cette température est de quelques degrés plus basse. J'ai eu l'occasion d'observer l'effet du climat sur quatre jeunes commerçants, atteints d'infiltration des sommets qui trouvèrent à se placer à la Havane; chez deux d'entre eux, l'affection fut calmée au bout de deux et de trois ans; dans un cas, elle fit au contraire de rapides progrès ; le quatrième malade mourut de la fièvre jaune pendant la première année. Dans un cas de phtisie au deuxième degré, la maladie devint aiguë, de chronique qu'elle était, et le malade mourut au bout de sept semaines. Trois malades atteints de catarrhe chronique du larynx et de catarrhe de la trachée ont été guéris, un quatrième est mort de la fièvre ; dans plusieurs cas de rhumatisme chronique le résultat fut favorable. Jusqu'à présent, l'effet du séjour de Cuba peut être considéré comme douteux, d'autant plus qu'outre l'incertitude de l'influence climatérique, il y a le danger des fièvres.

La Jamaïque. — La Jamaïque, la plus grande des Antilles anglaises, est très chaude et absolument malsaine dans ses parties basses ; mais dans les parties hautes et habitées, jusqu'à 900 et 1,200 mètres, les conditions de température et d'humidité sont plus favorables et l'air est pur de malaria. Théodore Williams décrit un cas très heureux (*Influence of climate*, 1877, page 84) de guérison chez un jeune médecin phtisique. Moi-même, je constatai un résultat heureux, annulé par un autre résultat malheureux. Le séjour de ces hauteurs fut encore d'un effet très bienfaisant dans deux cas d'excitation nerveuse survenue à la suite de spéculations.

La Barbade. — La Barbade est moins élevée à l'intérieur

que la Jamaïque, mais son climat est plus sain que celui des parties basses de cette île. R. H. Bakewell considère le séjour d'hiver dans cette île comme favorable aux phtisiques (*Practitioner*, vol. XXI, 1878); moi-même je ne connais que quatre cas au premier degré et un au début du second; dans deux de ces cas le résultat fut bon, dans deux autres la maladie fit des progrès, dans le dernier elle resta stationnaire avec amélioration de l'état général.

Il serait trop long de parler de toutes les autres îles, d'autant plus qu'il n'y a rien de particulier à dire sur aucune d'elles.

La Floride. — La presqu'île de la Floride, entre le 24° et le 31° de lat. Nord et le 80° et le 87° de long. Ouest, a pour ainsi dire le même climat que les Indes occidentales; elle est presque entièrement entourée par la mer et possède beaucoup de lacs intérieurs. Les fièvres y règnent en juillet, août et septembre; en dehors de ces trois mois elles sont rares. Depuis quelques années la Floride est un séjour d'hiver, non seulement pour les phtisiques, mais encore pour tous les Américains du Nord, dont la santé exige un ciel plus doux.

Géorgie et Caroline du Sud. — La Géorgie et la Caroline du Sud sont dans les mêmes conditions que la Floride, mais moins chaudes parce qu'elles sont sous l'influence du continent.

Dans l'hémisphère Sud, dont la mer couvre une étendue bien plus grande que la terre ferme, il y a plusieurs groupes d'îles avec un climat humide et chaud, mais on ne peut pas en tirer parti comme stations climatériques. Ne citons que quelques exemples.

Iles de la Société, Taïti. — Les îles de la Société, dont la plus grande, Taïti, pourra dans l'avenir offrir quelques ressources climatériques, sont situées dans la partie méridionale de l'océan Pacifique entre le 16°,11 et le 17°,53 de lat. Sud et entre le 148° et le 151° de long. Ouest. On dit l'île de Taïti très belle, avec des montagnes de 2,000 et 2,600 mètres de hauteur et la végétation des tropiques. La température annuelle moyenne est à peu près de 21° à 22° C.; elle s'abaisse rarement au-dessous de 17° C., et s'élève rarement au-dessus de 26° C.; elle est donc très égale; l'humidité relative atteint de 80 à 90 p. 100. Ici aussi nous avons remarqué des troubles digestifs et des diarrhées opiniâtres chez les Européens qui font un séjour prolongé; aussi cette station climatérique ne peut-elle prendre une grande extension, quoiqu'il n'y ait jamais de phtisiques parmi les habitants.

Iles Tonga ou des Amis. — Ce groupe, situé entre le 18° et le 23° de lat. Sud et le 173° et le 176° de long. Ouest, jouit aussi d'un climat doux, égal, assez humide, mais un peu plus frais que les îles de la Société. D'après les communications verbales d'un missionnaire, qui avait fait un assez long séjour à Vavao, l'état sanitaire y est assez bon, mais la disposition à la diarrhée et le manque d'appétit n'y sont pas rares; l'île n'est pas non plus exempte de scrofule et de phtisie.

Iles Fidschi. — Les îles Fidschi (Feeje, Fidji, Fiji, Viti), situées entre le 15°,3 et le 19°,3 de lat. Sud et le 177° et le 178° de long. Ouest, se trouvent dans les mêmes conditions climatériques. La température la plus basse doit être environ de 17° C.; la plus élevée de 36° C. seulement. L'effet du climat sur les étrangers bien portants doit être bon, quoiqu'un peu accablant. Comme ces îles sont à présent sous la direction anglaise, il serait possible qu'elles pussent être utilisées plus tard au point de vue climatérique.

Tristan d'Acunha. — On nous dépeint ce groupe, situé entre le 37° et le 38° de lat. Sud et le 12° de long. Ouest, comme particulièrement sain. L'île principale contient des rochers volcaniques d'une hauteur de 1,500 mètres. Un voyageur (W. C. Carter) nous a décrit le climat comme étant humide et égal, mais moins accablant et chaud que celui des îles Fidschi et Tonga; ce voyageur y a été guéri, après un séjour prolongé, d'un catarrhe bronchique qu'il avait contracté à Melbourne.

Il se pourrait que ce groupe devînt une station climatérique de l'avenir.

Sainte-Hélène. — Sainte-Hélène (entre le 15° et le 16° de lat. Sud et le 5° et le 6° de long. Ouest), est souvent visitée par des malades venant d'Angleterre et des colonies anglaises. La température annuelle moyenne indiquée est de 18° C. ; le maximum, de 21 à 22° C. ; le minimum, de 14° à 15°. Autant que les communications que j'ai reçues me permettent d'en juger, il me paraît que les résultats, en ce qui concerne la phtisie, sont à peine meilleurs qu'à Madère, tandis que l'influence de Sainte-Hélène est plus satisfaisante dans le traitement de la cachexie paludéenne.

2° *Climats insulaires et côtiers humides à température modérée.*

La plupart des stations climatériques qui rentrent dans cette catégorie, se trouvent sur la côte Ouest et Nord-Ouest de l'Europe, où, sous l'influence du Gulf-Stream, les courants atmosphériques de l'Ouest, du Nord-Ouest et du Sud-Ouest arrivent encore chauds et plus ou moins saturés d'humidité : sur les côtes, ces courants perdent une partie de leur chaleur et de leur humidité, sous forme de rosée.

Les phénomènes les plus remarquables sont : une différence relativement petite entre les saisons et entre le jour et la nuit ; une atmosphère brumeuse et un ciel nuageux. Nous reviendrons sur ces détails dans l'examen des stations climatériques de la côte anglaise. Toutes les plages anglaises pourraient être rangées dans cette catégorie, mais leur effet général sur la santé nous force à les classer parmi les climats modérément humides. Nous ne parlerons ici que de quelques îles de la côte Ouest et du Nord de l'Écosse qui, eu égard à leur degré de latitude, se distinguent par un climat excessivement doux et égal.

Ile de Bute. Rothesay. — Comme type, on peut considérer l'île de Bute et la ville de Rothesay ; cette île est la plus fréquentée, surtout par les Écossais ; elle offre de bonnes conditions hygiéniques et des hôtels convenables. La mortalité y est très faible. L'île de Bute est située entre le 55° et le 56° de lat. Nord et le 5° et le 6° de long. Ouest, en face de l'embouchure du Firth of Cyde. Pendant dix-neuf ans d'observation, la température n'a jamais dépassé les limites de + 27° et de — 7° C. (Robert Thom). La température moyenne de l'année est d'environ 9° C ; celle de l'hiver, un peu au-dessus de + 4° C. ; celle du printemps, de 8° C. ; de l'été, de 14°,5 C. ; de l'automne, un peu au-dessus de + 9°. Le nombre des jours de pluie est d'environ 150, et la quantité moyenne de la pluie de 1,020 millimètres. Les brouillards sont relativement rares.

Iles Hébrides, Orkney et Shetland. — Les Hébrides et les îles Orkney et Shetland, au Nord-Ouest et Nord-Est de l'Écosse, ont un climat un peu plus froid, mais de même nature, et très doux pour leur degré de latitude.

Iles Faröer, Islande et Bergen. — Les îles Faröer, Islande et quelques plages de la côte occidentale de la Norwège, surtout Bergen, présentent les mêmes conditions climatériques, dues à l'influence du Gulf-Stream.

Marstrand. — L'île suédoise de Marstrand, qui est en même temps une station climatérique et balnéaire, jouit aussi, en partie, des mêmes qualités climatériques. Dans l'hémisphère Sud, se trouvent divers groupes d'îles qui ont un climat frais, humide et égal. Mais, jusqu'à présent, on ne peut pas, ou seulement exceptionnellement, en tirer parti.

Iles Auckland et Falkland. — Les îles Auckland méritent d'être mentionnées ; elles sont situées entre le 50° et le 51° de lat. Sud, au sud de la Nouvelle-Zélande ; elles ont une moyenne de température annuelle d'environ 11° C. ; les îles Falkland ont une moyenne de température d'environ 7°,5 C.

II. — Climats insulaires et cotiers d'humidité moyenne.

Les climats insulaires et côtiers, d'humidité moyenne, se divisent encore en : 1° Climats plus chauds; 2° Climats plus frais.

1° *Climats maritimes plus chauds, de moyenne humidité.*

Mogador. — Parmi les climats plus chauds, demi humides, celui de Mogador, au Maroc, est un des plus égaux. Mogador est située au niveau du 31°,3 de lat. Nord et du 9°.47 de long. Ouest, sur la pointe Nord-Ouest de l'Afrique; bâtie sur le sable et le roc, elle est complètement exposée aux vents maritimes. La moyenne annuelle du maximum mensuel est de 27° C., celle du minimum est de 13°,16 C.; la température moyenne annuelle est de 19°,4 C.; la moyenne du mois le plus chaud est de 21°,1 C. et du plus froid 14°,83 C. L'humidité relative moyenne était, en 1874, de 77,56; mais en moyenne elle doit être plus élevée. Nombre moyen des jours de pluie, 44; moyenne de la pression atmosphérique, 762 millimètres, minimum 750, maximum 771. Le ciel est presque toujours pur. D'après Seux, Leared et Ollive, l'état sanitaire est bon dans le quartier des étrangers; il n'y a pour ainsi dire pas de phtisie. L'installation est très primitive jusqu'ici, mais, avec le temps, cette localité pourrait devenir une station remarquable pour les phtisiques et les malades atteints de bronchites, dont l'état exige un climat doux et pur.

Caractère général du climat méditerranéen. — A la même catégorie appartiennent les localités du littoral de la Méditerranée dont les climats ont quelques points de ressemblance entre eux; elles jouissent surtout d'une température plus élevée que leur degré de latitude ne le comporte; les variations de température y sont relativement minimes, il n'y pleut presque pas en été; en automne, il y a des pluies torrentielles; dans quelques localités, il pleut aussi en hiver. Les conditions de température sont principalement dues à la température élevée de l'eau de la Méditerranée, qui est considérablement plus chaude que celle de l'océan Atlantique, et à l'abri des chaînes de montagnes. Cet abri est plus ou moins puissant suivant la position des montagnes; l'abondance de la rosée dépend des mêmes causes. La partie occidentale a un caractère plus océanique que la partie orientale. La quantité d'humidité atmosphérique est en général médiocre, mais elle n'est pas égale partout; elle diminue vers l'Est; elle est généralement plus basse sur les côtes orientales que sur les côtes occidentales.

L'évaporation est considérable. Partout les conditions d'humidité varient aux différentes heures du jour, surtout par des journées claires et chaudes; vers le coucher du soleil, surviennent des changements subits qui exigent les plus grandes précautions pour les malades. Une partie de la Méditerranée appartient à ce groupe; nous parlerons de l'autre partie dans la division des climats secs.

Tanger. — Tanger, au Maroc, à l'entrée occidentale du détroit de Gibraltar (35°,47 lat. Nord et 5°,48 long. Ouest) a, suivant Leared (*Lancet*, 1873), un climat doux, assez égal et d'une humidité moyenne, qui fait compter cette ville parmi les climats humides plutôt que parmi les climats secs. Les renseignements météorologiques précis nous font défaut; mais nous savons que la chaleur de l'été y est tempérée par les vents maritimes, et les vents torrides du désert sont arrêtés, en grande partie, par les montagnes situées vers le Sud. La température hivernale moyenne est de 13°,5 C. Il pleut surtout pendant les mois de novembre, de décembre et pendant les mois suivants. Deux hôtels et une pension offrent un confort assez satisfaisant; de Gibraltar, on y va en trois heures.

Alger. — Alger (36°,47 de lat. Nord et 3°,4 long. Ouest), sur le versant d'une chaîne de basses collines, se compose de l'ancienne ville, peu hygiénique, et des alentours plus propices, surtout Mustapha supérieur, qui a vue sur le Sud-Ouest et est abrité du Nord-Ouest. Température annuelle moyenne environ 20° C., de novembre à fin d'avril (époque de la cure), environ 14° à 16° C. ; les variations quotidiennes moyennes sont de 6° à 8° C. Quantité de pluie annuelle 790 millimètres, dont la moitié tombe en hiver et l'autre moitié pendant le printemps et l'arrière-saison. Nombre des jours de pluie : entre 55 et 70. Le vent Nord-Ouest est le vent dominant; le sirocco se fait aussi sentir, mais il est tempéré par les collines du Sud. On traite à Alger, les bronchites chroniques, surtout avec toux quinteuse, l'emphysème, les pneumonies et les pleurésies pendant la période de convalescence et la phtisie au début; on peut encore y ajouter les diarrhées chroniques et les suites de dysenterie.

Cadix. — Cadix, située sur une basse langue de terre de l'île Léon, bâtie sur une roche de calcaire à coquilles, semble sortir de la mer (36°,32 lat. Nord et 6°,17 long. Ouest) et appartient plutôt à l'océan Atlantique qu'à la Méditerranée; mais les caractères de ce climat le rapprochent de celui de la Méditerranée.

D'après Francis (*Change of Climate*, 1853), qui s'est occupé spécialement de l'Espagne, la température annuelle moyenne est de 18° C.; celle de l'hiver dépasse 14° C., celle du printemps 16° C. La variation moyenne quotidienne est à peine de 6° C. Les jours de vent maritime sont de 240, ce qui explique l'état de la température et le grand nombre (99) de jours pluvieux, avec une quantité de pluie de 560 millimètres seulement. L'humidité relative de San Fernando, qui est situé tout près, est indiquée par Hellmann avec une moyenne de 76° pour l'année, de 82° pour l'hiver, de 77° pour l'automne, et de 76° au printemps.

San Lucar. — San Lucar, à l'embouchure du Guadalquivir, doit être, selon les relations verbales de médecins espagnols, plus chaud et plus sec que Cadix (sol sablonneux) ; les médecins espagnols recommandent San Lucar dans les cas de phtisie menaçante ou confirmée, mais à son début.

Gibraltar. — Gibraltar aurait, il est vrai, des conditions de température moyenne très favorables : température annuelle 17° C., d'hiver 15°,5 C., de printemps 15°,8 C. ; quantité annuelle de pluie, environ 750 millimètres, avec 74 jours pluvieux ; mais Gibraltar ne peut guère devenir une station climatérique, parce que ses conditions hygiéniques laissent à désirer et qu'il y règne une espèce de fièvre intermittente appelée « Rockfever ». Grâce à l'occupation anglaise, on n'y manque pas de médecins.

Ajaccio. — Nous pouvons encore citer Ajaccio, en Corse (41°,55 de lat. Nord et 8°,44 de long. Est). Température annuelle moyenne d'environ 17° C., hiver 11°,2, printemps 15°,6, été 24°,88, automne 19°,27 C. Quantité de pluie, 630 millimètres, répartie principalement sur l'automne et l'hiver. L'humidité atmosphérique doit y être grande, mais elle est compensée, en partie, par un grand nombre de claires et belles journées. Presque entièrement abrité contre les vents froids, Ajaccio n'est exposé qu'au vent tiède et dominant du Sud-Ouest. Biermann, qui y a passé plusieurs hivers, parle favorablement du climat. H. Bennet, et Rohden, qui connaissent également la ville, lui prédisent de l'avenir, quand son installation et les communications avec Marseille seront encore améliorées. Notre propre expérience, dans quatre cas de tuberculose limitée à un sommet, et deux cas de catarrhe chronique avec emphysème, est favorable; dans un cas de pneumonie chronique du lobe inférieur droit, et deux cas d'asthme, le résultat fut défavorable. On ne doit envoyer à Ajaccio que des malades pouvant supporter un climat maritime de moyenne humidité, et seulement du commencement de novembre à la mi-avril. Les montagnes de l'île ne sont pas encore utilisées comme stations d'été.

Les Sanguinaires, petites îles rocheuses situées près d'Ajaccio, ont, d'après Biermann, un climat très favorable à la guérison de la phtisie, mais ne semblent être fréquentées que par les Corses, car les malades ne trouvent pas à s'y loger. Biermann ajoute que l'on fonderait facilement une station climatérique dans ce climat insulaire parfait.

Palerme. — Palerme (38°,7 lat. Nord, 13° long. Est), sur la côte septentrionale de la Sicile, a les moyennes de température suivantes : température annuelle 17°,5 ; hiver 11°,47 ; printemps 15° ; été 24° ; automne19° ; quantité de pluie 590 millimètres, principalement répartie, comme les 97 jours de pluie, sur l'automne et l'hiver. Humidité relative, 73° au printemps et en automne, 77° en hiver (Tacchini). Il n'y a pas de brouillards. La végétation est celle des tropiques ; on s'y loge assez bien ; la contrée est pour ainsi dire incomparable, mais n'est pas abritée contre les vents violents et presque froids. De plus, on ne peut arriver à Palerme qu'après un long voyage en mer. D'après les expériences de nos confrères et les nôtres propres, nous pensons que les malades ayant besoin de vivre à l'abri du vent ne doivent pas être envoyés à Palerme ; nous avons obtenu des résultats satisfaisants dans des cas de phtisie chronique et latente, ainsi que dans des cas d'emphysème avec catarrhe léger, et d'autres avec complication d'asthme ; le soleil et la campagne environnante, avec ses souvenirs historiques, offrent un attrait tout particulier aux malades.

Riviera du Levant. — Dans le groupe du climat de moyenne humidité, quoique plutôt sec, de la Méditerranée, nous pouvons encore compter tous les points de la Riviera di Levante : Viareggio, Pisa, Spezia, Chiavari, Rapalla, San Margherita et Nervi. Toutes ces localités reçoivent une plus grande quantité de pluie que celles de la Riviera du Ponent, une humidité relative un peu plus grande, mais des conditions de température semblables ; l'abri qu'offrent les chaînes de montagnes septentrionales n'est pas complet ; en effet, ces montagnes ne sont pas assez élevées, elles présentent des brèches, et les hôtels n'ont pas été construits de manière à être abrités, de sorte que le vent froid trouve toujours un passage. C'est Nervi qui offre le plus d'avantages sous le rapport de la situation abritée, du logement et de la pension; Nervi n'est pas complètement abrité à l'Est et au Sud-Est, mais il l'est tout à fait au Nord, au Nord-Est et au Nord-Ouest. Il faut ajouter que le docteur Schetelig s'y est fixé et que le docteur Breiting, de Gènes, y donne souvent des consultations.

Pegli. — Pegli, à l'Ouest de Gènes, jouit à peu près du même climat que Nervi. Malheureusement nous manquons de renseignements météorologiques précis sur ces deux localités. Dans ses observations critiques sur les stations hivernales du Midi (*Berliner klinische Wochenschrift*, 1878), Starke appelle l'attention sur les bons soins que les malades reçoivent au grand hôtel Pegli, ainsi que sur la situation abritée de la localité et sur les promenades environnantes qui sont, en effet, plus agréables que dans beaucoup d'autres stations. La végétation des environs indique une moins grande sécheresse. Nulle part, sur la Riviera, on ne trouve, près du rivage, d'aussi belles forêts de pins, offrant un abri contre le vent et le soleil, et rarement ailleurs voit-on d'aussi beaux spécimens de la bruyère méditerranéenne; ils atteignent, à Pegli, jusqu'à 3 et 4 mètres de hauteur. Sur le golfe de Gènes et dans les localités qui l'entourent, et dont Pegli fait partie, il tombe plus de pluie que sur les autres points de la Riviera, ce qui n'empêche pas l'air d'y être très sec, comme l'indiquent la conservation des cheveux, celle des objets en bois, du pain, etc. Le cèdre du Liban, qui demande beaucoup d'humidité, n'y vient qu'à grand'peine, et le beau spécimen du jardin Pallavicini a péri l'année dernière. Nous avons obtenu des résultats favorables chez plusieurs malades atteints de catarrhe chronique laryngé, d'emphysème, accompagné de dispositions à la bronchite, et dans plusieurs cas de rhumatisme chronique et de dépression morale. La société est peu bruyante, ce qui est un avantage pour beaucoup de malades.

Venise. — Venise (45° de lat. Nord, 12° de long. Est) est très différente des localités dont nous venons de parler; elle occupait autrefois un des premiers rangs parmi les stations climatériques pour les affections de poitrine. D'après la Meteorologia italiana, les moyennes sont : pour l'année 13°,78; hiver 4°,13; printemps 13°,24; été 23°,42; automne 14°,15. Quantité de pluie 894 millimètres. D'après Joseph, l'humidité moyenne est de 87°. Différence entre les extrêmes de température, en hiver 12°, dans les autres saisons entre 14° et 15°. L'abri formé par les Alpes et les contreforts des Alpes vers le Nord, le Nord-Est et le Nord-Ouest n'est pas complet. Le peu d'espace réservé aux promenades paraît monotone aux malades et les entraîne à visiter les églises, les galeries et les canaux étroits, brumeux, et privés de soleil. D'autre part, l'absence de poussière et de malaria, le repos et le confort sont de grands avantages. Les habitations et les hôtels de la place Saint-Marc et du Grand-Canal sont près des promenades et jouissent le plus du soleil. Nous avons constaté de bons résultats dans certains cas de catarrhe du larynx, de phtisie chronique et stationnaire, accompagnée de toux et d'insomnie provenant d'agitation nerveuse. Les résultats sont mauvais dans les rhumatismes et les catarrhes accompagnés de sécrétion abondante.

Presqu'île des Balkans : Lissa, Lesina, Corfou, Zante, Patras. — Sur la côte occidentale de la presqu'île des Balkans, il y a des îles et des localités qui appartiennent encore à cette subdivision, et qui conviennent aux malades dont l'état n'exige ni trop de soins ni trop de surveillance médicale. Sur la côte de la Dalmatie, il y a les îles autrichiennes de Lissa et de Lesina; les îles ioniennes de Corfou et de Zante, Patras, sur le golfe du même nom. Les conditions hygiéniques de ces contrées laissent beaucoup à désirer, de sorte qu'elles ne peuvent être utilisées qu'avec beaucoup de prudence.

Crimée. — La Crimée, l'île de Chypre et les côtes de l'Asie Mineure offrent également des points que l'on pourra utiliser dans l'avenir, quand les conditions d'hygiène et d'installation y seront améliorées.

Lisbonne. — Lisbonne, sur la côte occidentale et atlantique du Portugal (38° de lat. Nord, 9°,8 de long. Ouest), avait autrefois une très grande réputation comme station d'hiver ; aujourd'hui elle tombe dans l'oubli, quoique valant encore bien d'autres séjours en vogue. Moyenne annuelle 15°,6 ; de l'hiver 10°,5, du printemps 14°5, de l'été 20°,8, de l'automne 16°,8. Humidité relative 71°. Quantité de pluie 731 millimètres ; jours de pluie 112.

Les conditions de pension et de logement y sont bonnes, mais le temps varie souvent ; il passe très brusquement de l'humidité à la sécheresse, du froid à la chaleur, parfois avec un vent violent, de sorte que les malades, ayant besoin de grands ménagements, ne peuvent guère y être envoyés, surtout à cause des tentations qu'offrent le monde et les beaux environs.

Vigo, Corunna, Ferrol, Santander, Saint-Sébastien, Portugalete. — La péninsule ibérique possède divers points, sur les côtes du Nord et de l'Ouest, dont les sites offrent encore plus d'attraits que le climat. Ce sont : Vigo, Corunna, Ferrol, Santander, Saint-Sébastien et Portugalete. Toutes ces plages sont soumises à l'influence tempérée de l'océan Atlantique et de la baie qu'elles entourent ; elles sont utilisées par les habitans des pays avoisinants, surtout comme bains de mer ; mais elles n'offrent pas assez d'avantages pour qu'il y ait lieu de les décrire plus specialement ici.

Biarritz. — La station de Biarritz, près de Bayonne, sur la mer de Biscaye (43° de lat. Nord), est universellement connue. L'automne, l'hiver et le printemps y sont doux.

quoique sa position au fond du golfe lui attire souvent des vents violents. La température moyenne de l'hiver est entre 6° et 8° ; celle du printemps varie de 11° à 12° ; celle de l'été est d'environ 18°. L'humidité relative est d'environ 80°. La quantité de pluie est de 1,250 millimètres. Le sol est sec, sablonneux. L'hôtel d'Angleterre est très recommandable. Il y a des médecins français et anglais. Quoique les Français et les Espagnols recherchent principalement Biarritz pour la fraîcheur de l'été et ses bains de mer, on ne saurait trop le recommander aussi comme séjour d'automne.

Saint-Jean de Luz a un climat analogue ; c'est une station agréable, qui convient aux personnes qui ne tiennent pas à voir du monde et à séjourner dans de grands hôtels.

Arcachon. — Arcachon (44° lat. Nord), situé sur une baie presque fermée, n'est découvert qu'au Nord ; tout le reste est entouré de collines de sable, recouvertes de forêts de sapins ; la température et les conditions d'humidité y sont assez égales; les villas habitées par les malades se trouvent dans la ville d'hiver, au milieu des sapins; elles sont abritées des vents et exposées aux émanations résineuses des sapins.

Bournemouth, sur la côte méridionale de l'Angleterre, est la seule station d'hiver qui, sous ce rapport, ait une analogie avec Arcachon ; mais les sapinières de Bournemouth sont déjà très éclaircies et les forêts, un peu plus éloignées, ont moins d'étendue. D'après Hameau, les moyennes de température sont, pour l'année 14°,4 ; pour l'hiver 6°,9; pour le printemps 17°,9 ; pour l'été 20°, et pour l'automne 14°,9. Humidité relative annuelle 85°; jours de pluie 103; quantité de pluie environ 888 millimètres. Proportion d'ozone considérable.

D'après les communications de Hameau et de l'intelligent prédicateur le Rev. Samuel Radcliff, qui souffrait lui-même autrefois de la poitrine, cette plage convient aux phthisiques de constitution érétique, aux catarrheux (catarrhe laryngé), aux asthmatiques, mais non aux malades à constitution torpide ou atteints de faiblesse du cœur.

Nouvelle-Zélande. — Nous pourrions encore ranger dans cette subdivision une série de localités, situées dans l'hémisphère Nord ou dans l'hémisphère Sud, et qu'on pourrait utiliser comme stations climatériques. Nous nous bornerons néanmoins à une courte relation sur la Nouvelle-Zélande, dont certains points sont déjà très importants et le deviendront sans doute encore plus dans l'avenir. Comme les trois îles s'étendent du 34° au 47° de lat. Sud, elles doivent naturellement présenter de grandes différences, sous le rapport même de la latitude. La situation à la côte Est ou Ouest de ces îles doit aussi modifier les caractères du climat. La différence climatérique est d'autant plus grande que dans chaque île, surtout dans celle de New-Ulster (la plus septentrionale), il y a des montagnes de 3,000 à 4,000 mètres. C'est l'île du Nord qui semble avoir le meilleur climat ; on vante aussi celui de la partie supérieure de l'île centrale, New-Münster, avec le port de Nelson au Nord.

Auckland. — D'après Dove, Auckland (36° de lat. Nord, 174° long : Est) sur la côte occidentale de New-Ulster, a une température moyenne annuelle de 15° ; une température moyenne d'hiver de 10°,5 ; une température de printemps, de près de 14°, une température d'été de 19° et une température d'automne de 16°.

New-Plymouth, Wellington, Nelson. — Les conditions sont les mêmes pour New Plymouth, également situé sur la côte occidentale de New-Münster, et pour Wellington, situé à l'extrémité méridionale de New-Ulster ; à Nelson, situé dans New-Münster, la température de l'hiver n'est que d'environ 6°,6 ; celle de l'automne est de 12°,6. La différence entre le mois le plus chaud et le mois le plus froid, n'est que de 9° à 10°, ; elle est donc moins grande que sur la Riviera. Beaucoup d'auteurs indiquent le climat de l'île septentrionale comme parfait et incomparable pour les malades prédisposés à la phthisie ou atteints d'une tuberculose au début; par contre, ils trouvent que dans l'île centrale et l'île méridionale, il y a trop de vent et un climat trop changeant.

Dans un tableau des conditions météorologiques d'Auckland recueillies en 1849, le Dr A.-S. Thomson indique 179 jours de pluie, et une quantité de pluie d'environ 1,400 millimètres. D'après Dieffenbach, la quantité de pluie tombée à Wellington était, depuis avril 1841 jusqu'en février 1842, de près de 980 millimètres. C'est en hiver qu'il pleut le moins. Le sol est volcanique.

On dit que la phtisie est très rare parmi les colons; elle est fréquente parmi les indigènes, il en est de même des affections rhumatismales et de la scrofule; on attribue ce fait aux mauvaises conditions hygiéniques au milieu desquelles vivent les habitants, et surtout à leur nourriture, qui se borne à des pommes de terre.

2° *Climats maritimes plus frais, de moyenne humidité.*

Côtes anglaises et irlandaises; leurs caractères. — Les côtes anglaises et irlandaises méritent le premier rang dans cette subdivision. Benecke (*Klinische Wochenschrift*, 1872) et Rohden (*Archiv für Heilkunde*, XIV). ont publié sur ces stations des travaux personnels qui ont attiré tout spécialement l'attention des médecins allemands. Il est vrai qu'il existe de grandes différences entre chaque région; elles dépendent de la position Ouest et Sud-Ouest, ou Sud-Est et Est, et aussi des conditions locales; quelques stations sont abritées par une montagne, d'autres sont situées sur le sommet d'une falaise. Mais certains caractères généraux leur sont communs, et à ce point de vue, il est juste de les considérer dans leur ensemble.

Et d'abord, les îles de la Grande-Bretagne, ainsi que la côte Nord-Ouest de la France, sont sous l'influence du Gulf-

Stream. Nous avons déjà indiqué ce fait dans la partie générale, lorsque nous avons décrit l'influence des courants maritimes; pour plus amples détails, nous renvoyons aux ouvrages météorologiques de Buchan et aux relations populaires sur le Gulf-Stream publiées par Carpenter, in *Good Words*, 1873. Ces ouvrages indiquent comment la température de l'hiver s'élève d'une manière surprenante et comment, par contre, la température de l'été s'abaisse, de sorte que les lignes isothermes de 3° à 7° C. s'élèvent presque perpendiculairement du Sud au Nord pendant les mois d'hiver. De même qu'en hiver la mer est de plusieurs degrés plus chaude dans le Sud-Ouest de l'Angleterre que dans la partie Est du canal anglais (près de 8° C. dans le voisinage des îles Scilly, pour un peu plus de 4° près de Eastbourne), de même la côte Sud-Ouest de l'Angleterre, c'est-à-dire la côte de la Cornouaille et de Devonshire, est en général plus chaude que la côte Sud-Est, ainsi que l'indiquent les comparaisons faites entre Torquay ou Sidmouth, situées au Sud-Ouest, et Saint-Léonard situé au Sud-Est.

Comme l'air saturé de vapeurs et réchauffé par le Gulf-Stream, se mélange avec des couches d'air plus froid, en arrivant sur la côte anglaise, il s'ensuit naturellement qu'il se condense et retombe en brouillard ou en pluie. Aussi la quantité d'eau qui tombe est-elle plus grande; elle atteint dans diverses localités et dans différentes années de 600 à 1,400 millimètres, tandis que le nombre des jours de pluie est de 130 à 200. En général la quantité de pluie et le nombre des jours pluvieux sont plus grands sur les côtes occidentales que sur les côtes orientales, parce que là le courant atmosphérique humide et chaud tombe sur les montagnes et les collines plus froides. L'atmosphère chargée de vapeurs n'engendre pas seulement la pluie, mais voile souvent le soleil et affaiblit toujours l'effet de ses rayons, autant sous le rapport de la chaleur que sous celui de la lumière. Le thermomètre à boule noire indique que la chaleur directe, rayonnante du soleil, a, en moyenne, pendant l'hiver, en Angleterre, 15° à 20° et même 25° de moins qu'au niveau des sommets des Alpes (Dr Frankland) et sur la Riviera (Dr Marcet); en effet l'atmosphère sèche de ces régions permet aux rayons de tomber sur le sol, tandis que l'atmosphère brumeuse de l'Angleterre absorbe la plus grande partie de la chaleur. Par contre, l'atmosphère brumeuse empêche le rayonnement nocturne de la chaleur, de sorte que la température du soir et de la nuit ne diffère pas autant de celle du jour que dans les stations méridionales plus sèches (Tyndall). D'où résulte un autre phénomène, c'est qu'au moment du coucher du soleil, les rosées du soir ne sont pas aussi abondantes que dans le Midi: par suite le danger du séjour à l'air du soir est moins grand pour les personnes délicates, surtout par les journées sombres.

Il existe également une différence entre ce climat et celui des tropiques au point de vue de la condensation de la vapeur d'eau. En Angleterre, les pluies sont à peu près égales dans toutes les saisons, c'est-à-dire qu'il n'y a pas de saisons absolument sèches ou absolument humides, quoique la quantité de pluie et de jours pluvieux soit un peu plus forte en automne et en hiver que pendant le printemps et l'été. Enfin la quantité annuelle de pluie est répartie sur un plus grand nombre de jours sur la côte anglaise que sur la Riviera, par exemple, où la répartition de la pluie est cependant assez égale. Ainsi la quantité de pluie qui tombe à Bournemouth est, d'après les observations du Dr Falls et d'autres, d'environ 730 millimètres; à San Remo elle serait, d'après Hill Hassall (San Remo 1879) qui s'appuie sur les données de l'observatoire de San Remo, à peu près pareille; mais à Bournemouth il pleut pendant 120 à 160 jours, et à San Remo pendant 48 jours seulement.

Un autre point, tout aussi important, c'est que, sur la côte anglaise, il pleut en général pendant un certain nombre d'heures; la pluie tombe continuellement, mais en petite quantité, et le ciel reste couvert même quand la pluie cesse par moments. Sur la Riviera, au contraire, et dans les régions des tropiques, toute la quantité de pluie d'une journée tombe en quelques heures, puis le ciel s'éclaircit. Il résulte de là un grand nombre d'heures pluvieuses pour le climat côtier de l'Angleterre. Hassall a calculé que pour San Remo il fallait compter 195,6 heures de pluie pour toute l'année. Les données précises nous manquent pour calculer au juste le nombre des heures de pluie sur la côte anglaise, mais tout nous permet d'admettre qu'il y est cinq ou six fois plus grand. Avec une semblable répartition de pluie, le sol peut absorber l'humidité et l'évaporer insensiblement; de là la végétation si luxuriante de l'Angleterre comparée à celle de la Riviera; mais c'est aussi une source d'humidité atmosphérique de plus ; aussi l'humidité relative est-elle passablement élevée : la moyenne annuelle est de 80 et 86 ; quelques degrés de moins en été, quelques-uns de plus en hiver.

La température varie, sur divers points, entre un peu plus de 8° et de 11° ; en hiver elle atteint de 5° à 7° sur les plages abritées, de 4° à 5° sur les plages découvertes, au printemps de 7° à 10°, en été de 15°, 5 à 17°, en automne de 10° à 11°5. En comparant la température des climats maritimes avec celle de l'intérieur du pays, on trouve que l'hiver est plus chaud et que l'été est plus frais sur les côtes ; ainsi avec une température annuelle à peu près égale à Londres et à Torquay (un peu plus de 10° C.), la température hivernale de Torquay est de plus de 2° C. plus élevée qu'à Londres, et la température de l'été de près de 1°,4 plus fraîche. La pression atmosphérique s'élève, en moyenne, de 761 à 762 millimètres ; la différence entre le maximum et le minimum est considérable, et les variations périodiques le sont également. Les vents viennent principalement de l'Ouest, du Sud-Ouest et du Sud ; ceux-ci sont plus fréquents que ceux des autres directions, excepté au printemps, du mois de mars au mois de mai, où ce sont les vents de l'Est qui dominent. Ainsi que nous l'avons déjà dit, la lumière du soleil est plus faible ici que dans le Midi, et un beau soleil y est beaucoup plus rare. Il faut également se rappeler que, dans les latitudes élevées, les jours sont plus courts en hiver que dans les latitudes plus basses, et que le soleil reste moins longtemps à l'horizon.

D'un autre côté, il faut ajouter que les conditions hygiéniques, sans être parfaites, sont meilleures dans les stations climatériques anglaises que partout ailleurs, d'une part parce que les classes élevées de la société comprennent l'importance de l'hygiène, d'autre part parce que la presse, tant médicale que politique, signale aussitôt chaque lacune; de cette façon, on obtient l'amélioration nécessaire, ou l'on restreint le nombre des visiteurs. La mortalité annuelle est moins forte sur les plages dont nous nous occupons ici que dans toutes les autres stations climatériques du monde; elle varie entre 15 et 20 pour mille ; ce dernier chiffre est rarement surpassé; il indique l'état vigoureux de la population, et, jusqu'à un certain point, l'absence des causes de mortalité que l'on peut éviter et qui sont surtout d'origine zymotique. La nourriture est substantielle, quoique trop forte et trop uniforme pour les étrangers. Presque partout les hôtels et les logements sont bons; on est généralement épargné par les insectes. La poussière, si désagréable dans le Midi, fait presque entièrement défaut ici.

Les prix de pension étaient plus élevés autrefois dans les stations anglaises que dans le Midi, mais aujourd'hui la différence n'est plus aussi grande qu'autrefois. Ainsi dans bien des localités, à Cannes, par exemple, les prix sont plus élevés qu'en Angleterre. On trouve de bons médecins presque dans toutes les stations anglaises; les consultations sont un peu plus chères que dans le reste de l'Europe.

La vie est bien plus monotone que dans les stations du Midi; les allures de la population sont graves, le costume est peu pittoresque; on ne rencontre pas en Angleterre la vivacité, la verve et la gaieté communicative des habitants du Midi. Ceci, joint à la tristesse du ciel, peut impressionner désagréablement les malades. Souvent le séjour est même pénible; il semble qu'on ait une lutte à soutenir; mais ceux qui luttent bravement, respirent de l'air, prennent de l'exercice quand même, et se contentent d'une nourriture simple mais très fortifiante, s'endurcissent et se fortifient plus qu'ils ne le feraient dans le Midi, dans un climat plus agréable et au milieu d'une société plus gaie. En somme, le climat des plages anglaises n'est pas agréable, mais il est sain et fortifiant; il exige cependant une certaine force de résistance.

Résumé dès caractères climatériques. — Les caractères principaux du climat des stations maritimes anglaises sont : une température supérieure à celle que comporterait leur degré de latitude; une grande égalité de température sous le rapport des saisons et des différentes heures de la journée; une humidité assez élevée ; un ciel gris, peu ensoleillé ; des conditions hygiéniques très favorables et une alimentation excellente. En résumé, le climat est très fortifiant.

Indications thérapeutiques. — Le littoral de la Méditerranée convient mieux que la côte anglaise aux malades dont l'état exige une atmosphère sèche et chaude ; les malades qu'on doit y envoyer sont, avant tout, les rhumatisants, les goutteux, les albuminuriques, les emphysémateux, les malades atteints de bronchites chroniques, d'asthme, de dyspepsie, de diabète ; les individus affaiblis et débilités, les gens atteints de sénilité prématurée. Sur les côtes anglaises on traitera avec succès certains états de faiblesse provenant de maladies aiguës ou d'excès de travail, plusieurs variétés de scrofule; on y enverra aussi les sujets incomplètement guéris de maladies aiguës ainsi que certains phtisiques.

Le nombre des localités assez abritées pour être recommandées comme séjours d'hiver, est très restreint, tandis que le nombre des séjours d'été et d'automne est beaucoup plus grand.

En divisant les plages en stations d'hiver et en stations d'été, nous devons faire observer que les stations d'hiver conviennent, à certains malades, même pendant les mois d'été ; d'autre part, les stations d'été conviennent, pendant presque toute l'année, aux personnes qui n'ont pas besoin de prendre trop de précautions.

a. — *Stations d'hiver.*

Queenstown. — Queenstown ou Cove, dans le port de Cork, en Irlande, est très abrité ; son climat est très doux et égal. D'après Scott, la température annuelle moyenne est de plus de 11°,1, celle de l'hiver de 6°,8, celle du printemps de 10°,1, celle de l'automne de 11°,1. Quantité annuelle de pluie, entre 800 et 900 millimètres, répartie sur environ 121 jours. Humidité relative moyenne, entre 75°,3 au printemps, et 89°,2 en hiver. L'Irlande a la réputation d'être très humide, mais les chiffres ci-dessus n'indiquent pas une humidité plus grande que celle de la plupart des plages anglaises. Cependant les jours de pluie doivent être plus nombreux que Scott ne l'indique.

Penzance. — Penzance, presque à l'extrémité Sud-Ouest du comté de Cornouailles, 50°,8 de lat. Nord, 5°,31 de long. Ouest, au Nord-Ouest de Mounts Bay, est moins abritée des vents; la température annuelle moyenne est de 11° C. ; en hiver de 6°,67 C., au printemps de 9°,79 C., en été de 15°,89 C., en automne de 11°,18 C. La différence entre le maximum et le minimum dépasse rarement en hiver 15° C., au printemps 18°,5 C., en été 15° C., en automne 17°,8 C. Il y a 178 jours de pluie, dont 50 en hiver, 40 au printemps, 39 en été et 48 en automne. La quantité annuelle de pluie est d'environ 1,130 millimètres. Ce qu'il y a de plus saillant, c'est la faible différence existant entre la température du jour et celle de la nuit (9°,22). Tandis que la température annuelle, par exemple, n'est pas de 1° C. plus élevée que celle de Londres, celle de l'hiver est de 3° plus élevée, et celle de l'été de 1° plus basse. La différence entre les mois les plus chauds et les mois les plus froids est, à Londres, de 14°,44 C., et à Penzance seulement de 10° C. Le vent du Sud-Ouest domine pendant la plus grande partie de l'année ; au printemps ce sont les vents de l'Est qui soufflent le plus souvent, et Penzance y est très exposée.

Iles Scilly. — Les îles Scilly sont situées au Sud-Ouest du cap Lands End, entre le 49° et le 50° de lat. Nord, et le 5°,6° et 7° de long. Ouest ; elles ont un terrain granitique; leur climat est semblable à celui de Penzance, mais elles ont une température d'hiver un peu plus élevée, des variations encore moins sensibles, et une humidité relative moyenne de 89°. De grands vents y sont fréquents.

Ces climats conviennent aux malades prédisposés au catarrhe bronchique sans grande sécrétion et avec toux modérée, mais on ne saurait les recommander aux phtisiques.

Torquay. — Torquay, sur la côte méridionale du Devonshire, a des conditions météorologiques absolument semblables à celles que nous avons indiquées pour Queenstown. Quantité de pluie : un peu au-dessus de 900 à 1,000 millimètres; 160 à 180 jours de pluie. Cette station est abritée et le paysage est d'une grande beauté. Les maisons garnissent la plage et les collines qui entourent la baie ; les buts de promenade sont nombreux dans la plaine et sur les petites élévations environnantes. Les brouillards y sont plus rares que partout ailleurs en Angleterre. Sur quatorze cas de phtisie au premier et au deuxième degré, nous avons constaté six améliorations, cinq sans changement précis et trois aggravations. Sur trois cas de pneumonie chronique du lobe inférieur, nous avons observé deux bons résultats. Deux malades atteints d'exsudat chronique de la plèvre virent leur état s'améliorer sensiblement. Voici le résultat des observations des docteurs C. J. B. Williams et C. Th. Williams; sur 100 phtisiques, 60 éprouvèrent de l'amélioration, 10 aucun changement, et les 30 autres devinrent plus malades.

Le climat de Torquay ne convient guère aux malades atteints de rhumatisme ou de goutte chroniques, pas plus qu'aux malades atteints de catarrhes atoniques de la muqueuse de l'estomac et des bronches. L'ouvrage de feu le docteur Radcliff Hall contient des détails très étendus sur Torquay ; nous-mêmes, nous devons des renseignements précieux aux docteurs Dalby et Huxley, établis à Torquay.

Teignmouth. — Teignmouth est également assez abrité, mais on y trouve une moins bonne installation qu'à Torquay ; aussi Teignmouth n'a-t-il pas encore beaucoup de réputation comme station d'hiver. Cependant, d'après le docteur Lake, les conditions météorologiques y sont très favorables.

Salcombe, Dawlish, Budleigh-Salterton. — Salcombe, Dawlish, Budleigh-Salterton, se trouvent sur la côte du Devonshire; ces trois localités sont parfaitement abritées contre les vents froids, et leur végétation témoigne en faveur des conditions météorologiques; mais on manque d'espace, et les malades n'y trouvent, jusqu'alors, que peu d'attrait.

Exmouth. — La partie haute d'Exmouth est peu abritée, et la partie basse souffre du voisinage de la rivière.

Sidmouth. — D'après le docteur J.-J. Mackenzie, Sidmouth est aussi favorisé que Torquay au point de vue climatérique; les montagnes l'abritent presque autant; il n'y a guère que le midi qui soit découvert. Malgré ces bonnes conditions, Sidmouth est encore peu fréquenté. Nous-même, nous avons constaté plusieurs résultats satisfaisants dans des cas de phtisie chronique, au deuxième degré, avec toux prédominante.

Bournemouth. — Bournemouth, sur la côte de Hampshire, est devenu, en moins de trente ans, une des stations climatériques les plus fréquentées et les plus agréables de l'Angleterre. Bournemouth, situé sur une baie, est exposé au vent du Sud-Ouest, et abrité contre ceux du Nord-Ouest, du Nord et de l'Est; les dunes, assez escarpées et rangées en demi-cercle, sont couvertes de sapins, et les habitations se trouvent au milieu des arbres comme à Arcachon; il est à regretter cependant que la forêt s'éclaircisse toujours pour faire place à de nouvelles constructions. Les émanations résineuses des arbres, quoique sensibles, sont moins fortes qu'à Arcachon. Le sol, sablonneux, est très sec; il absorbe si vite l'humidité, que, aussitôt après les averses, il est possible de se promener; l'atmosphère paraît moins humide et plus transparente que sur la plupart des plages de cette même région. Les vents froids de l'Est et du Nord-Est se font desagréablement sentir à Bournemouth au printemps; mais les falaises et les sapins fournissent un certain abri.

Les observations météorologiques, publiées par les docteurs Falls et Compton, indiquent pour Bournemouth les conditions les plus favorables de la côte. La moyenne de pluie annuelle dépasse rarement 800 millimètres; les jours de pluie sont au nombre de 120 à 160; l'humidité relative annuelle varie entre 75 et 86°; la moyenne des mois les plus secs (du mois de mai au mois d'août) est rarement au-dessous de 70°; celle des mois les plus humides (de novembre à janvier) atteint rarement 89°. Les conditions de température sont fort semblables à celles de Torquay. D'après une étude comparative et minutieuse de Compton, Bournemouth a eu la température la moins froide, après Ventnor, pendant le mois de décembre, exceptionnellement froid, de 1878 (— 5°,4); ainsi partout ailleurs qu'à Bournemouth et à Ventnor, le thermomètre avait baissé davantage.

Le sanatorium pour les poitrinaires, établi à Bournemouth, fournit d'assez bons résultats; cependant le séjour des malades n'est en général pas assez long dans ces sortes d'établissements.

Nous avons eu l'occasion d'observer un bon résultat, et une augmentation de poids et de forces, après un séjour de six à huit semaines, chez trois malades atteints de catarrhe des sommets, sans prédisposition héréditaire; sur six malades atteints du même mal, mais avec prédisposition héréditaire, il y eut trois améliorations positives, un *statu quo*, et deux aggravations; sur trois malades atteints de phtisie au deuxième degré, le premier, qui n'était pas un héréditaire, éprouva un mieux sensible, le second aucune amélioration, enfin le troisième (un héréditaire) devint plus malade. Dans trois cas d'épanchement pleural, j'ai observé deux très bons résultats; le troisième malade, qui était phtisique, mourut bientôt après à Londres.

Plusieurs malades atteints de catarrhe chronique, ou convalescents de pneumonie fibrineuse, se rétablirent d'une façon très satisfaisante. Dans plusieurs cas d'asthme, avec disposition aux névralgies, le séjour de Bournemouth ne fut pas bien supporté, tandis que l'air plus vivifiant de Brighton, Folkstone et de Ramsgate fut positivement efficace; la même observation s'applique aux malades atteints de faiblesse, avec appauvrissement du sang, manque d'appétit, et diminution dans la menstruation. Williams père et fils constatèrent de l'amélioration chez 65 p. 100 de leurs phtisiques, le *statu quo* chez 10 p. 100, et de l'aggravation chez 25 p. 100.

Ile de Wight, Ibn, Undercliff. — Undercliff, dans l'île de Wight, ainsi que Ventnor et Bonchurch, avaient acquis, il y a quarante ou cinquante ans, une réputation plus qu'européenne, grâce à la description avantageuse que sir James Clark en avait faite; plus tard ces localités furent délaissées; elles reprennent un peu de vogue depuis qu'on connaît les bons résultats de l'hôpital pour les phtisiques, fondé par le docteur Hill Hassall. Une étroite étendue de terre, en forme de terrasse, toute de pierre calcaire, et due à l'éboulement d'une montagne, est située à 30 ou 50 mètres au-dessus du niveau de la mer; elle est complètement protégée contre les vents froids du Nord-Ouest, du Nord et du Nord-Est, par des montagnes calcaires de 130 à 150 mètres d'altitude; elle est encore assez abritée à l'Est et à l'Ouest, mais elle est complètement exposée aux vents du Sud-Est, du Sud-Ouest et du Sud, qui viennent du côté de la mer. Les environs sont beaux; il y a des promenades pour les piétons et les voitures; le ciel est aussi pur qu'on peut le demander à l'Angleterre. Les brouillards sont peu fréquents en automne, en hiver et au printemps. On admettait autrefois que la température de Ventnor était un peu plus basse que celle de Torquay, mais des observations plus récentes indiquent qu'elle est plus élevée (Dr Hill Hassall et le Dr Coghill); la moyenne des variations quotidiennes est, d'après Tripe (*Quarterly Journal of Meteorolog. Soc.* for April 1878), de 4°,55 pendant les mois d'hiver; la moyenne de la variation mensuelle est seulement de 14°; elle est donc très faible. La quantité de pluie tombée de novembre à mars, est d'environ 380 millimètres; elles est répartie sur quatre-vingt-trois jours.

Quant aux résultats thérapeutiques, voici ce que nous avons observé dans six cas de phtisie non héréditaire au premier degré : trois fois la guérison, une fois une amélioration importante, une fois une amélioration plus légère, une fois de l'aggravation; dans quatre cas de phtisie héréditaire au premier degré, deux fois du mieux, une fois un résultat nul et une fois un progrès de la maladie; dans quatre cas de phtisie non héréditaire au deuxième degré, deux améliorations et un état stationnaire; dans le quatrième cas, progrès de la maladie; dans cinq cas de phtisie héréditaire au deuxième degré, deux améliorations et trois aggravations; Th. Williams observa de l'amélioration dans 65 p. 100 des cas, le statu quo dans 6 3/4 p. 100, et une aggravation dans 24 p. 100. Rohden a fait une description très nette du magnifique hôpital installé pour les poitrinaines; les résultats obtenus par le fondateur, le docteur Hill Hassall, étaient déjà très favorables, et ceux du directeur actuel, le docteur Coghill, le sont encore. Nous n'avons pas sous les yeux de statistique détaillée, mais les observations que nous avons été à même de faire sont très suffisantes ; le seul regret que nous ayons à exprimer, c'est que la grande affluence oblige les malades à trop abréger leur séjour à l'établissement. Le docteur Coghill recommande spécialement le climat de Ventnor aux malades atteints de bronchite chronique, d'asthme, surtout d'asthme catarrhal, de névralgies, aux convalescents de malaria et surtout aux malades atteints de toutes les formes de la scrofule.

Bonchurch. — Bonchurch, non loin de Ventnor, a de belles maisons et un bon hôtel ; son climat possède exactement les mêmes qualités que celui de Ventnor.

Hastings, Saint-Leonards-sur-mer. — Plus à l'Est, sur la côte de Sussex, sur la côte Sud-Est de l'Angleterre, se trouvent Hastings et Saint-Leonards-sur-mer, qui en est la continuation ; c'est une station célèbre depuis les temps anciens, mais qui a perdu dans ces dernières années de sa réputation, pour la guérison de la phtisie. Ces deux localités s'étendent à 4 ou 5 kilomètres le long de la côte ; elles sont absolument garanties contre les vents du Nord, du Nord-Ouest et du Nord-Est par des montagnes de 180 à 200 mètres d'altitude ; Hastings, plus à l'Est, est encore faiblement abrité contre les vents de l'Est ; par contre, ces deux localités sont très exposées aux vents du Sud-Est, du Sud et de l'Ouest. Il y a de jolies promenades le long du rivage, sur la plage ; l'ancienne route de Londres, qui monte vers le Nord, est une promenade que les malades ne sauraient trop apprécier quand le vent de la mer donne avec violence. Le sol est sec et recouvert par une épaisse couche de sable. Hastings a un avantage sur les autres plages, c'est de posséder le long des quais (appelés Parade), des sièges qui sont abrités contre le vent ; la moyenne de la température annuelle est, d'après sir James Clark, de 10°,3. La moyenne pour les mois de novembre à mars était, de 1874 à 1877, d'après Tripe, de 5°,1; le mois le plus froid, décembre, avait encore 4°,3. Moyenne des maxima 7°, des minima 2°,4; variation moyenne quotidienne 4°,5; variation moyenne mensuelle 15°5. Durée des vents du Nord et du Nord-Est, pendant ces cinq mois, soixante-trois jours; durée des vents du Sud et de l'Ouest, quatre-vingt-sept jours; jours de pluie, quatre-vingt-dix; quantité de pluie un peu plus grande qu'à Ventnor. Hastings est positivement moins abrité que les plages de la côte de Devonshire, et ne saurait être recommandé, au printemps, à des malades ayant besoin de beaucoup de précautions, car les vents de l'Est et du Sud-Est sont très violents à cette époque. Dans la phtisie, les résultats ne sont pas mauvais pour les malades qui prennent des précautions intelligentes. Sur neuf cas, au premier degré, nous avons constaté cinq bons résultats, deux résultats douteux et deux mauvais; sur onze cas, au deuxième degré, cinq bons résultats, deux résultats indécis et quatre résultats défavorables. Williams a encore eu plus de succès : soixante-douze malades p. 100 ont été améliorés; chez 5, 2 p. 100 le mal est resté stationnaire; enfin chez 22, 8 p. 100 l'état s'est aggravé. L'automne et l'hiver sont les meilleures saisons pour Hastings; au printemps, on doit préférer, à cause du vent d'Est, les localités abritées de l'Ouest.

Llandudno. — On pourrait encore citer quelques localités du pays de Galles qui sont assez abritées pendant la mauvaise saison, et, sur la côte Nord du pays de Galles, Llandudno, déjà fréquenté comme station d'hiver. La température moyenne, de novembre à mars, y est de 6°,5; elle est donc de 1°,4 plus élevée qu'à Hastings; les variations journalières et mensuelles sont un peu plus élevées; les conditions d'humidité sont semblables; les promenades ne manquent pas; de plus, on y trouve très bien à se loger.

Grange. — Un peu au Nord de la côte Ouest de l'Angleterre, dans le Lancashire, sur la Morcambe Bay, dans une position très belle et très abritée (54° lat. Nord), se trouve Grange, qui est encore peu connue. Cette localité a quelques degrés de température de plus en hiver que certains points plus méridionaux du centre de l'Angleterre ; le myrthe, et d'autres plantes appartenant à la végétation du Midi, y viennent très bien en pleine terre: c'est l'indice d'un climat local très doux, dû à l'abri des roches calcaires et au voisinage de la baie. Grange est, en petit, une Riviera du Nord, que l'on peut fréquenter pendant toute l'année ; il y a un bon hôtel et les Anglais du Nord en font volontiers leur séjour d'hiver. Le village est très enfoncé et son séjour est accablant pour bien des malades; l'influence du traitement y est douteuse, tandis que l'on obtient de meilleurs résultats dans les villas plus élevées.

Il serait trop long de préciser ici les indications thérapeutiques relatives à chaque cas et à chaque station ; on peut cependant, d'après Clark, Walshe, Williams et d'autres, diviser les climats côtiers anglais en deux catégories : Climats sédatifs et climats stimulants. Ceux de l'Ouest, surtout du Sud-Ouest, sont plutôt sédatifs, ceux de l'Est sont plutôt stimulants. Parmi les stations d'hiver, on peut désigner comme climats sédatifs : Queenstown, les Iles du Canal, Penzance, Scilly, Torquay, Teignmouth, Salcombe, Dawlish, Budleigh Salterton, Émouth, Sidmouth et Grange, et comme climats stimulants, Hastings et Saint-Léonards-sur-mer. Le climat de Bournemouth, d'Undercliff, de Llandudno, occupe une position intermédiaire, mais se rapproche plutôt du climat stimulant.

b. — *Stations d'été.*

Les côtes d'Angleterre, d'Écosse et d'Irlande, abondent en localités qui conviennent parfaitement, comme séjour d'été, aux personnes délicates ; on y trouve des bains de mer et tous les avantages d'une station où l'air est parfaitement pur. Nous ne ferons pas de descriptions spéciales, nous classerons seulement les principales localités par groupes. Le climat le plus stimulant, comparativement sec, exposé aux vents de l'Est et du Nord-Ouest, d'une température peu élevée en moyenne, est celui des plages de la côte Est. Ces plages sont : Nairn, North Berwick en Écosse ; Tynemouth à l'embouchure de la Tyne ; Whitby, Scarborough, Filey et Bridlington dans le Yorkshire ; Cromer, Yarmouth et Lowestoft dans le Norfolk, ; Westgate, Margate et Ramsgate dans le Kent. Douvres, quoique protégé des vents du Nord par des dunes de 150 à 200 mètres, et Folkestone qui prospère avec raison, et dont les différentes parties varient selon leur position au-dessus ou en dessous de la falaise, sont un peu plus chauds en été, mais possèdent encore un climat vivifiant. Sur la côte de Sussex, nous avons encore Saint-Léonard-sur-mer, Eastbourne qui s'étend très rapidement, et plus à l'Ouest, Brighton qui est en quelque sorte le faubourg maritime de Londres. L'air y est très vivifiant, mais Brighton a un défaut, c'est d'être une grande ville qui produit une fumée végétale et animale que le moindre vent transporte sur les promenades de la plage où elle s'attache. En été Brighton est peu fréquenté ; la vraie saison est du mois d'octobre au mois de décembre, époque où son climat est plus sec, plus chaud et presque sans brouillard, comparativement à l'intérieur du pays ; Brighton est alors le rendez-vous de la haute société anglaise. A l'Est de Brighton il y a une promenade complètement abritée du vent du Nord, qui permet le séjour de cette localité aux phtisiques dont l'état n'exige pas trop de ménagements, même pendant l'automne. Worthing, Little Hampton et Bognor à l'Ouest de Brighton jouissent, jusqu'à un certain point, du même climat vivifiant.

Ces localités conviennent d'autant mieux à certains états de faiblesse provenant d'altération du sang ou d'une vie sédentaire, ou d'une respiration incomplète, de pauvreté de sang, d'aménorrhée, de dispositions au refroidissement, qu'outre les bains de mer et les établissements de natation, on y trouve encore des bains chauds d'eau de mer.

Le caractère des localités situées plus à l'Ouest est moins vivifiant en été, à moins que les conditions particulières à leur position y apportent un changement; ainsi Freshwater et Alumbay, à l'extrémité Nord-Ouest de l'île de Wight, se trouvent presque complètement sous l'influence de l'océan Atlantique, et Shanklin, Sandown et Seaview, dans la même île, sont exposés à l'influence des vents maritimes et des vents de l'Est.

Nous avons déjà cité parmi les stations d'hiver de l'Hampshire, du Devonshire et de Cornouailles, les localités les plus fréquentées de la côte méridionale.

Côte Nord de Cornouailles et du Devonshire. Pays de Galles. — La côte Nord de Cornouailles, ainsi que la côte Nord du Devonshire et les côtes du Nord et de l'Ouest du pays de Galles, ont un air plus vivifiant que les côtes du Midi, mais plus humide et plus égal que les localités sur la côte de l'Est de l'Angleterre. New Quai sur la Watergate Bay est une localité prospère dans le Cornouailles; Ilfracombe, Lynton et Lynmouth dans le Devonshire sont très recommandables, ainsi que Weston-super-Mare et Clevedon sur la côte du canal de Bristol; Tenty et Aberystwith sur la côte Ouest du pays de Galles; Penmaen Mawr, Llandudno, Rhyl, Abergele, Aber et Beaumaris sur la côte Nord du pays de Galles. Plus au Nord, sur la côte Ouest de l'Angleterre, il y a encore: Saint-Bees, Siloth et l'île Man; plus au Nord encore, les îles sur la côte Ouest de l'Écosse.

L'Irlande. — Sur les côtes de l'Irlande il y a également d'excellentes stations d'été, telles que : Bray près de Dublin, et plus au Nord Duncannon, Tramore, Rostrevor et Portrush. Dans le Nord-Ouest, sur la baie de Donegal, on recherche surtout Bundoran. La côte Ouest et Sud-Ouest a toute la puissance de l'océan Atlantique, avec ses avantages et ses inconvénients.

La côte Nord-Ouest de la France, et principalement le département du Finistère, ont beaucoup de rapport avec la côte Sud-Ouest de l'Angleterre; cette analogie des éléments climatériques est fondée sur l'influence de l'océan Atlantique et du Gulf-stream; cependant les vents qui viennent de France, et qui ont passé sur le continent, modifient nécessairement le climat.

Brest. — En insistant avec plus de détails sur une des villes bien connues de cette contrée, nous donnerons une idée de quelques autres points d'une plus grande importance locale. Brest est situé entre le 48e et le 49e degré de lat. Nord, et le 4e et le 5e degré de long. Ouest; les conditions météorologiques et hygiéniques de cette ville ont été très bien décrites dans une monographie du docteur Borius (Paris, 1879). Dans une période de dix ans, la moyenne de la température annuelle a été de 11°,7 C.; celle de l'hiver de 6°,8; celle du printemps de 10°,7; celle de l'été de 17°,7; celle de l'automne de 12°,2. Le nombre des jours de pluie est d'environ 175 par an; la quantité de pluie est de 755 millimètres.

Par rapport à l'humidité atmosphérique, la tension de la vapeur d'eau est :

Pour l'hiver, de.....	6mm,76	Pour l'été, de......	11mm,52
Pour le printemps, de.	7 98	Pour l'automne, de.	9 23
Pour l'année, de..........	9mm,0		

et l'humidité relative :

Pour l'hiver, de.........	85	Pour l'été, de...........	74
Pour le printemps, de...	75	Pour l'automne, de......	81
Pour l'année, de..............	79		

Les vents les plus fréquents sont ceux de l'Ouest et du Sud-Ouest; ils ont tous les caractères des vents de l'Atlantique; les vents de l'Est et du Nord-Est, ceux du vent continental; ils sont les plus fréquents après le vent de l'Atlantique.

La mortalité est d'environ 32 par mille, ce qui est énorme pour la France où, d'après Bertillon (*Démographie de la France*, 1874), la moyenne n'est que de 23,2; cependant le grand nombre de naissances qui entraîne une plus forte proportion de décès parmi les enfants, explique, en partie, les conditions spéciales de la mortalité dans la ville de Brest.

Côtes septentrionales de France, de Belgique, de Hollande et d'Allemagne. — Les plages, si agréables au point de vue de la société, et si animées pendant l'été et le commencement de l'automne de la côte septentrionale de France : Dinard, Villers-sur-Mer, Deauville, Trouville, le Havre, Étretat, Fécamp, Dieppe, Boulogne, Calais; celles de la côte belge : Blankenberghe et Ostende; celles de la côte hollandaise : Scheveningen; et celles de la côte d'Allemagne : les îles Borkum, Norderney, Baltrum, Langeroog, Spikeroog, Wangeroog, puis Dangast et Cuxhaven, Wyk dans l'île Föhr et Westerland en Sylt, ont des conditions de température moins égales pour les différentes heures du jour et les différentes saisons; le climat y est plus sec, plus stimulant.

Les bords de la mer Baltique offrent également des séjours d'été très propices pour certaines maladies; beaucoup de ces localités ont l'avantage d'être entourées de superbes forêts. Le climat y est d'un caractère moins stimulant que celui des plages de la mer du Nord. Les stations maritimes de la mer Baltique sont : Marienlyst, près de Helsingör, Düsternbrook près de Kiel; Travemünde, Doberan, Warnemünde, Putbus, Heringsdorf, Misdroy, Swinemünde, Rügenwalde, Colberg, Zoppot et Cranz. Sur les côtes de Norvège, de Suède et du Danemark, il y a bien des stations que leur climat très stimulant permet d'utiliser comme séjours d'été.

Tasmanie ou Terre de Van Diémen. — L'hémisphère Sud possède aussi, il est vrai, beaucoup de plages que nous pourrions citer ici; mais jusqu'à présent elles n'ont qu'une importance très limitée. L'île de Tasmanie, ou terre de Van Diémen, est cependant importante; elle est située du 40e au 43e degré de lat. Sud, et du 144e au 148e degré de long. Est, au Sud de l'Australie, pour laquelle elle a une importance particulière. L'île a la forme d'un cœur tronqué; la partie large, sur laquelle est bâtie la ville de Launceston, est au Nord; la partie tronquée, qui contient la ville principale de Horbart Town, est au Sud. Les différentes parties de l'île sont de nature différente; deux montagnes s'élèvent à plus de 1,500 mètres, beaucoup d'autres à 1,200 ou 1,400 mètres; tout prè de Hobart Town se trouve le Mont Wellington, qui a plus de 1,200 mètres; son sommet est souvent couvert de neige. Le climat de la Tasmanie est plus frais, plus sec et plus égal que celui de l'Australie; le docteur Brown (*Australia for the consumptive invalids*, 1865) et d'autres le disent très sain et très agréable. La localité la plus saine jusqu'à présent est Hobart Town, avec ses délicieux environs. La température moyenne de l'année est de 11°,7; celle de l'hiver, d'après Brown, de 6°,7; celle de l'été, de 17°,1; la quantité de pluie est variable; elle atteint environ 600 millimètres, d'après l'ouvrage de Martin sur les colonies anglaises; le nombre des jours de pluie est de cent pendant les années sèches, et de cent vingt pendant les années pluvieuses. Les vents d'Ouest, ou vents maritimes, se font sentir pendant la plus grande partie de l'année; les vents secs et chauds, venant d'Australie, ne règnent que très rarement. Les mois d'hiver, de juin à août, sont souvent très froids à l'intérieur du pays, sur les points élevés; le printemps, de septembre à novembre, est fortifiant; l'été, de décembre à janvier, y est, dit-on, très agréable, et l'automne est la meilleure saison.

Il paraît qu'il tombe plus de pluie à Launceston qu'à Hobart Town, et les variations de température y sont plus fortes.

Beaucoup d'Australiens vont passer l'été en Tasmanie, pour échapper à la chaleur torride de leur pays. L'état sanitaire est satisfaisant; la mortalité est de 20 à 23 pour mille. Les Européens ne profitent encore de ce climat que pour des séjours accidentels, pendant les voyages au long cours.

III. — Climats maritimes et cotiers chauds et secs.

Riviera di Ponente. — Nous n'avons à nous occuper ici que des climats chauds, car en médecine on n'emploie qu'exceptionnellement le climat côtier sec et froid.

Le groupe de la Méditerranée est le plus connu et le plus fréquenté. Nous avons dépeint les caractères généraux du climat de la Méditerranée dans le chapitre des climats maritimes chauds et demi-humides; occupons-nous donc immédiatement des régions isolées qui nous intéressent spécialement, et d'abord de la Riviera di Ponente, ou Riviera occidentale, et des localités sises entre Hyères et Savone. La côte forme un demi-cercle étroit, ouvert vers le Sud, le Sud-Est, en partie aussi vers le Sud-Ouest, c'est-à-dire du côté de la Méditerranée; le terrain est aride, presque partout calcaire, et dans le fond s'élèvent en gradins, des chaînes de montagnes de plus en plus hautes, qui contribuent diversement à l'élévation de la température locale. Elles abritent plus ou moins la Riviera contre les vents du Nord, puis elles emmagasinent de la chaleur pendant la bonne saison et les heures chaudes de la journée (pendant la saison froide et les heures plus froides du jour cette chaleur se perd par rayonnement et même par réflexion directe). C'est à cette circonstance, l'influence calorifique de la mer et à la diathermanité de l'air pour les rayons du soleil, que ces régions doivent leur température hivernale élevée (+ 9° à 12° et même plus) pendant les six mois où y abondent les malades. L'air est doux, pas très sec ; pendant les six mois de la saison, l'humidité relative est en moyenne de 65 à 70 p. 100; le ciel est pur, le soleil est chaud et luit souvent; la chaleur directe du soleil est, en hiver, de 45° à 50°. Les beaux jours sont au nombre de cent dix à cent vingt; les jours absolument sombres sont à peine au nombre de douze à vingt; il y a au plus quarante à cinquante jours de pluie pendant les six mois de la saison, de sorte, qu'avec les précautions nécessaires, le malade peut passer tous les jours une ou plusieurs heures au grand air. L'échange quotidien des vents de terre et des vents maritimes suffit à la ventilation. Le mouvement de l'air varie selon les localités; cependant on peut dire que, pendant environ soixante jours, l'air est calme; il est assez agité, et même frais, pendant quatre-vingts jours, et pendant les quarante autres jours il fait un vent un peu fort; souvent même il y a des tempêtes; les mois de décembre et de janvier sont des mois assez calmes; le mistral sec et froid n'est pas rare depuis la mi-février jusqu'en avril. Le climat a une action favorable sur le moral, et une influence vivifiante sur le corps. Mais le climat de la Riviera a aussi ses inconvénients; ce sont: la grande différence de température entre les endroits exposés au soleil ou à l'ombre, entre les chambres situées au Midi ou au Nord, le changement considérable de la température au moment du coucher du soleil, les vents froids, assez fréquents, et une poussière très désagréable, bien que minérale et non organique. Au nombre des désagréments, on compte encore les moustiques, mais on peut s'en préserver et même les supporter, car ils ne portent aucun préjudice au malade.

Les pensions et les hôtels sont généralement bons, quoique très chers pour certaines bourses; les distractions sont suffisantes, souvent même inquiétantes; en effet ces distractions et les visites imprudentes dans les églises sont parfois, sur la Riviera, la cause de cures manquées, même de maladies mortelles. Les médecins ne sauraient trop surveiller leurs malades et les engager à la prudence. Malheureusement le médecin est considéré souvent comme un auxiliaire superflu. Beaucoup de malades ne le consultent qu'en passant, s'abstiennent même de tout secours médical, et ne se soucient pas d'une direction suivie, si indispensable au phtisiques. Le phtisique, ou le malade menacé de phtisie vit au milieu des gens bien portants qui ne viennent dans le Midi que pour leur agrément; il fait avec eux de longues promenades à pied ou en voiture, s'échauffe au soleil et s'expose, avec ses vêtements légers, au changement de température du soir; il passe sans transition du soleil à l'ombre, ou fréquente les réunions, les clubs, les salles de jeu et en revient la nuit tout en sueur. On appelle le médecin en cas de pleurésie ou de pneumonie, ou après une hémorrhagie pulmonaire, ou lorsqu'un rhume, d'abord peu marqué, se complique. Beaucoup de prétendus refroidissements sont la suite d'imprudences qu'on aurait pu parfaitement éviter; on les attribue alors au mauvais climat, à la saison exceptionnellement défavorable. Il est vrai qu'il y a parfois des mois pendant lesquels on compte seulement dix jours de beau temps, cinq jours brumeux et quinze jours de pluie, avec une température moyenne atteignant à peine 3° à 4°; il y a même des hivers et des printemps absolument mauvais; telle fut la saison de novembre 1878 au printemps de 1879; mais, suivant les relations des observateurs les plus distingués, comme les docteurs Frank et Marcet, de Cannes, observations qui s'accordent avec les nôtres, le résultat de la saison fut néammoins très satisfaisant, et nos propres malades, au moins les phtisiques, se sont en général mieux trouvés que pendant les hivers précédents; il est probable que le mauvais temps les forçait à être plus prudents. En tirant judicieusement parti des conditions données et avec une bonne direction médicale, on pourrait atteindre des résultats bien supérieurs à ceux que l'on obtient.

La vraie saison commence à la fin d'octobre; pour quelques malades, elle commence déjà à la mi-octobre, et dure jusqu'en avril; certains malades devraient prolonger leur séjour; presque tous devraient passer par des stations transitoires et ne pas rentrer dans leur climat natal inconstant avant le commencement de juin; toute une série de malades qui ne peuvent pas supporter le mistral, et qui ne sont pas en état de voyager, devraient changer de localité, pour échapper à l'influence de ce vent.

Les malades auxquels conviennent l'hiver et le printemps de la Riviera sont ceux pour lesquels le soleil, la chaleur, la lumière, une légère sécheresse de l'air, la bonne nourriture et le confort sont autant de nécessités; ceux qui, dans le climat brumeux, froid, humide et changeant de leur pays, ne peuvent ou ne veulent pas prendre l'air, qui restent sans forces et sans appétit et activent ainsi les progrès d'une maladie existante, ou les dispositions morbides. Le séjour de la Riviera convient aux personnes affaiblies ou délicates, aux gens vieillis avant l'âge, aux enfants et aux adultes scrofuleux, aux anémiques, aux glycosuriques, aux goutteux, aux malades atteints de catarrhes chroniques, non seulement du larynx et des bronches, mais aussi de l'estomac et de l'intestin; aux convalescents de pleurésie et de pneumonie; aux individus atteints de phtisie ou prédisposés à la tuberculose, quand la constitution n'est pas trop éréthique et que le malade n'est pas enclin à la fièvre. Il ne faut envoyer les tuberculeux, atteints de phtisie à forme active, que sur les plages bien abritées; quand il s'agit de phtisies à forme indolente ou stationnaire, le choix des stations est plus grand. La Riviera occidentale ne convient pas aux malades atteints d'hystérie, de névralgies d'origine purement nerveuse, d'asthme nerveux, d'irritabilité nerveuse en général, de toux sèche du larynx ou des bronches, avec complication nerveuse (hystérie), ou de phtisie floride.

Après ces indications générales pour toute la Riviera occidentale, nous nous contenterons de décrire succintement chaque localité en allant de l'Ouest à l'Est.

Hyères. — Hyères est à une lieue environ de la mer, dans un site magnifique, au milieu d'une végétation méridionale et de palmiers superbes; le soleil y est radieux, mais le rempart de montagnes qui se trouve au Nord, n'abrite pas complètement la ville contre le vent du Nord-Ouest, le mistral; aussi les malades qui ont besoin de précautions seront-ils mieux, au printemps, dans une des localités situées plus à l'Est, qu'à Hyères. D'un autre côté, l'éloignement de la mer est un avantage pour les constitutions nerveuses, et nous avons vu bien des personnes qui ne pouvaient pas supporter le séjour de San Remo, de Menton, de Bordighera et de Cannes, à cause du voisinage de la mer, tandis qu'à Hyères elles se débarrassaient de leur asthme, de leur toux et de leurs névralgies. Les hôtels et les pensions d'Hyères sont bons et moins chers que ceux de la plupart des localités de cette région.

Costebelle. — Costebelle, à 2 ou 3 kilomètres d'Hyères, est plus près de la mer, mieux abrité par les arbres et les collines, et moins sec; il convient aux malades auxquels cette variété de climat est favorable, mais il n'est pas facile de s'y loger, et de plus il n'y a pas de médecin dans cette localité.

Cannes. — Cannes, sur le délicieux golfe de Napoule, est un des plus beaux points de l'Europe; la ville est ouverte au Sud, mais le petit groupe des îles Lérins atténue la puissance souvent trop grande des vents du Sud; à l'Ouest, la baie est protégée par les hauteurs boisées et pittoresques de l'Esterelle, à l'Est par le cap de la Croisette, au Nord par les contreforts des Alpes Maritimes; la chaîne proprement dite des Alpes est trop éloignée cependant pour procurer un abri complet.

D'après les communications de Valcourt, de Marcel et d'autres, les conditions météorologiques de Cannes ne s'écartent pas sensiblement de celles que nous avons données comme caractéristiques pour la Riviera occidentale. Le vent souffle souvent avec force, surtout le mistral, en février et en mars; la poussière ne fait pas défaut non plus, et l'on ne saurait dire que le climat soit parfait; cependant les observations recueillies pendant de longues années par le docteur Frank prouvent qu'avec des précautions et en tirant judicieusement parti des bouquets de sapins et des collines, on peut arriver à guérir ou au moins à arrêter la phtisie, quand il ne s'agit pas de formes aiguës ou éréthiques. Les malades atteints d'arthritisme et de rhumatisme à forme atonique, les scrofuleux et les débilités de différente nature, peuvent également tirer grand profit de ce climat; mais la prudence est particulièrement nécessaire dans un séjour où tout est tentation. L'influence du climat est souvent nuisible aux personnes souffrant de névralgies, d'hystérie et disposées à la fièvre. La ville est partagée en deux parties par une saillie du terrain sur laquelle est bâtie l'ancienne ville; la partie Ouest est plus pittoresque, la partie Est est plus abritée contre le mistral et s'étend vers l'intérieur du pays, circonstance très importante pour les constitutions qui ne supportent pas le voisinage de la mer. Sur les deux baies il y a de très bons hôtels et des villas; dans la partie Est on a construit, pendant ces dernières années, des hôtels magnifiques. L'hôtel de la Californie, avec une très belle vue sur la mer, est le meilleur séjour pour ceux dont l'état exige une certaine élévation au-dessus du niveau de la mer et pour lesquels l'éloignement de la ville n'est pas une trop grande privation.

Le Cannet. — Le Cannet est le point le plus éloigné de la mer; il est situé au fond de la baie Est dans une position très abritée. Ce village est encore très peu fréquenté par les étrangers, mais il est probable qu'un jour cette localité sera l'une des meilleures et des plus recherchées de cette partie de la Riviera.

Antibes. — Antibes, l'ancienne Antipolis, n'est fréquentée que par un petit nombre d'étrangers, comme séjour d'hiver; cette localité est cependant assez abritée et pourrait être mieux utilisée.

Nice. — Nice, dont la belle situation est suffisamment

connue par les descriptions de Sigmund, Lippert et C. T. Williams, était autrefois le grand refuge des phtisiques et des gens chétifs du Nord; mais depuis une trentaine d'années l'opinion s'est modifiée et on a considéré ce climat comme dangereux. Aujourd'hui Nice n'est plus qu'un lieu de distractions et de plaisirs. Il est vrai de dire qu'il y a des différences très grandes entre les places ensoleillées et les endroits découverts, entre les points exposés au soleil ou à l'ombre; une grande partie de la ville est exposée au vent du Nord-Ouest, grâce à une brèche de la montagne qui livre passage au torrent du Paillon; de plus le mistral souffle désagréablement par-dessus les parties basses des montages du Nord-Ouest; mais le caractère du climat n'en est pas moins éminemment vivifiant; il y a toujours du soleil, le nombre des belles journées dépasse considérablement celui des jours sombres et pluvieux. Il est certain qu'en sachant choisir un logement convenable, utiliser sagement toutes les bonnes conditions du lieu et éviter les distractions, on peut, même pour la phtisie, surtout à l'état latent et avec une constitution torpide, atteindre de très bons résultats. La grande sécheresse de l'atmosphère ensoleillée peut aussi rendre de grands services dans les cas de rhumatismes, de goutte et de débilité.

Les phtisiques et les malades ayant besoin d'une exposition abritée ne devraient pas habiter les beaux quartiers animés de la ville, les alentours de la Promenade des Anglais, mais plutôt le quartier de Carabacel et à Cimiez, qui est à 4 ou 5 kilomètres de la mer; l'air y est moins sec et surtout moins chargé de poussière; ces localités sont plus abritées des vents.

Nous ne relatons pas les détails météorologiques contenus dans les ouvrages de Valcourt, Lippert et d'autres, parce qu'ils ne diffèrent pas sensiblement de ceux que nous avons indiqués plus haut à propos de la Riviera. Un homme intelligent et impartial, qui fut guéri d'un commencement de phtisie à la suite de cinq saisons consécutives passées à Carabacel ou à Cimiez, nous communique les notes suivantes. Sur 720 jours, il compte 405 belles journées, 124 jours de pluie entrecoupés d'éclaircies ensoleillées et 191 journées plus ou moins sombres.

Villafranca. — Villafranca (Villefranche), sur la rive Est de la jolie baie du même nom, est très abritée et certainement plus chaude que Nice. Carrière et Walshe prétendent que ce serait une localité excellente pour des malades ayant besoin d'abri et de soleil ; mais il n'y a encore aucune installation.

Beaulieu. — Plus à l'Est, entre Nice et Monaco, se trouve Beaulieu, où l'on fonde une nouvelle station climatérique. Beaulieu est abrité au Nord, au Nord-Est et au Nord-Ouest par des parois de rochers très escarpées ; la végétation est luxuriante ; les oranges, les citrons, les figues, les caroubes y poussent en abondance ; nulle part nous n'avons vu d'aussi vieux et d'aussi beaux oliviers ; il y a des arbres de 6 à 7 mètres de circonférence ; il est certain que cette localité a beaucoup d'avenir.

Monte Carlo. — Monte Carlo, tout près de Monaco, a une situation très belle et très abritée ; son séjour serait propice à bien des malades, si les jeux n'y étaient pas établis.

Rocquebrune. — Plus à l'Est, sur la route de Menton, nous trouvons le vieux bourg si bien situé de Rocquebrune, dont les maisons sont construites sur le versant d'un rocher, qui les abrite contre tous les vents froids, et tend, par la chaleur réfléchie, à élever sensiblement la température des environs. Dans plusieurs promenades que nous y avons faites pendant de belles journées de novembre, nous avons toujours trouvé la température assez élevée, même de 0°,5 plus élevée que celle de la baie Est de Menton. Malheureusement on n'a encore pris aucune disposition pour y recevoir des étrangers.

Menton. — Menton, tourné vers le Sud-Est, est protégé contre les vents froids par trois chaînes de montagnes superposées ; une saillie du terrain, sur laquelle est bâtie l'ancienne ville, partage le golfe de Menton en deux baies, l'une située à l'Est, l'autre à l'Ouest. La baie Est contient la partie qui se trouve immédiatement au bord de la mer et que protège une haute paroi de rocher; c'est le point le plus abrité de la Riviera; dans la partie Ouest, les montagnes sont moins escarpées et s'éloignent insensiblement du rivage, de sorte que l'abri est moins complet, surtout parce que la chaîne de montagnes est interrompue par le lit d'un torrent. La partie Ouest a, par contre, l'avantage de posséder des maisons assez éloignées de la mer pour être habitées par des malades que le bruit des vagues priverait de sommeil du côté Est. Les promenades abritées de Menton sont plus ou moins éloignées; elles se trouvent surtout du côté de la baie Ouest. La luxuriante végétation du Midi, la beauté du paysage, tout concourt à charmer l'esprit des malades.

Menton, avec une température annuelle au-dessus de 16°, selon de Bréa, a 1° de chaleur de plus que Nice, et 0°,6 de plus que Cannes; il présente une température plus uniforme et est surtout plus protégé dans sa partie Est. On admet que Menton est un peu moins sec que les stations médicales voisines; en tous cas le nombre des jours de pluie de l'année est de 80, alors qu'il n'est que de 70 à Cannes, de 60 à 70 à Nice, et de 48 à San Remo. Bien que ce soit une des plus nouvelles stations thermales, c'est à peine s'il en existe une autre, dans la contrée, qui soit mieux connue par des travaux scientifiques. Nous citerons, entre autres, les œuvres anglaises de Henry Bennet (lequel est le fondateur de la colonie anglaise et à qui toute la contrée est beaucoup redevable) et de Liardet, les œuvres françaises de Bottini et de Farina, et les ouvrages allemands de Stiege et de Dührssen (1).

Cette baie est utile autant et peut-être plus qu'aucun autre lieu connu en Europe, pour les formes peu aigües de la phtisie

(1) Le Dr Sparks (*The Riviera*, by Edward I. Sparks; London, Churchill, 1879). a publié un travail très impartial, qui peut servir de guide pour l'étude de Menton et de toute la Riviera.

dans ses deux premiers stades; elle convient aux malades qui ont besoin d'être protégés contre les vents froids, d'avoir du soleil, de la lumière et de la chaleur, en même temps qu'une bonne nourriture; cependant, pour beaucoup de personnes bien portantes et pour bon nombre de malades, ce lieu est insupportable, à cause de l'air qui y circule mal, et de la proximité immédiate de la mer avec le bruit des vagues et son influence excitante. Pour beaucoup de malades atteints de névralgie, d'asthme et de dyspepsie, ce climat, malgré ses qualités, devient intolérable. La baie Ouest n'a pas ces défauts, mais elle n'est pas abritée au même degré.

Bordighera. — Bordighera, autrefois la première station médicale de la frontière italienne, est moins protégée que la partie Est de Menton. Elle a constamment du soleil et est à l'abri des attaques des vents froids de façon à constituer une station très utile. Jusqu'à présent les meilleurs hôtels et les habitations étaient situés trop près de la grande route très poudreuse et souvent balayée par le vent. Mais une fois que les demeures projetées et déjà construites dans le bois des oliviers, et plus éloignées de la mer, seront achevées et que de bonnes routes seront faites, beaucoup de malades pourront y trouver une station aussi agréable qu'utile, ainsi que l'a constamment soutenu le Dr Richard Schmitz de Menenahr, qui y a passé plusieurs hivers. Les luxuriantes plantations de palmiers de Bordighera paraissent fortifier cette idée ; il ne faut cependant pas omettre qu'à l'Ouest de Bordighera se trouvent quelques vallées latérales ; elles constituent, il est vrai, un joli but de promenade, mais laissent passer des vents froids, qui refroidissent l'air de Bordighera et en font une station très aérée.

Ospedaletti. — Sur la route de Bordighera à San Remo, se trouve la petite baie d'Ospedaletti, qui est protégée contre les vents du Nord-Ouest et du Nord-Est par des promontoires boisés, et qui est suffisamment abritée vers le Nord par une montagne. La présence des citronniers prouve que le pays est ensoleillé et abrité, mais l'espace est si resserré qu'Ospedaletti ne peut devenir qu'une station de peu d'importance (1).

San Remo. — San Remo, dont la partie vieille, en forme de pyramide, est située sur le penchant d'une colline, avec les quartiers des étrangers situés à l'Est et à l'Ouest, au milieu de plantations d'oliviers, est ouvert au Sud, et complètement protégé à l'Est et à l'Ouest par des chaînes de montagnes qui s'avancent loin dans la mer, et au Nord, par une triple rangée de pics d'une hauteur de 150 et 200 jusqu'à 2,500 mètres. Cette ville est devenue depuis 12 à 15 ans une station d'hiver de premier ordre, à cause de son heureuse situation, et elle a été recommandée autant par les médecins anglais (Whitley, Daubeny, Freeman, Hill Hassall) que par les allemands (Biermann, Brœking). Les relevés météorologiques indiquent une température plus élevée et plus uniforme qu'à Nice, Cannes et Hyères ; plus de ressemblance avec Menton, mais une température encore plus élevée que dans cette dernière station. Brœking donne (*Vierteljahrsschrift für Klimatologie*, 1876, p. 55), d'après les chiffres de la station royale de San Remo, comme moyenne de l'année, 16°,5 ; comme moyenne des cinq mois les plus froids (de novembre à mars), 11°,3 ; comme moyenne pour le mois le plus froid, janvier, 9°,48 ; comme oscillation moyenne entre le maximum et le minimum, pendant les mois d'octobre à avril, 2°,28 ; comme moyenne des extrêmes dans les mêmes mois, 8°,34. Pression atmosphérique moyenne, de 761^{mm},43 ; différence moyenne des extrêmes, 18^{mm},94. Du mois de janvier, où la différence est de 25^{mm},3, elle s'abaisse jusqu'en juillet, avec 12^{mm},4, et s'élève de nouveau jusqu'au mois de décembre et de janvier. Les oscillations entre 9 heures du matin et 3 heures de l'après-midi atteignent en moyenne 0^{mm},40 ; elles atteignent cependant par moments 5 et même 12 millimètres. — La pression moyenne de la vapeur d'eau est, en hiver, de

(1) Depuis que cet ouvrage a été écrit, on a construit à Ospedaletti un très bel établissement pour les invalides.

6^{mm},86; le minimum, en janvier, est de 5^{mm},95 ; à partir de là, elle augmente, avec la température, jusqu'au mois de juillet, avec un maximum de 15°,88, puis elle s'abaisse jusqu'au mois de janvier. La pression la plus forte a lieu entre 9 heures du matin et 3 heures de l'après-midi, puis elle s'abaisse. L'humidité relative est en moyenne de 66,7 p. 100, elle atteint son minimum à midi, avec 64,5, son maximum le soir, avec 68,8. Les changements dans les différents mois de l'année ne sont pas considérables; la moyenne des mois d'hiver est semblable à celle de l'année, c'est-à-dire de 66,7. Mars est le mois le plus sec, avec 64,3 ; septembre le plus humide, avec 68,2. Les variations journalières sont souvent sensibles, et atteignent 40, 50 et même 60 p. 100. On remarque parfois des diarrhées et des hémorrhagies qui coïncident avec une augmentation rapide de l'humidité de l'air.

Quant à l'état du ciel, il est le suivant : les cinq mois les plus froids de l'année (novembre à mars) présentent cinquante deux jours tout à fait sereins, soixante-neuf jours passables, 33,5 jours couverts, vingt-six jours de pluie, un jour de tempête. — La proportion d'ozone, est, en moyenne, de 6,2 ; elle est plus grande le jour que la nuit. L'évaporation s'élève, en moyenne, pour les cinq moins d'hiver, de 3 à 4^{mm}. Les vents qui ont dominé pendant le même temps sont : les vents Nord-Ouest et Ouest 157 fois, les vents Nord-Ouest et Nord 154 fois; ceux du Sud-Ouest et de l'Ouest 101 fois, ceux du Sud-Est très rarement et ceux du Sud 25 fois. Les vents du Nord-Est et de l'Est soufflent surtout en mars, ceux du Nord-Ouest en novembre et en décembre. Le vent du Sud-Ouest est surtout fréquent en mars; les vents du Sud-Ouest et de l'Ouest augmentent de janvier à mars. L'absence du vent est rare.

Les registres de l'hôpital prouvent, d'après Brœcking, que les catarrhes et les bronchites s'observent fréquemment; les processus inflammatoires du parenchyme pulmonaire proprement dit sont rares, et les processus caséeux, avec terminaison en phtisie, ne se présentent qu'isolément. La scrofule est très répandue, il est vrai, chez les enfants, à cause des habitations humides, privées de soleil, et des rues étroites, mais chez les adultes elle est rare.

Il résulte de tous ces renseignements que San Remo vaut n'importe quelle station de la Riviera pour le traitement des états pathologiques que nous avons indiqués précédemment; certains phtisiques seuls, qui ont besoin de stations très abritées, se trouveront mieux dans la baie Est de Menton.

Alassio. — La première station médicale qui se trouve sur la route de San Remo à Savone est Alassio. Les relevés météorologiques du Dr Schnur, sont favorables. Les températures moyennes sont : pour l'année 16°,64; pour janvier 9°,18, février 10°, mars 13°,45, avril 14°,05, mai 16°,95, octobre 16°,96, novembre 11°,86, décembre 10°,80. La moyenne des cinq mois les plus froids est de 11°,05. Les variations journalières sont de 2°,4 pour les cinq mois les plus froids. Schnur donne pour la même période soixante-dix-sept jours où l'on peut s'asseoir à l'air, soixante où l'on peut se promener, huit où il faut rester à la maison. Nous avons visité une seule fois cette station; l'abri contre les vents du Nord et du Nord-Est, au bord de la mer, où se trouvent les hôtels et les maisons, ne nous paraît pas complet; certains points plus rapprochés des collines nous ont paru mieux protégés.

Résultats de quelques observations personnelles. — Bien que les observations d'une seule personne soient d'une bien faible valeur en climatothérapie, nous allons cependant résumer celles que nous avons pu faire sur les malades envoyés dans la partie Ouest de la Riviera. En les réunissant aux expériences faites par d'autres, elle pourront être de quelque utilité. Commençons par les tuberculeux; 63 y ont passé un ou plusieurs hivers, en tout 124 hivers. Il y avait parmi eux 36 malades à la première période, dont 22 furent améliorés;

chez 3 autres le mal resta stationnaire, enfin chez les 11 derniers la maladie s'aggrava; sur 15 malades à la seconde période on constata 6 améliorations, 3 états stationnaires, 6 aggravations; sur 12 malades à la troisième période, 2 améliorations, 5 sans changement, 5 aggravations; en tout par conséquent 30 (47,6 p. 100) améliorations, 11 (16,5 p. 100) états stationnaires, et 22 (34,9 p. 100) aggravations.

Les docteurs William père et fils soignaient sur tout le littoral méditerranéen 152 tuberculeux qui y passèrent 229 hivers; ils observèrent de l'amélioration chez 62,3 p. 100 de leurs malades; un état stationnaire chez 28,39 p. 100 et de l'aggravation seulement chez 17,10 p. 100; les résultats de ces observateurs sont par conséquent un peu plus favorables que les nôtres, mais ils ne sont pas absolument satisfaisants, car nous sommes persuadés qu'on pourrait obtenir beaucoup mieux, si l'on était plus prévoyant, si les malades se plaçaient sous la direction constante des médecins, et ne cédaient pas aux nombreuses tentations de la société et du climat. Nulle part nous n'avons rencontré autant d'affections intercurrentes et subaiguës que chez les malades de cette région. Nous ne pouvons utiliser à cet égard que les observations de 41 malades, qui ont passé 94 hivers, en tout 2254 semaines à la Riviera et qui en passèrent près de 420 au lit et à la maison, en déduisant naturellement les jours passés à la maison par suite de mauvais temps. Les principales maladies étaient la bronchite, la pneumonie, la pleurésie, la laryngite, l'angine tonsillaire, des fièvres rhumatismales; l'hémoptysie, dont beaucoup, peut-être la plupart, auraient pu être évitées. Sur 20 cas d'emphysème avec catarrhe chronique, nous avons noté 15 cas d'amélioration notable, 3 de changement à peine appréciable, 2 d'aggravation par des attaques inflammatoires intercurrentes. Les malades qui furent renvoyés immédiatement, parce qu'ils ne pouvaient pas supporter le climat, ne sont pas comptés, remarque qui est valable aussi pour les autres maladies. Sur 28 malades avec tendance à la bronchite et au catarrhe chronique sans emphysème, il y en a 20 dont l'état s'est amélioré, et 3 dont l'état de santé est resté stationnaire, enfin chez les 5 derniers la maladie s'est aggravée à la suite de complications aiguës. Sur 35 malades souffrant de rhumatismes chroniques, 24 se sont trouvés sensiblement mieux; 11 n'ont obtenu aucun résultat utile. Ce nombre eût été plus faible, si l'hiver humide et froid de 1878 à 1879, qui ne nuisit aucunement aux phtisiques, n'avait pas réagi d'une façon fâcheuse sur les rhumatisants; sur les 11 insuccès il y en a 6 qui proviennent de cet hiver malsain. Sur 29 malades podagres ou atteints de goutte pure, nous comptons 15 améliorations de longue durée, et 7 améliorations passagères; 6 malades n'éprouvèrent aucun changement; 1 mourut d'une affection zymotique. Sur 14 malades atteints d'albuminurie chronique, 8 se sont très bien trouvés, tandis que 5 n'éprouvèrent aucune amélioration; enfin l'un d'eux mourut à la suite d'accidents urémiques. Les enfants scrofuleux, se développant mal, se sont très bien trouvés du séjour de la Riviera. La plupart des malades atteints de catarrhe du pharynx, de l'estomac ou de l'intestin, partirent améliorés. Dans les cas de guérison lente, à la suite de maladies aiguës et infectieuses; en y comprenant la syphilis, nous avons noté sur 32 malades 28 améliorations rapides; 4 malades furent atteints d'affections aiguës, et subaiguës, 2 de fièvres rhumatismales, une pleurésie, dont le début simulait une phtisie, une pneumonie que l'on eut à traiter plus tard comme phtisie; ces complications se produisirent chaque fois à la suite d'imprévoyance démontrée. Dans le grand groupe de cas de faiblesse constitutionnelle avec production insuffisante de chaleur et apepsie, le résultat était la plupart du temps favorable; cependant beaucoup de malades durent quitter la Riviera à cause de complications hystériques, de névralgies et de troubles psychiques, et rechercher des climats moins excitants, tels que Pise, Rome, Pau, Venise, Arcachon, les lacs d'Italie et de Suisse, les rivages du Sud de l'Angleterre, Meran, Botzen et des stations subalpines. Chez les malades, plus nombreux encore, atteints d'affaiblissement des forces et de troubles fonctionnels résultant de sénilité — naturelle aussi bien que précoce — avec tendance au catarrhe des muqueuses, à la dyspepsie et à la flatulence après le moindre excès de régime, à la glycosurie, au rhumatisme et à l'anorexie etc..., les résultats obtenus étaient assez satisfaisants; l'atmosphère ensoleillée et plus chaude, le repos absolu de l'esprit, loin de toute préoccupation, amenait toujours un soulagement, sinon définitif, du moins momentané. Cannes et Nice nous paraissent être des stations privilégiées en pareille circonstance.

Les localités situées plus à l'Est sur la Riviera di Ponente ne peuvent jusqu'à présent prétendre au titre de station médicale climatérique, tandis que la Riviera di Levante ou Riviera de l'Est, à cause de son caractère plus humide, a trouvé une mention parmi les stations d'humidité moyenne.

Plus vers le Sud de la côte Ouest de l'Italie nous avons Naples et ses environs, qui, malgré leur grande beauté et leur égalité apparente, constituent à peine un lieu de séjour pour les malades; on peut y séjourner pour s'y reposer ou s'y distraire.

Le docteur O. Diruf aîné, de Kissingen, a publié sur Naples en 1861, dans la *Deutsche Klinik*, des lettres favorables au climat de cette ville sur lesquelles nous appelons l'attention, et récemment le docteur Macpherson (*Edinburgh medical Journal* (1875)) a fait des communications instructives sur les stations médicales anciennes et modernes de la baie de Naples.

Castellamare. — Castellamare et Sorrente, avec leur paysage enchanteur, sont situées toutes deux au Nord de la presqu'île de Sorrente, exposées aux vents du Nord-Ouest et du Nord-Est et ne se recommandent aux malades que dans la seconde moitié du printemps, en été et en automne. Castellamare a de magnifiques promenades ombragées; c'est l'ancienne ville de Stabiæ, qui était recommandée par Galien aux poitrinaires, comme station montagneuse ; l'excellent lait et l'air pur avaient bien certainement une influence puissante et souvent salutaire sur les malades qui vivaient dans les anciennes villes romaines.

Lettere. — Cassiodore parle également d'un Mons lactis, situé à proximité de Stabiæ, comme station pour les phtisiques : c'était sans doute Lettere qui est située à environ deux lieues au delà sur le versant Nord du mont San Angelo ; lieu frais et animé, avec ombrages et magnifiques promenades, mais sans un seul hôtel. Dans les maisons particulières, de même que dans les habitations situées plus haut, au-dessus de Castellamare, et parmi lesquelles il faut recommander l'hôtel Quisisana, beaucoup de malades italiens pourraient passer les derniers mois du printemps, l'été et l'automne jusqu'à la fin d'octobre, bien que la chaleur soit trop forte pour la plupart des constitutions du Nord. Les Italiens ne recherchent pas seulement Castellamare pour son air pur, mais encore pour ses bains de lac et ses eaux minérales.

Vico Ecquense, Meta et Massa Lubrense offrent les mêmes avantages.

Salerne. — Salerne, l'ancien et célèbre Salernum, située à l'angle Nord du magnifique golfe de Salerne, a perdu sa réputation de station médicale. Elle est passablement abritée, possède un air chaud, sec, vivifiant ; mais cette contrée présente en été et en automne beaucoup de cas de malaria, qui peuvent être attribués, en partie, à l'air des contrées marécageuses de Pæstum qui se trouvent dans le voisinage ; en hiver même, ces fièvres, quoique plus rares, s'observent encore quelquefois.

Amalfi. — Amalfi, sur la côte Nord du golfe de Salerne, regarde directement au Sud, l'air y est chaud et vivifiant, et les beaux jours nombreux ; cette station est imparfaitement abritée contre le Nord. Il faut en dire autant des endroits situés sur la côte, entre Salerne et Amalfi (Maiori, Minori, Atrani).

Capri. La belle île de Capri est exposée à tous les vents dans sa partie Nord, à l'exception de ceux du Sud, et ne se recommande pour ce motif que dans les mois chauds ; par contre, la partie Sud, comme le prouve déjà la végétation, est beaucoup plus abritée. L'air est sec et il tombe peu de pluie, d'après ce que m'a communiqué une personne amie, qui y a vécu pendant deux ans. Le nombre de jours clairs est considérable ; le sol (roches calcaires) est sec ; les vents qui viennent de la direction Sud sont parfois accablants. L'hôtel Quisisana, dans le village de Capri, est favorablement situé.

Ischia. — L'île d'Ischia est trop exposée aux vents dans sa plus grande partie pour en faire une station d'hiver ; pendant les mois d'avril à octobre elle convient cependant à beaucoup de malades et surtout aux rhumatisants et aux goutteux, à cause de ses bains chauds. Le meilleur endroit dans ce but est Casamicciola, au pied Nord du mont Epomeo, où se trouvent plusieurs excellents hôtels. Les malades pourront consulter des médecins allemands, anglais ou italiens, soit dans la station même, soit à Naples.

Catane. — Catane, située sur la côte Est de la Sicile, a, d'après la météorologie Italienne, une température moyenne de 18°,5, en hiver, de 11°,5, au printemps, de 16°,0; quantité de pluie, 458^{mm}, répartie principalement en hiver et en automne ; cinquante-trois jours de pluie. Sa situation au pied Sud Sud-Ouest de l'Etna, dont le sommet est recouvert de neige en hiver, occasionne des vents froids, lorsque ceux-ci passent au-dessus de l'Etna (Nord et Nord-Est). Plusieurs de nos malades (phtisis quiescens) se sont du reste très bien trouvés dans cette station ; mais ils se sont beaucoup plaints de l'ennui, le pays n'offrant aucun intérêt.

Accíréale. — Cette station est située à 160 m. au-dessus de la mer, entre Catane et Messine ; elle a presque le même climat que Catane, mais la population est moins dense et l'air plus pur.

Syracuse. — Syracuse, avec une situation météorologique tout à fait semblable, sous le rapport de la chaleur et de la pluie, est, dans beaucoup de parties, trop exposée aux vents, aussi ne doit-on pas la conseiller aux phtisiques ; à l'exception de quelques points abrités, c'est à peine si on l'a recommandée comme station d'hiver. Ses environs, vers l'intérieur de l'île, ne sont pas tout à fait indemnes de malaria.

Malte. — L'île de Malte, dont la ville principale est Valetta (35°,54 lat. Nord, 14° long. Est), a une température moyenne de 18°,86, en hiver 13°,33, au printemps 16°,21, en été 24°,54, en automne 21°,37; variations de température minimes ; quantité de pluie annuelle 608 millimètre avec quantité maximum (72 p. 100) en hiver; air pur, ensoleillé. Malgré sa belle situation, elle est rarement utilisée comme station médicale, si ce n'est par les Anglais, auxquels elle appartient. En tous cas elle est trop exposée au vent pour la plupart des phtisiques; on se plaint surtout de l'action déprimante du sirocco, du peu de plaisir qu'il y a de se promener sur des routes unies, et du manque d'ombrages. Par contre nous y avons observé de beaux succès chez des rhumatisants, chez des malades ayant besoin de chaleur et de soleil. Le prévoyant Walshe s'exprime d'une façon favorable sur son influence dans les phtisies apyrétiques, même à la troisième période.

Iles Baléares, Palma, Mahon. — Parmi les îles de la mer Méditerranée, nous pouvons citer les îles Baléares comme une station médicale de l'avenir. La plus grande île, Majorque, offre plusieurs endroits favorables, parmi lesquels la ville de Palma (38° de lat. Nord, 2° de long. Est), située dans une baie ouverte vers le Sud, présente le plus d'avantages. La température moyenne de l'année (d'après Hann) est de 18°,1 ; en hiver 11°,6, au printemps 16°,3, en été 25°, en automne 19°,5; hauteur de pluie 425 millimètres; la pluie tombe surtout en automne et en hiver. Mahon (39° lat. Nord. 4° long. Est), port situé sur la côte Est de Minorque, présente une situation favorable. La température moyenne de l'année (d'après Hann) est de 17°,5; en hiver 11°,4, au printemps 15°,6, en été 24°, en automne 18°,7; hauteur de pluie 690 millimètres. Nous ne pouvons présenter que des observations de voyageurs, de malades sans fièvre, de phtisiques offrant un état stationaire, qui tous en parlent favorablement, mais témoignent du manque de confort nécessaire pour des malades plus gravement atteints.

Barcelone. — Barcelone (41° de lat. Nord, 2° long. Est), sur la côte Nord-Est d'Espagne, a, sous bien des rapports, une situation favorable, surtout en ce qu'on peut y arriver facilement du Sud de la France et que les stations d'été des Pyrénées en sont fort rapprochées. Au Sud et au Sud-Ouest, elle est soumise à l'influence de la mer; elle est protégée jusqu'à un certain point contre les vents froids du Nord par une puissante rangée de collines, elle possède en outre des promenades bien unies et facilement accessibles. Température moyenne (d'après Dove) 16°,9; hiver 9°,8; printemps 15°; été 24°,5; automne 17°,8. Quantité moyenne de pluie, environ 570 millimètres; la pluie tombe par moitié en automne et au printemps; elle est répartie sur soixante-neuf jours environ.

Valence. — Valence (38°,28 de lat. Nord), qui a été décrite par le cardinal de Retz comme un des endroits les plus beaux et les plus sains, est tout à fait inhabitable pendant le printemps et l'été, à cause de l'humidité liée à la culture du riz et à la malaria ; mais, d'après Francis, on peut la recommander l'automne et l'hiver. La température moyenne de l'année dépasse, d'après Lorenz et Rothe, 17° ; celle de l'hiver est de 11°,4; celle du printemps de 15°,8 ; l'humidité relative est de 68°, et ne varie que peu aux différentes époques de l'année. La quantité de pluie annuelle est d'environ 475 millimètres; le nombre des jours de pluie est de quarante-sept, répartis pendant l'automne et l'hiver.

Alicante. — Il nous faut citer aussi sur la côte espagnole de la mer Méditarranée, Alicante (38° lat. Nord), qui, de même que toute la province de Murcie, doit avoir un climat plus sec que Valence. L'abri contre les vents du Nord et du Nord-Ouest est satisfaisant. D'après Francis, la température moyenne est de 18°; elle est à peine de 12° en hiver; quantité de pluie 430 millimètres, dont 38 p. 100 en automne, 30 p. 100 au printemps, 20,7 p. 100 en hiver (Lorenz et Rothe).

Notre expérience personnelle sur ces deux derniers endroits, où l'on trouve à se loger convenablement, se borne à l'histoire de quelques malades atteints de phtisie apyrétique, stationnaire, qui y ont passé plusieurs mois sans inconvénient; nous avons également suivi quelques commerçants, atteints de la même maladie, qui ont pu y vivre de dix à dix-huit mois au milieu de leurs occupations. Ces derniers se plaignirent des mois d'été, pendant lesquels se produisirent des troubles digestifs, de la tendance à la diarrhée et de l'inappétence, sans que cependant les organes de la respiration en souffrissent.

Malaga. — Malaga (36°,45 lat. Nord, 4°,33 long. Ouest) est cité par Francis comme le lieu le plus doux d'Europe, et par Cazenave comme l'endroit le plus favorable de l'Espagne. Elle est située sur un terrain sablonneux gagné sur la mer, et protégée, par un demi-cercle d'environ 1000 mètres de hautes montagnes, contre les vents du Nord et du Nord-Ouest; on y trouve de bons hôtels situés sur l'Alameda. La moyenne de la température de l'hiver est de 13° C., celle du printemps de 18° C., la variation journalière est à peine de 2°,5, d'après Francis, et les variations des jours et des mois qui se suivent sont toujours très faibles. Le même auteur décrit l'humidité comme tenant le milieu entre Madère et Nice; le nombre des jours de pluie n'est que de 40 p. 100, donc plus faible qu'à Nice et tous nos malades nous ont dit que l'air était sec.

Alexandrie, Port-Saïd. — Sur la côte d'Égypte on peut citer plusieurs localités, surtout Alexandrie et Port-Saïd, qui, avec une température moyenne de l'année (20, 21°) analogue à celle du Caire, ont un climat moins sec. Bien que ce ne soient pas réellement là des stations médicales, nous les mentionnons cependant, car on pourra les utiliser au besoin pour des gens d'affaires atteints de phtisie stationnaire, pendant les mois froids, et, pendant toute l'année peut-être, pour ceux atteints de rhumatismes chroniques ou d'albuminurie.

Smyrne. — Parmi les nombreuses localités situées sur la côté de l'Asie mineure et de la Grèce, et dans les îles, il s'en trouve à peine une qui se recommande au point de vue du climat. Smyrne (37°,58 lat. Nord, 27° long. Ouest) a une température moyenne de 17°; en hiver 8°,7, au printemps 15°,6, en automne 18°; le maximum de l'été est de 43°, le minimum de l'hiver, de 9°,1. Quantité de pluie 621 millimètres; jours de pluie 67; humidité relative 64 p. 100. Cette localité ne convient pas aux malades qui ont besoin de ménagements; les variations de température sont très grandes en hiver; les conditions hygiéniques sont peu satisfaisantes.

Larnaka. — Larnaka, dans l'île de Chypre (34°,57 lat. Nord, 33° long. Est), a une température moyenne de 20°; en hiver 11°; au printemps 17°,8; quantité de pluie 324 millimètres; jours de pluie 54; cet endroit n'est pas complètement à l'abri de la malaria et, pour ce motif, ne pourra être utilisé de longtemps comme station climatérique.

Athènes. — Athènes, en Grèce (37° lat. Nord, 23° long Est), a, d'après Schmidt, une température moyenne de 18°, avec de grands extrêmes (+ 40°,7 et — 10°); hiver 9°,55; printemps 16°,66; automne 19°,34; été 27°,28; quantité de pluie, 385 millimètres; jours de pluie 75; humidité relative 62 p. 100. Le climat est absolument impropre aux malades atteints de la poitrine. Le séjour d'Athènes nous a semblé favorable aux goutteux, aux malades atteints de névralgies et de rhumatismes.

Afrique du Sud. Le Cap. — Entre tous les lieux secs de la côte de l'hémisphère Sud, il nous faut mentionner avant tout la côte de l'Afrique du Sud, bien qu'à cause de son grand éloignement, cette région ne puisse être utilisée que dans des cas déterminés. Avec la partie élevée de l'Afrique du Sud, nous revenons au climat du continent et plus particulièrement des hauteurs. Sur la côte nous avons avant tout la ville du Cap (Cape-Town 33°,56 de long. Sud, 18° de long. Est) sur la baie de la Table, au pied des monts de la Table, d'une hauteur de plus de 1000 mètres, avec une température moyenne de plus de 18°; température moyenne de l'hiver 14°; printemps et automne environ 18°; été, environ 22°; quantité de pluie environ 600 millimètres; humidité moyenne 72 p. 100. La ville elle-même est poussiéreuse et désagréable. La ville maritime de Sea Point ou celle de Wynberg, située à proximité, dans l'intérieur des terres, avec des hôtels assez bons, est préférable pour les malades. Malheureusement les vents sont fréquents, quelquefois violents, chargés de beaucoup de poussière; par contre on peut aller se réfugier pendant l'époque chaude de l'année dans les points élevés situés à l'intérieur des terres.

Port-Elisabeth et Port-Natal ou Durban, lieux situés sur la côte Sud, sont un peu plus chauds. Les variations de température sont grandes dans tous les points de cette côte, lorsque le vent change subitement. Le vent qui arrive de l'intérieur, pendant les mois chauds, a une température très élevée; celui de la mer est sensiblement plus frais.

Il n'est pas vraisemblable que ces stations soient recommandées en Europe, en exceptant toutefois l'Angleterre; il faudrait pour cela que le voyage d'aller et retour fût considéré comme une cure, ou qu'on cherchât, pour des gens atteints de phtisie commençante, une occupation que l'on trouve assez facilement dans les ports. C'est ainsi que nous avons observé dix cas de phtisie à la première et à la seconde période chez de jeunes négociants, dont trois ont vu leur état s'améliorer à tel point que, depuis deux ans déjà, on peut les considérer comme guéris ou tout au moins comme arrivés à un état stationnaire; deux autres malades ne se sont améliorés que par un plus long séjour sur les hauteurs, parce qu'ils n'avaient pu supporter le climat de la côte ; deux moururent lentement, et trois succombèrent plus rapidement qu'ils ne l'eussent sans doute fait dans leur pays.

Australie. Nouvelle-Galles du Sud. Sydney. — L'Australie présente beaucoup de variétés climatériques qui sont déterminées en partie par sa situation dans l'hémisphère Sud (10° à 39° de lat. Sud et 113 à 154° de long. Est), en partie par l'influence de l'Océan, et des vastes déserts de l'intérieur. Parmi les ouvrages qui se rapportent à la climatothérapie de ces régions nous signalerons ceux de Montgomery Martin, de Scoresby-Jackson, de J.-B. Brown, de Bird, de Thompson et les ouvrages plus récents de C. Faber, comme complément à ses recherches sur l'influence des voyages sur mer, publiées dans le Practitioner de 1876 à 1878. La partie du tropique située au Nord ne mérite pas d'être signalée au point de vue climatérique. Mais même dans les autres parties, il y a de grandes différences. Sur la côte Est on cite la Nouvelle-Galles du Sud, (du 30° au 37° de lat. Nord) comme possédant un climat sain. Scoresby-Jackson lui assigne une température moyenne de 18° environ; en hiver (juin à août) 12°,8, au printemps presque 18°,6, en été 22°, en automne 18°,8. Faber donne des moyennes inférieures de près de 1°, ce qui tient sans doute à des observations plus nombreuses. Pendant l'hiver, les nuits sont souvent froides dans le voisinage de Sydney ; mais, pendant le jour, la température est rarement inférieure à 4°,4. Il tombe peu de pluie en hiver et au printemps; en été la chaleur est grande, souvent accablante à cause des vents chauds de l'intérieur; le commencement de l'automne est pluvieux, incertain; la seconde moitié de l'automne est agréable. D'après Montgomery Martin on compte environ, par année, 241 beaux jours et 48 jours de pluie. La quantité de pluie est variable; elle est en moyenne, pour l'année, de 1200 millimètres environ; le maximum de l'humidité relative dans le mois d'octobre est de 80, le minimum en janvier n'est que de 9 p. 100. En hiver les vents du Sud dominent en général; en été, par contre, ceux du Nord ne sont pas rares.

La tuberculose, qui était considérée autrefois comme rare, est devenue plus fréquente; les affections dysentériques sont assez nombreuses.

Outre la station de Sydney, il y a encore cinq autres stations maritimes à la Nouvelle-Galles du Sud, ce sont : port Maquaire et Newcastle au Nord, et Wollongong, Cap Saint-George et Eden au Sud de Sydney; la température moyenne de ces stations varie entre 17°,7 à Newcastle et 15°,5 à Eden, la station située le plus au Midi (37° de lat. Sud). Le maximum à Newcastle est de 28°,9, à Eden il n'est que de 25°, à Sydney de 26°,1.

A une petite distance de la côte, c'est-à-dire entre celle-ci et la chaîne de montagnes, se trouvent encore sept autres stations météorologiques : Casino, Grafton, Muswell Brook, West Maitland, Windsor, Parawatta et Liverpool; elles possèdent toutes un climat moins uniforme que les stations de la côte Sud, c'est-à-dire de plus forts maxima et de moindres minima en été et en hiver, ainsi que de plus grandes variations journalières. Tandis qu'à Sydney la variation moyenne de la journée n'est que de 7°,8, inférieure à 6° en janvier, à peine de 10° en octobre, elle s'élève pour les stations plus éloignées de la côte à 12° (Maitland) et 14° (Windsor).

Victoria. Melbourne. — Dans la province de Victoria (34° à 39° de lat. Sud, 141° à 150° de long. Est) se trouvent les stations maritimes de Gabo-Island (47° de lat. Sud, 150° de long. Est), port Albert, Melbourne, Cap Otway et Portland. Melbourne, la principale ville, à l'embouchure du fleuve Yarra, située dans le port Philipp (37°,50 de lat. Sud), a, d'après les données de Faber, une température moyenne d'environ 14°3; dans toute l'étendue de la côte la température est inférieure de 0°,5. Des relations antérieures (Strzelecki) l'avaient donnée comme presque supérieure de 2°. Cap Otway possède la température la plus basse 12°,9; Portland la plus élevée 16°,1; cette dernière n'a que 19°,44 dans le mois le plus chaud, 12 dans le plus froid; ce fait est dû évidemment à sa situation abritée sur la baie de Portland et à l'action tempérante de la mer. La température moyenne des différentes époques de l'année à Melbourne est, en hiver, de 9°,6; au printemps de 13°,9; en été de 18°5; en automne de 14°,8. Dans l'espace de dix-sept ans la température a été, à l'ombre, 61 fois au-dessus de 37°,8 (une fois 43°) et 52 fois au-dessous de 0°; la plus grande variation de l'année était un peu au-dessous de 46° en 1868. La variation moyenne du jour est de 12°,4 en été, de 10°,3 en automne, de 8°,3 en hiver, de 11°,1 au printemps.

Australie du Sud. Adélaïde. — Dans l'Australie du Sud, la principale ville est Adélaïde, sur le fleuve Torren (34°,55 de lat. Sud, 138°, de long. Est); elle est située, il est vrai, à environ deux lieues de la côte, mais elle peut cependant être considérée comme soumise à l'influence de la mer. Température moyenne 17°,2; hiver 11°,8; printemps 16°,7; été 22°,8; automne 17°,9; variation journalière moyenne 11°,5; en hiver de 8°,5 seulement; cette variation serait plus grande, si les vents de l'Océan n'étaient pas dominants. En été, les variations dues à l'influence du désert, sont les plus considérables (14°,1); elles sont semblables à celle du Caire, comme le rappelle Faber. Le même auteur indique les mois d'automne, avril et mai, comme magnifiques.

Australie occidentale. Perth. — Dans la province occidentale de l'Australie, la température est à peu près la même, mais la quantité de pluie est plus considérable.

Dans la principale ville, Perth, située sur le fleuve Swan (41° lat. Nord, 115° long. Est), dans une belle position, la température moyenne de l'année est de 18°; hiver 13°,6; printemps 17°,10; été 22°,5; automne 19.° A Fremantle (32° lat. Sud, 115° long. Est) la température est inférieure de presque 1°.

Les conditions sanitaires sont très favorables dans l'Australie occidentale. D'après les communications du médecin de la colonie, Ferguson, la mortalité n'est que de 12 sur 1000, tandis qu'elle est de 15 dans la Nouvelle-Galles du Sud et dans la Tasmanie, et bien supérieure dans d'autres colonies anglaises. La faible colonisation ne joue-t-elle pas un rôle important? Avec une population croissante, une pareille mortalité pourrait servir de modèle d'hygiène.

Quant à l'application que l'on peut faire du climat de ces côtes de l'Australie sous le rapport thérapeutique, elles ont beaucoup perdu de la réputation qu'on leur prêtait dans le traitement climatérique de la phtisie. Elles sont cependant toujours efficaces, en choisissant convenablement l'époque de l'année ; elles peuvent servir de pied-à-terre entre l'aller et le retour de voyages faits sur mer, dans un but thérapeutique ; elles ont aussi une action favorable sur la santé des colons prédisposés à la phtisie. Les mois d'été sont beaucoup trop chauds pour les phtisiques, mais on peut les éviter en se rendant à Hobart-Town pendant la période la plus chaude de l'année, ou même dans la montagne où il y a des stations d'avenir ; une partie de l'automne, de l'hiver et le commencement du printemps conviennent très bien à des gens affaiblis et à des tuberculeux. Nous avons obtenu dans six cas de phtisie un bon résultat à la première période et trois insuccès; dans huit cas à la deuxième période, quatre succès; chez les quatre autres malades le résultat fut douteux ou mauvais. Plusieurs phtisiques observés autrefois par nous, habitent à proximité de Melbourne et de Sydney, et jouissent d'une santé satisfaisante; un autre habite la ville d'Adélaïde.

CHAPITRE II

CLIMATS DE PAYS PLATS OU DE PAYS ÉLOIGNÉS DE LA MER

Les climats si différents que renferme cette grande division peuvent se subdiviser en un grand nombre de groupes importants, en prenant pour base leurs propriétés thérapeutiques, ou leurs caractères météorologiques. Mais en raison de l'insuffisance des classifications, nous en choisirons une plus modeste quoique très générale. Nous diviserons ces climats en : I, climats de montagne; II, climats de plaine, qui peuvent ensuite se subdiviser en plusieurs groupes.

I. — Climats de pays élevés ou de montagne.

Que doit-on entendre par climat de montagne ? — Les climats dont nous nous occuperons ici présentent de très grandes différences suivant le degré de latitude et l'élévation au-dessus du niveau de la mer et des régions environnantes. Toutefois, ces climats ont ceci de commun que, suivant leur élévation au-dessus du niveau de la mer ou des surfaces de terre environnantes, il se produit dans les éléments ou facteurs climatériques, des modifications qui donnent à ces climats un caractère particulier, comme l'a démontré H. C. Lombard dans son remarquable ouvrage, *Les climats de montagne*, paru il y a environ trente ans. Jourdanet, Guilbert, Brehmer, Küchenmeister, Spengler, Biermann, Leroy de Méricourt, Reimer, Boner, Stoll, Volland, ont complété les premiers travaux de Lombard.

Il est difficile de dire à partir de quelle hauteur on doit faire commencer le climat de montagne, car l'influence de l'élévation au-dessus du niveau de la mer varie suivant les différentes localités. Ainsi une chaîne de montagnes de 500 à 700 mètres de hauteur, située dans les régions plates et froides du Nord de l'Allemagne, exerce une si grande influence sur les facteurs climatériques, que la végétation a le caractère d'une végétation de montagne, et l'on peut considérer comme climat de montagne, le climat des hauteurs et des vallées d'une telle chaîne. Par contre on ne donnerait pas ce caractère à une élévation beaucoup plus considérable de l'Himalaya ou des Andes Péruviennes, où les céréales et les arbres fruitiers ne poussent qu'à une hauteur dépassant 1000 ou 1500 mètres et où la région des arbres s'élève au-dessus de 4000 mètres. On ne saurait donc prendre pour ligne de démarcation l'altitude seule, car dans les latitudes plus septentrionales et dans les plaines éloignées de la mer, une élévation de 500 à 600 mètres peut, dans le sens climatothérapique, prendre le nom de *climat de montagne*, tandis qu'une altitude considérable devient nécessaire dans les latitudes plus méridionales, c'est-à-dire rapprochées de l'équateur, et au niveau de plateaux très étendus. La limite supérieure jusqu'à laquelle les climats de montagne peuvent être utilisés au point de vue thérapeutique dans des conditions ordinaires, varie également suivant les degrés de latitude et d'autres influences (isothermes). Cette limite devrait rarement dépasser la hauteur de 1000 mètres, dans la partie septentrionale de la zone tempérée, tandis que dans la partie moyenne, comme dans les Alpes Suisses, elle s'élève, dans des conditions favorables, jusqu'au-dessus de 2000 mètres et dans les zones tropicales, par exemple dans les Andes Péruviennes, au-dessus de 3000 mètres, et même pour certains états au-dessus de 4000 mètres.

Modification des éléments climatériques. Conditions de température. — Nous avons déjà appelé l'attention sur la diminution de température qui se produit au fur et à mesure qu'on s'élève au-dessus de la mer. Pour obtenir une diminution de température de un degré, il faut, suivant Lombard, atteindre les hauteurs suivantes :

Sur le mont Ventoux (Martins)...........	141	mètres.
le Rigi (Kæmtz)......................	149	—
le col du Géant (De Saussure)	164	—
le Saint-Gothard (Schow)........... .	168	—
les montagnes du Spitzberg (Martins)..	172	—
le Faulhorn (Bravais)................	170	—
les Andes (Boussingault).............	175	—
les Andes (Humboldt).................	187	—
le Saint-Bernard (Plantamour)	188	—

Ce tableau donnerait en moyenne une diminution de un degré par 166 mètres de hauteur ; les frères Schlagintweit admettent la même proportion pour les Alpes. Mais, même dans les Alpes Européennes, la diminution de température n'est pas partout la même ; ainsi Gaudier, se basant sur les recherches de la Commission météorologique suisse pendant les années 1864 à 1868, a dressé le tableau suivant qui indique la hauteur à laquelle il faut s'élever pour obtenir un abaissement de température de un degré centigrade.

Dans le groupe du	Saint-Gothard.......	15	stations.	165	mètres.
—	Simplon............	9	—	165.7	—
—	Julier..............	10	—	171.5	—
—	Saint-Bernard.......	8	—	181.8	—
—	Bernardin..........	14	—	184	—
—	Rigi	22	—	204	
—	Chaumont..........	4	—	206.4	—
—	Uetliberg...........	4	—	227.6	—
	Moyenne annuelle correspondante à un abaissement de un degré.............			186.2	mètres.

Mais il faut bien remarquer que la moyenne variait suivant les différentes saisons ; pour chaque degré, il fallait s'élever en été de 159 mètres, en hiver de 280 mètres; d'où nous concluons que les localités élevées sont relativement plus chaudes en hiver qu'en été. Les exceptions à ces règles sont nombreuses; ainsi Archibald Smith admet une température annuelle moyenne de 22° C. pour Lima, située à environ 150 mètres au-dessus de la côte du Pérou, avec un minimum de 15°,6 et un maximum de 28°,9; pour la hacienda d'Andaguaylla, située 2000 mètres plus haut dans la vallée des Cordillères Huanuco, une température variant entre 18°,9 et 22°,2. D'après Schlagintweit, le fond des vallées est plus chaud en été et plus froid en hiver que les versants et les sommets.

Suivant les heures de la journée il y a aussi des différences; nous avons trouvé souvent dans le fond des vallées la température plus basse, après le coucher du soleil, qu'à 100 ou 150 mètres plus haut; nous avons observé ce fait dans la vallée du Rhône, sur le chemin de Viesch, sur l'Eggischhorn, et de Brieg sur la Belalp, dans la vallée de Chamonix, sur le chemin qui conduit de cette vallée à la Flegère; il est dû sans doute à la descente de l'air qui se refroidit plus rapidement sur les hauteurs et s'amasse dans les profondeurs en raison de sa pesanteur. Il en résulte que les habitations situées sur les versants, spécialement avec une exposition Sud et Sud-Ouest, présentent sous ce rapport des conditions plus favorables que celles placées au fond des vallées; ces dernières sont, en outre, humides, et l'air s'y renouvelle mal. La présence des forêts exerce une influence multiple, en ce qu'elles arrêtent le courant d'air froid qui descend le soir; mais en général elles rendent l'air plus humide et plus frais. Les différences de température entre l'hiver et l'été sont en général moins grandes dans les climats de montagne que dans ceux des pays plats intérieurs.

Nous ne pouvons parler de la température dans les montagnes, sans citer les observations de Beneke. En comparant la perte de chaleur qu'éprouvent les substances inorganiques, (une boule de verre remplie d'eau chaude, par exemple) placées dans des conditions d'ailleurs identiques, cet auteur a prouvé que la perte paraît être plus grande au bord de la mer, que dans des régions montagneuses moyennes.

Pression atmosphérique. — La pression atmosphérique diminue proportionnellement à l'altitude. A une hauteur de 5000 mètres, par exemple, la pression atmosphérique atteint à peine la moitié de ce qu'elle est sur le bord de la mer; l'air est par suite plus léger et contient par conséquent moins d'oxygène et moins d'azote. Les variations de la pression atmosphérique, diurnes ou annuelles, sont plus faibles.

Humidité. — Il n'est pas de règle précise, qui établisse un rapport entre le degré hydrométrique et la hauteur. En ce qui concerne l'humidité absolue elle est positivement moindre sur les hauteurs que dans les basses régions; cela ressort de ce fait que la capacité de l'air pour l'humidité diminue en raison de l'abaissement de la température.

Les auteurs ont émis des opinions différentes quant à l'humidité relative. D'après Gay-Lussac, Saussure, Humboldt, Boussingault et Dove, on doit conclure à une diminution de l'humidité relative ; d'après Kaemtz, Bravais et Martins à une augmentation de l'humidité relative. Les aréonautes trouvent dans leurs ascensions dans des couches différentes, des degrés d'humidité supérieurs et inférieurs. Le même phénomène se présente sur les versants des montagnes et selon la position des localités qui sont exposées régulièrement à des vents humides ou secs; il est évident que l'air doit être en moyenne plus humide ou plus sec que sur le versant opposé de la montagne à une même altitude. Plantamour a trouvé l'humidité sur le Saint-Bernard (2478 mètres) à peu près semblable à celle de Genève (378 mètres) ; Steffen constata à Davos Platz (1562 mètres) une humidité moyenne relative de 75,2 pour l'année 1876. Il est un point important indiqué par Riemer, c'est que la moyenne pour 1 heure de l'après-midi n'est que de 57,6, tandis qu'à 7 heures du matin elle est de 80,4, et à 9 heures du soir de 87,6. Nous avons donc pour le milieu du jour, moment que les malades passent à l'air libre, une humidité peu considérable, et le soir et le matin une humidité moyenne. Des observations prises à Denver (41° lat. nord; 104°, long. Ouest) dans le Colorado, dans les États-Unis de l'Amérique du Nord, pendant six années, donnent une moyenne d'humidité relative variant de 40° à 50° (*Transactions of the Colorado medical Society*, Denver, 1878).

Nous nous occupons surtout au point de vue climatérique d'individus qui passent une grande partie de la journée dans leur chambre; or, dans les hautes montagnes, l'air des appartements est beaucoup plus sec qu'au dehors, surtout en hiver; ainsi à Davos-Dörfli l'humidité relative moyenne était de 87°, en octobre 1875, à l'air libre, par une température de 2°,77 C.; dans la chambre, elle était seulement de 57°,6 par une température de 12°,9 (Volland).

En étudiant l'humidité de l'air au point de vue de la climatothérapie, il faut toujours tenir compte de la proportion d'humidité relative combinée à la température de l'air; car l'air inspiré est réchauffé dans les poumons et se sature plus ou moins complètement d'humidité. De l'air, dont le degré d'humidité serait de 80° et la température de 1°, doit enlever au corps, par les poumons et à un degré moindre par la peau, beaucoup plus d'humidité qu'un air dont l'humidité serait la même et la température de 15°. Dans ses communications sur la météorologie de Davos (Bâle 1878) Steffen a attiré l'attention sur ce point, et fort judicieusement. Notre opinion à cet égard a du reste toujours été la même; cependant nous admettons difficilement, comme il le fait, que l'air expiré a toujours la température du corps, c'est-à-dire 37°, et qu'il est saturé jusqu'à ce degré; nous pensons, au contraire, que, après une inspiration d'air très froid, l'air expiré n'a que 30° à 35° C.

En ce qui concerne la quantité de pluie, nous avons indiqué, dans le chapitre consacré à l'étude de l'humidité de l'air, qu'elle dépend beaucoup de la position des montagnes par rapport aux vents de pluie; elle varie par conséquent suivant les chaînes de montagnes et dans les diverses parties d'une même chaîne. Ainsi, elle est plus considérable dans les Alpes méridionales et du Sud-Ouest que dans les Alpes septentrionales et du Nord-Est; sur le versant Sud de l'Himalaya elle est très prononcée jusqu'à 3000 et 4000 millimètres. Elle est moindre dans certaines vallées qui sont protégées par des chaînes de montagnes situées dans la direction des vents de pluie, comme l'Engadine supérieure. Gasparin admet, d'après des observations faites sur le cours du Rhône, du Rhin et du Pô, que la quantité de pluie croît en proportion de l'élévation au-dessus du niveau de la mer; il paraît en être ainsi en Suisse, d'après les rapports de Chaix qui s'appuie sur les observations de quatre-vingt-seize stations. Ainsi la moyenne pour quinze stations, situées sur le plateau entre Berne et Constance, est de 1000 millimètres; pour vingt-cinq stations plus élevées, situées entre Beatenberg et Davos, elle est de 1461 millimètres. Ni dans les montagnes de l'Amérique du Nord, ni dans celles de l'Amérique du Sud, les choses ne se passent ainsi. Du reste la quantité de pluie n'est pas du tout en rapport avec l'humidité de l'air : car il y a des contrées, comme la côte du Pérou, près de Lima, où il ne pleut presque jamais, et cependant l'air est assez humide; réciproquement la quantité de pluie peut être considérable et cependant l'air être sec. Généralement on dit que l'air est plus sec sur les hautes montagnes que dans les plaines; cette affirmation ne se rapporte pas seulement à l'humidité de l'air, qui dépend de conditions générales, mais aussi à celle qui est déterminée par la nature du terrain, car, dans un sol en grande partie rocheux, abrupt et se desséchant facilement, l'humidité est moindre et par conséquent l'évaporation est aussi plus faible.

Brouillard. — Les brouillards sont fréquents dans les hautes vallées, cependant ils existent principalement dans les régions inférieures, et s'élèvent rarement très haut sur les versants. Au contraire, des nuages presque identiques aux brouillards sont plus fréquents dans les régions montagneuses moyennes que dans les plaines, tandis qu'ils sont plus rares sur les hautes régions que dans les régions moyennes et basses. La pureté de l'air est plus grande sur les hauteurs que dans les plaines.

Évaporation. — Suivant la plupart des auteurs qui ont écrit sur les climats de montagne, l'évaporation doit être plus considérable sur les hauteurs que dans les plaines, mais d'après les expériences comparatives faites en même temps à Strasbourg et à Davos-Dörfli par Krieger et Volland, l'évaporation est au contraire moindre dans cette dernière localité qu'à Strasbourg (*Évaporation et Insolation*, par le docteur Volland, Bâle, 1879); ce fait tiendrait, suivant cet auteur, à ce que l'air raréfié absorberait moins de vapeur d'eau.

Influence de la chaleur solaire. — La chaleur directe du soleil est regardée comme très intense dans les hautes montagnes, l'hiver aussi bien que l'été; ce fait a été prouvé pour l'hiver par les recherches de Townsend à Saint-Moritz, de Waters à Davos et surtout par celles de Frankland à Davos-Dörfli. Frankland (*On some winter thermometric observations in the Alpes*, *Proc. Roy. Soc.*, 1874) a observé que, sur un thermomètre à boule noircie placée dans le vide, la température monta, le 21 décembre 1873, à 10 heures du matin à 44° et à 2 h. 50 m. de l'après-midi à 45°. Tandis que le jour même et avec un thermomètre analogue, Glaisher constatait à 9 h. du matin à Greenwich une température solaire de 9°,3; à midi et à 3 heures du soir de 21°,9 C. avec un maximum de température à l'ombre de 10°,9 et un minimum de 2°,1. Le 22 décembre, le thermomètre à boule de verre noircie marquait à Davos, à 8 h. 20 m. du matin, 15 minutes avant le lever du soleil, — 18°,3 C.; un thermomètre semblable indiquait dans le vide à 8 h. 45 m. du matin, 10 minutes après le lever du soleil, 22° C., à 8 h. 50, 26°, à 9 h. 30°, à 9 h. 45 m.

37°,3, à 10 h. 15 m. 39°,3, à 10 h. 45 m. 39°,5, à 11 h. 15 m. 41°,2, à midi 42°,4, à 12°,40, avec de légers nuages devant le soleil, 37°,2, à 1 h. 45 m. avec un soleil brillant, 43°. A Greenwich le même jour, à 9 h. du matin, le thermomètre marquait 8,5° C. à midi, et, à 3 heures de l'après midi, 12°,8, C. (maximum de la journée). A l'ombre, à Greenwich, le maximum était de 10°,4, le minimum sur l'herbe de — 1°,7 C.

Le même jour, le thermomètre ordinaire à boule de verre noircie marquait à Davos, en plein soleil, à 9 heures du matin, — 1° C., à 10 h. 15 m. + 0°,6, à midi + 3°,3, à 1 h. 45 + 7°,2; à l'ombre à 10 h. 15 du matin — 4°, à midi — 1°, à 1 h. 45 — 2°; un thermomètre analogue dans une boîte doublée de drap noir et avec un couvercle en verre indiquait à 9 h. 45 du matin 75° C., à 10 h. 15 m. 85° C., à midi 100° C., à midi 35, 102°,8, à 2 h. 105°, — hauteur du baromètre : 630 millimètres.

Le 23 décembre, le maximum mesuré avec le thermomètre noirci et en plein soleil n'était à 2 heures de l'après-midi que de 40°; à l'ombre, la température était de — 9°,4 à 11 h. 30 du matin; hauteur barométrique 627^{mm},3. A Greenwich le maximum de la température au soleil était de 22°,8 C. à 2 h. de l'après-midi, tandis qu'à midi on n'enregistrait que 12°,8 C.; le maximum à l'ombre était de + 8°,3, le minimum sur l'herbe de — 2°,3 C.

Le 24 décembre, Frankland constata sur le col de Fluela, à 2400 mètres au-dessus du niveau de la mer, que la température au soleil était de 42°,3, ainsi un peu plus basse que la température la plus élevée observée à Davos à la même heure (42°,5); à la même heure la température à l'ombre sur le col de Fluela était de — 7°,2.

Le 25 décembre et les jours suivants, quand par un ciel pur, de très petits cristaux de neige voltigeaient dans l'air, la température au soleil à 1 h. 45 m. était seulement de 35° C.; la plus élevée à midi était de 40° C.; à la même heure et à l'ombre — 9°,1 C. La température bien plus élevée produite par la chaleur solaire à Davos, comparativement à celle de Greenwich, est de la plus grande importance pour la climatothérapie. On admettait que, même en été, la température solaire était plus élevée sur la montagne que dans la plaine, mais les observations de Volland comparées à celles faites par Krieger à Strasbourg donnent comme moyenne pour les mois de juillet, d'août, de septembre un minimum de plusieurs degrés pour Davos, c'est-à-dire pour les mois ci-dessus 56°,56 et 47°,4, contre 63°,5, 64°,1 et 54°,2 pour Strasbourg. C'est seulement en octobre que Davos a l'avantage sur Strasbourg avec 45°,5 contre 36°,1. Les recherches de Volland ont confirmé un autre fait ; quoique la température au soleil soit pendant l'hiver considérablement plus élevée sur les hautes montagnes que dans les basses régions, elle est cependant moindre que pendant l'été sur les hauteurs. Il est à remarquer que malgré cette grande chaleur au soleil, l'air ne s'échauffe pas beaucoup, de sorte que l'on respire un air relativement froid. Frankland fait remarquer, ce qui a été confirmé par tous les autres observateurs, que sur les hautes montagnes la chaleur au soleil augmente immédiatement après le lever du soleil (31°,8) et qu'elle reste ainsi jusqu'à son coucher (33°,1), quoique le maximun soit de 9 ou 10 degrés plus élevé à midi et pendant les premières heures de l'après-midi ; il signale, en outre, les basses températures à l'ombre.

Lumière. — La lumière est plus intense dans les régions montagneuses élevées que dans les plaines, où l'air offre plus de résistance aux rayons lumineux que sur les hauteurs. Des expériences photométriques exactes seraient nécessaires. Ce fait est confirmé par les observations de Ludwig qui a constaté que, à Pontresina, les photographes n'emploient pour la préparation de leurs photographies que la moitié du temps nécessaire à ceux qui opèrent à Chiavenne en Italie, au pied du Splügen et au col de la Maloïa ; les couleurs foncées de beaucoup de fleurs, surtout le ravissant bleu des gentianes, des campanules et des myosotis des Alpes en sont une autre preuve.

Ozone. — Dans les observations que Townsend et Greathead eurent l'obligeance de faire pour nous à Saint-Moritz, dans les années 1869 à 1871, la quantité d'ozone était toujours très considérable; ce qui est d'accord avec l'opinion générale.

Pureté de l'air. — L'absence de poussière d'origine organique ou inorganique est en général plus considérable sur les hauteurs que dans les plaines; cette pureté de l'air varie naturellement avec chaque localité. Quand dans les vallées élevées, les villes, les fabriques et les routes augmentent, la poussière organique et inorganique se produit avec ses résultats; il ne saurait y avoir d'air pur là où un grand nombre d'individus vivent resserrés dans de petits espaces fermés et étroits, comme, par exemple, dans les fabriques de dentelles de l'Appenzell; bien que ces localités soient situées à 3000 et 4000 mètres au-dessus du niveau de la mer, l'air ne saurait y être considéré comme pur. Là où existent en grande quantité des matières animales ou végétales en décomposition sous l'influence de l'humidité et de la chaleur, il ne peut être question d'air pur. Mais en général les régions élevées ont l'avantage sur les plaines sous ce rapport, et cet avantage semble augmenter avec l'altitude. Dans beaucoup de contrées élevées la putréfaction a lieu bien plus lentement que dans les plaines, ce fait est surtout sensible en hiver, période pendant laquelle le sol étant couvert de neige sur les montagnes européennes élevées, toute évaporation organique du sol et toute formation de poussière inorganique sont impossibles. On pourrait objecter que c'est uniquement l'action directe du froid qui empêche la décomposition et qui permet le dessèchement et la conservation de la viande, tel que cela se pratique dans les hautes vallées des Grisons; mais les expériences de Pasteur sur la mer de glace et à Chamonix indiquent que le froid n'est pas seul en cause. En effet, Pasteur (*Annales de chimie et de physique*, vol. LXIV, 1862) a trouvé que l'air sur la mer de glace était libre de ferment, tandis que celui du village voisin de Chamonix en contenait en grande quantité. L'air des hautes vallées de la Suisse est semblable à celui des glaciers pendant quatre à cinq mois de neige, car alors il ne renferme pas de ferment. Nous avons appelé l'attention dans un travail antérieur (*Med. Chir. Trans.*, vol. LII, 1669) sur ce point, sur lequel ont insisté dernièrement Burney Yeo et Clifford Allbutt en qualifiant l'air des hautes régions d'antiseptique; je préfère l'expression d'aseptique, qui veut dire privé de substances déterminant la fermentation ou la décomposition.

Électricité. — La science ne nous enseigne rien de précis sur les conditions électriques, cependant les orages semblent être plus fréquents dans une zone moyenne (entre 1000 et 2000 mètres dans les Alpes) que dans des régions plus élevées ou plus basses. Les expériences de Becquerel et de Breschet sur le Saint-Bernard et d'autres localités permettent de croire à une plus grande quantité d'électricité positive; cet état serait encore démontré par la basse température des régions montagneuses, et peut-être aussi par la sensation de l'accroissement d'énergie, que la plupart des personnes éprouvent jusqu'à une certaine élévation.

Agitation de l'air. — En général, l'agitation de l'air est plus considérable dans les régions montagneuses, parce qu'elles sont exposées aux vents généraux et aux vents locaux, surtout aux vents journaliers et périodiques, c'est-à-dire aux vents de montagnes et de vallées; cependant il y a de grandes différences suivant l'orientation de la localité et suivant l'abri qu'offrent les hauteurs voisines; il existe donc des localités très abritées et d'autres très exposées aux vents : à cette dernière catégorie appartient presque toujours le sommet des montagnes.

Une particularité importante de beaucoup de vallées élevées des Alpes européennes, c'est qu'en hiver les vents sont relativement rares, parce que l'air ne s'échauffe pas à cause des neiges et n'amène pas de courants d'air locaux, et que de hautes chaînes de montagnes les protègent jusqu'à un certain point contre les vents généraux. Des faits semblables s'observent par exemple dans les vallées bien connues de l'Engadine supérieure et à Davos, où sous ce rapport la différence est très grande entre l'hiver et l'été, et tout à fait à l'avantage de l'hiver.

Nature du sol. — Sur le versant des montagnes le sol est surtout rocailleux, recouvert seulement d'une légère couche d'humus ; le plus souvent sec, sur les sommets et les pentes, il sèche vite, même après de fortes pluies, il n'est humide que dans les vallées à pente douce ou encaissées.

En règle générale on peut dire de ces sanatoria qu'ils ont un sol peu humide.

Dans les régions moyennes des montagnes européennes, le sol est généralement recouvert de gazon, de forêts, surtout de forêts de pins ; dans les régions plus élevées, les forêts d'essence variée disparaissent graduellement ainsi que les forêts de sapin, et on ne trouve plus que de petits arbustes comme le rhododendron des Alpes, une herbe courte, avec un riche mélange de fleurs, qui dépassent par leur variété et leurs couleurs foncées celles des régions inférieures, de sorte que les mêmes variétés ont sur les prairies des hautes montagnes un tout autre aspect que dans les plaines. Les pâtres qui ont l'habitude des plaines et des régions montagneuses moyennes et élevées, affirment que l'herbe des vallées supérieures et des versants est plus chargée d'aromates que celle des plaines.

Caractère du climat de montagne. — Les principales propriétés du climat des hauteurs ou de montagne, surtout du climat des hautes montagnes d'Europe, sont donc :

1° Pression atmosphérique moindre ; raréfaction de l'air ;

2° Air plus frais; avec une très grande chaleur au soleil, qui dépasse de beaucoup en hiver celle des régions inférieures, sans que l'air soit sensiblement échauffé par les rayons solaires. Basse température à l'ombre et très basse température nocturne, surtout pendant l'hiver;

3° Sécheresse très caractérisée de l'air, malgré des pluies abondantes;

4° Forte agitation de l'air en été. Pendant l'hiver, dans les hautes vallées, recouvertes de neige et abritées, agitation moins grande de l'air;

5° Grande pureté de l'air par rapport aux miasmes et aux mélanges organiques et inorganiques, surtout quand la contrée est recouverte de neige (air aseptique);

6° Augmentation de l'influence de la lumière;

7° Grande quantité d'ozone;

8° Proportion d'électricité positive probablement plus considérable.

9° Humidité moindre du sol.

Effets physiologiques du climat de montagne. — Les effets physiologiques du climat de montagne sont encore moins exactement connus que ses conditions physiques, et plus difficiles à résumer. Il serait trop long de considérer les influences de chaque agent physique en particulier sur les différents organes pour répondre au but que nous nous proposons; nous exposerons brièvement la manière dont se comportent les organes principaux et les principales fonctions.

La *peau* éprouve, surtout en raison de la diminution de la pression atmosphérique et de l'augmentation de la chaleur solaire, un accroissement de l'afflux sanguin; la nutrition des vaisseaux, des nerfs et des tissus élastiques s'améliore, et toute l'enveloppe tégumentaire est fortifiée par un long séjour dans les régions de montagne. Il faut y joindre en outre la plus grande force de résistance qu'éprouvent la plupart des personnes contre les refroidissements. La transpiration augmente dans les montagnes sous l'influence de la sécheresse de l'air; elle se produit sous forme de gouttelettes, et cependant elle n'apparaît pas aussi facilement sur les vêtements, parce que la sueur s'évapore plus rapidement quand il y a une plus grande agitation de l'air, une sécheresse plus marquée de l'atmosphère et un échauffement plus considérable de la surface cutanée. L'augmentation de la sueur est toujours liée à une déperdition plus considérable de substances solides et gazeuses.

Activité du cœur. — Les contractions du cœur sont plus ou moins accélérées chez les personnes qui quittent la plaine pour la montagne, mais elles reviennent chez la plupart d'entre elles au chiffre normal après un séjour de quelques jours ou de quelques semaines.

Jadis on admettait que la fréquence des pulsations augmentait avec l'élévation, et de nombreuses observations faites pendant un court séjour dans les régions élevées nous avaient déterminé à accepter cette opinion ; dans la plupart des cas observés, les pulsations étaient plus nombreuses un ou trois jours après l'arrivée dans les hautes régions que dans la plaine, et il semblait y avoir une sorte de relation entre le degré d'élévation et l'augmentation du nombre des pulsations; mais des observations ultérieures sur quarante-quatre personnes qui ont passé de douze jours à six mois sur les hauteurs ont donné les résultats suivants : chez trente-deux personnes placées dans les mêmes conditions on constata que le nombre des pulsations s'était à peine modifié; chez dix il y eut une augmentation de 5 à 1 p. 100, chez deux autres une diminution de 8 à 15 p. 100. Chez quarante-huit habitants des montagnes, tous en bonne santé, tels que guides, médecins et leurs familles, de quinze à cinquante ans, la fréquence des pulsations variait entre 54 à 72, en moyenne 66; donc elle était à peine plus élevée que chez les habitants des plaines.

Une question qui n'est pas encore suffisamment étudiée, c'est l'énergie des contractions du cœur et l'état du pouls. Il serait désirable qu'on fît des observations assez nombreuses avec le cardiographe et le sphygmographe. Chez la plupart des individus qui, dans un but thérapeutique, ont séjourné assez longtemps sur les hauts plateaux, l'énergie des pulsations et du cœur nous parut augmentée ; mais ces observations sans évaluations exactes ne peuvent avoir qu'une valeur très contestable. L'opinion que les hémorrhagies se produisent plus facilement sur les hauteurs ne peut se rapporter aux sanatoria.

L'expérience des médecins qui habitent des pays de montagne nous apprend que les hémorrhagies n'y sont pas plus fréquentes que dans la plaine, qu'au contraire les hémorrhagies pulmonaires sont bien plus rares, et que les hémorrhoïdes et les métrorrhagies y sont également moins fréquentes. Les hémorrhagies signalées par Saussure et d'autres auteurs ont été observées à la suite de fatigues et à des hauteurs considérables. Boner, de Davos, prétend que les veines apparentes, ainsi que les varices et les hémorrhoïdes, s'affaissent sous l'influence d'un séjour prolongé dans la montagne.

Respiration. — L'état de la respiration tel qu'il se produit sous l'influence des hauteurs comparé à celui qui s'observe dans la plaine a été interprété d'une manière très différente. En ce qui concerne le nombre des respirations, on admet qu'il doit être et qu'il est en réalité plus considérable sur les hauteurs, parce que la même masse d'air dilué contient, sur les sommets, une moins grande quantité d'oxygène; mais cela n'est pas conforme à la réalité.

Nos observations personnelles sur quarante-deux individus, examinés après les premiers jours de leur émigration de la plaine à des hauteurs variant de 1200 à 2400 mètres, nous ont donné une augmentation de deux à cinq respirations, dans 94 p. 100 des cas ; mais chez trente personnes en bonne santé ou presque bien portantes, qui passèrent deux à vingt semaines sur les montagnes, on ne constata, dans 82 p. 100 des cas, aucun changement dans le nombre des respirations, et dans 12 p. 100 une augmentation de deux à quatre respirations; chez 6 p. 100 une diminution de deux à trois respirations. La moyenne était dans la plaine de quatorze respirations à la minute et sur les hauteurs de 14,4. La moyenne sur trente-huit personnes habitant continuellement les hauteurs était de 14,2, presque le même nombre que chez les habitants de la plaine que nous avons observés. Boner prétend même que les habitants des hauts plateaux ont, pour la plupart, les mouvements respiratoires lents et profonds et un pouls correspondant.

Par rapport à la quantité d'air inspiré sur les hauteurs et dans la plaine, Lombard (*Climat de montagnes*, 3e édit., 1873, p. 51), s'appuyant sur les observations de Léon Coindet, dit qu'à Mexico, à une hauteur de 2227 mètres au-dessus du niveau de la mer, on inspire 6 litres d'air, et sur le bord de la mer 5 litres seulement. Il serait à désirer qu'on fît des observations plus nombreuses sur ce sujet.

Marcet a trouvé une proportion tout à fait opposée, c'est-à-dire une diminution de l'air expiré dans les stations élevées; c'est ainsi qu'il a comparé les observations faites sur le pic de Téneriffe (au-dessus de 3000 mètres) avec celles au bord de la mer, et de même dans les Alpes, les observations faites à 4000 mètres avec celles faites au bord du lac de Genève.

Lombard reproduit un tableau fait par le professeur Soret et auquel nous empruntons quelques chiffres.

Quantité d'oxygène en centigrades dans un litre d'air à 0°.

PRESSION ATMOSPHÉRIQUE en millimètres.	ALTITUDE.	QUANTITÉ D'OXYGÈNE.	PROPORTION P. 100 D'O en admettant une quantité de 100 d'O à une altitude de 0 m.
760	0	0.29888	100
704	500	0.28079	94
670.5	1000	0.26369	88
591	2000	0.23242	78
521.5	3000	0.20509	69
460	4000	0.18090	60

Lombard conclut de ce tableau qu'à la hauteur de Mexico un homme absorbe journellement 348 grammes d'oxygène de moins qu'au bord de la mer, et, avec Jourdanet, il admet que le corps ne reçoit à une altitude comme celle du Mexique qu'une quantité insuffisante d'oxygène (diète respiratoire).

Mais on peut objecter à cette manière de voir que la respiration habituelle dans la plaine n'absorbe qu'une partie, c'est-à-dire environ 25 p. 100 de l'oxygène contenu dans l'air, et que sur les hauteurs de 1000 à 3000 mètres, qui sont utilisées comme stations climatériques, il y a dans l'air encore beaucoup plus d'oxygène que le sang n'en absorbe. Laissant de côté toute théorie, les observations importantes de Frankland et de Tyndall nous apprennent qu'une bougie brûle aussi rapidement, à l'abri du vent, sur le sommet du Mont-Blanc (4800 mètres) qu'à Chamonix (environ 1000 mètres).

Les mêmes observateurs admettent aussi que la combustion est plus complète sur les hauteurs et que l'activité des molécules d'oxygène est plus considérable. Nous devons renoncer ici à l'exposition détaillée de leurs opinions si instructives et de leurs conclusions si pleines d'intérêt, et nous renvoyons à leurs ouvrages (Frankland, *Philosoph. Transactions*, vol. CI, p. 629, et *On the influence of atmospheric pressure, on combustion in experimental researches in Chemistry*, p. 863, 1877; Tyndall, *Leçons sur la chaleur*).

Toutefois il ne faudrait pas tirer trop rapidement des conclusions chimiques et mécaniques quand il s'agit de processus vitaux. Quand on considère les habitants de l'Engadine supérieure et de quelques autres localités des Grisons situées à plus de 2000 mètres, on remarque qu'il n'est pas question chez eux d'une diète d'oxygène ; cette observation est vraie aussi pour le Colorado, localité de l'Amérique du nord, sur les versants des Montagnes Rocheuses, sanatorium très fréquenté aujourd'hui.

Il serait désirable que l'on fît des observations comparées

plus exactes sur l'inspiration d'oxygène et l'expiration d'acide carbonique ainsi que sur les échanges nutritifs, sur les hauteurs et au niveau des plaines. Marcet a donné quelques renseignements très précieux dans ses observations sur les fonctions respiratoires à différentes hauteurs dans l'île et sur le pic de Ténériffe (*Proceedings of the Royal Society*. London, 1879), et dans les Alpes suisses. Il a trouvé que la différence entre la quantité d'acide carbonique expiré sur le sommet de la montagne et au bord de la mer était peu considérable; mais tout comme son guide, il expirait plus d'acide carbonique dans les deux stations les plus élevées du pic de Ténériffe, à une hauteur de 3400 mètres, qu'à une hauteur d'environ 2200 mètres et au bord de la mer; l'excédant était d'environ 1,2 p. 100. Dans les Alpes suisses, l'excédent de l'acide carbonique expiré à des hauteurs de 4000 mètres et au-dessus du lac de Genève, c'est-à-dire à environ 380 mètres, était plus considérable (15 p. 100). Marcet attribue la petite différence observée dans l'île de Ténériffe à la haute température qu'on ressent sur la montagne, car l'accroissement de la chaleur paraît favoriser l'expiration de l'acide carbonique. Marcet regarde comme essentiellement important, pour l'explication des effets thérapeutiques, l'élimination plus abondante de l'acide carbonique sur les hauteurs, et il admet que le séjour à de grandes altitudes au-dessus du niveau de la mer facilite l'élimination de l'acide carbonique.

La diminution de la quantité de vapeur d'eau contenue dans l'air des hauteurs paraît avoir une grande influence sur les fonctions des poumons, car dans l'air sec le corps perd une grande quantité de liquide et de substances gazeuses. Mais à une évaporation considérable de liquide doit correspondre une diminution de chaleur; à cette cause de diminution il faut en ajouter une autre, due à l'inspiration d'un air en général plus frais. Ces deux circonstances — perte de liquide et de chaleur — atteignent d'abord et surtout les poumons; il serait possible qu'elles arrivassent à dessécher et à refroidir les plus fines ramifications des bronches, par conséquent à produire des phénomènes pathologiques dans ces organes.

Comme l'admettent Waldenburg, Boner et d'autres, il est très probable que, sur les hauteurs, les poumons reçoivent, de même que la peau, une plus grande quantité de sang ; ce fait est dû surtout à la diminution de la pression atmosphérique, peut-être aussi en partie à un apport plus considérable de sang provoqué par l'évaporation.

On peut supposer que cette plus grande affluence de sang produit une amélioration dans la nutrition des poumons.

Dilatation du thorax. — Presque tous les observateurs font remarquer le plus grand développement du thorax chez les habitants des montagnes, et plusieurs d'entre eux ont pensé qu'il était dû, chez les malades, comme chez les personnes en bonne santé, au séjour prolongé dans les régions élevées.

Nous avons observé chez 14 jeunes gens dont le thorax était peu développé, mais qui n'avaient encore rien du côté des poumons, et après un séjour de trois mois à un an dans la montagne, une augmentation de 1 à 2 centimètres et demi dans la circonférence du thorax. Il nous paraît naturel, pour expliquer ce fait, d'admettre avec Boner, que l'élasticité des poumons qui se développe plus énergiquement dans un air plus dilué rend l'inspiration plus difficile et par suite provoque une énergie plus considérable des muscles respiratoires. Il résulte de ce qui précède que la diminution d'oxygène n'explique pas suffisamment ce phénomène.

Appétit. — A 2000 mètres l'appétit augmente chez la plupart des individus en bonne santé ou peu malades. Après un long séjour dans ces régions, l'appétit revient à l'état normal chez les personnes en bonne santé, si elles ne font pas beaucoup plus d'exercice, si elles séjournent à l'air libre, et si la température est basse ; telle est du moins l'observation que nous avons faite sur des personnes intelligentes, sachant s'observer, quoique la plupart des médecins et des hôteliers prétendent que l'appétit est plus considérable sur les hauteurs que dans la plaine. Chez les malades les proportions sont différentes. Un assez grand nombre d'individus délicats manquent d'appétit depuis le commencement de leur séjour à des hauteurs moyennes de 1200 à 1600 mètres, et ils arrivent à un véritable dégoût de la nourriture ; chez un grand nombre, cet état disparaît au bout de peu de temps et fait place graduellement à une augmentation durable de l'appétit, tandis que chez d'autres ce dégoût de la nourriture persiste et augmente, au point qu'il est nécessaire de les faire descendre dans des régions inférieures et plus chaudes. Ce fait ne paraît être que dans quelques cas en rapport direct avec la dilution de l'air, et par conséquent se rapproche du mal de montagne ; l'influence de la basse température, l'augmentation des échanges nutritifs, le pouvoir d'accommodation, sollicité dans ses différentes sphères, entrent en jeu ; l'explication de ces phénomènes paraît être la même que celle qui s'applique aux individus délicats et qui souffrent à chaque abaissement de température ; ils n'ont un grand appétit qu'à des températures élevées, au milieu de l'été, où ils développent alors le plus d'énergie. Au contraire, chez la plupart des personnes peu malades, douées d'une certaine énergie fonctionnelle, l'appétit augmente dès le début, comme chez les sujets en bonne santé ; il en résulte que le sang devient plus riche et que la nutrition des organes se fait mieux ; plus l'appétit augmente, plus l'assimilation s'accroît. L'appétit ne revient pas à l'état normal, tel qu'il était dans la plaine, et après un court laps de temps, chez les sujets malades, comme chez les personnes en bonne santé ; mais il reste supérieur à ce qu'il était dans la plaine et d'une façon permanente ou tout au moins pendant plusieurs mois.

Comme effets physiologiques ultérieurs, notons encore

une amélioration de la formation du sang et de la nutrition.

On observe également dans les régions modérément élevées une plus grande énergie musculaire et nerveuse chez les personnes en bonne santé ou peu malades.

Sommeil. — Chez la plupart, le sommeil est moins interrompu; chez d'autres, au contraire, il est très court et troublé par des rêves; ce phénomène désagréable disparaît au bout de peu de jours; s'il persiste, il rend nécessaire le retour dans des localités plus basses. Il faut toutefois remarquer ici que le sommeil, suivant sa nature, exerce une influence très différente sur l'organisme, que de courtes périodes d'un sommeil profond donnent des résultats identiques et même supérieurs à ceux de longues périodes de sommeil dans d'autres circonstances. Pour beaucoup de personnes le sommeil paraît avoir une action réparatrice plus grande à des altitudes moyennes; 5 à 6 heures leur suffisent parfaitement, tandis que dans la plaine 8 heures leur sont nécessaires.

Chez bon nombre de personnes qui dorment mal dans des localités peu élevées, surtout au bord de la mer, l'air des montagnes est un excellent soporifique; c'est vrai surtout pour les hommes d'étude et les gens d'affaires.

Les échanges nutritifs sont probablement augmentés chez les personnes en bonne santé et les malades; mais des observations plus exactes manquent sur ce sujet.

Résumé des effets physiologiques. — En résumé, les effets physiologiques observés sur les malades sont :

1° Une augmentation de l'activité de la peau; une amélioration de la nutrition et de la vigueur de cet organe.

2° Probablement, une énergie plus prononcée du cœur et des fibres contractiles du système vasculaire avec augmentation au début du nombre des contractions cardiaques; mais, après un long séjour, un retour au chiffre normal avec une plus grande force des contractions, et par conséquent une augmentation de l'activité de tout l'appareil circulatoire.

3° Un accroissement des mouvements respiratoires au début du séjour; après une station prolongée, retour au nombre normal, mais la respiration est probablement plus profonde. Les muscles respiratoires et sans doute les fibres élastiques des ramifications les plus fines des bronches deviennent plus vigoureuses. Le sang est plus abondant dans les poumons. Ce fait est sans doute dû, comme Binz le suppose, à une augmentation plus considérable de l'ozone dans l'air des montagnes (*Ozonisirte Luft, ein schlafmachendes Gas. von C. Binz in Bonn. Berlin. Klin Wochenschrift*, 1882 n°s 1 et 2).

4° En général élimination d'une plus grande quantité de vapeur d'eau par les poumons, et élimination d'acide carbonique plus facile et plus abondante.

5° Dans la plupart des cas, augmentation passagère ou durable de l'appétit; par suite, augmentation de la quantité de nourriture absorbée.

6° Par conséquent, amélioration de l'hématopoïèse et de la nutrition des organes.

7° Énergie plus grande de l'activité nerveuse et musculaire.

8° Sommeil en général meilleur.

9° Probablement augmentation des échanges nutritifs.

Les ouvrages de Lombard nous donnent quelques explications sur les maladies qui se développent dans les hautes régions, et parmi les ouvrages récents, un des plus précieux est celui du docteur Ludwig, de Pontresina, sur l'Engadine supérieure (Stuttgart, 1877). Parmi les causes de mort, les suivantes sont plus fréquentes sur les hauteurs que dans la plaine : maladies inflammatoires des organes respiratoires, apoplexie et paralysies, inflammation du cerveau, hydropisie, péritonite, et marasme sénile. Par contre diminution considérable des cas de mort par suite de phtisie et de scrofulose. Parmi les maladies les plus fréquentes il faut noter la bronchite, la pneumonie et la pleurésie, le catarrhe des muqueuses, de l'appareil respiratoire et des voies disgestives, de la conjonctive, les douleurs rhumatismales et névralgiques, ainsi que certaines formes d'anémie et de cardialgie qui proviennent, chez les femmes surtout, d'une nourriture et d'une manière de vivre non appropriées à cette altitude, tandis que la pneumonie chronique, la phtisie, les hémoptysies, la scrofulose, les hémorrhoïdes, les fièvres intermittentes et les états qui s'en rapprochent, sont beaucoup plus rares.

Emploi thérapeutique. — La différence d'effet des climats qui sont réunis dans ce groupe est très grande, suivant le degré d'altitude, de latitude, suivant l'orientation, la configuration des environs, etc. ; ce n'est donc que d'une manière générale que l'on peut dire que les climats de montagne sont excitants, qu'ils stimulent la plupart des fonctions et qu'ils exercent une action thérapeutique et fortifiante ; mais une certaine integrité de la constitution et une certaine force de résistance sont nécessaires pour obtenir cet effet salutaire. Après cette première indication nous pouvons ajouter que les climats de montagne agissent favorablement lorsqu'il y a de l'inappétence, des troubles des fonctions digestives provenant de l'insuffisance de l'exercice en plein air et d'un défaut d'oxygénation et dans les états qui en dérivent : anémie, hydrémie, chlorose et cardialgie ; catarrhes chroniques du pharynx et des bronches avec augmentation de la sécrétion muqueuse ; troubles dans la circulation et dans la nutrition produits par la malaria à différents degrés. Leur intervention est également salutaire dans beaucoup d'états provenant d'un ralentissement dans la circulation abdominale, dans la disposition hémorrhoïdaire et dans différentes formes d'hypochondrie, dans bon nombre de troubles nerveux occasionnés par anémie ou épuisement, dans les névralgies, les états hystériques légers, la polyurie nerveuse, dans la plupart des asthmes nerveux et bronchiques, quand ils ne tiennent pas à de l'emphysème ou à des affections organiques du cœur et des vaisseaux ou qu'ils ne sont pas compliqués de ces maladies. Il en est encore ainsi dans beaucoup de cas d'insomnie par excès de travail ou par épuisement sans excitation psychique; dans les cas d'atonie de la peau avec tendance à d'abondantes transpirations au moindre mouvement; dans le développement incomplet du thorax; dans les prédispositions à la phtisie et dans la tuberculose proprement dite, maladies dont nous aurons lieu de parler d'une manière approfondie. Le climat de montagne agit aussi favorablement sur la scrofule, mais, dans la plupart des cas, les climats maritimes méritent la préférence.

Contre-indications. — Parmi les états dans lesquels les climats de montagne sont en général contre-indiqués, nous citerons la plupart des maladies organiques du cœur et des vaisseaux artériels; toutefois cette règle n'est pas sans exception, puisque quand il s'agit d'une légère dilatation du cœur et d'une faiblesse des muscles cardiaques avec ou sans altérations des valvules, une élévation de 4 à 600 mètres agit souvent plus favorablement que le climat maritime. Nous connaissons plusieurs cas d'anévrysme de l'aorte dans lesquels il en a été ainsi ; bien plus, Archibald Smith eut l'occasion d'observer pendant longtemps un homme qui, lorsqu'il était à Lima, où il succomba finalement à son mal, par conséquent au bord de la mer, respirait difficilement au moindre mouvement, tandis que dans les hautes vallées du Pérou (Tarma et Jauja), à une élévation de 3000 mètres au-dessus du niveau de la mer, il pouvait faire son service militaire. En général on peut dire que l'athérome des artères, d'origine sénile ou présénile, ainsi que les affections analogues, constituent une contre-indication pour le séjour des grandes altitudes. Les catarrhes chroniques, avec dilatation considérable des bronches et emphysème, ne permettent le séjour qu'à des hauteurs moyennes; la mer et un air plus dense sont préférables. Dans les hautes régions l'épilepsie s'aggrave, mais on n'a encore que peu de données sur ce point.

Chez les malades atteints de troubles psychiques et agités, le séjour dans des régions élevées augmente souvent l'agitation. Le climat montagneux ne convient ni aux malades atteints d'affections rhumatismales, ni aux convalescents de fièvres rhumatismales. Le séjour prolongé dans les hautes régions est également interdit aux personnes atteintes d'une grande faiblesse constitutionnelle et incapables de supporter le vent, le froid et les variations de température. Il en est de même pour les vieillards en général et pour les enfants délicats; les plages chaudes sont bien préférables dans ces deux cas.

On trouvera des renseignements pratiques sur les indications et les contre-indications du séjour au bord de la mer et dans la montagne et une étude comparée entre ces deux séjours, dans l'ouvrage populaire et cependant scientifique de Burney Yeo « Sea or mountain » (*Fortnightly Rev.*, vol. XXII, N. S., p. 195).

Phtisie et climat élevé. — Le traitement de la phtisie pulmonaire dans les hautes régions a excité dans ces derniers temps une attention si générale, que nous consacrerons à cette question un chapitre spécial. La partie historique a été traitée à fond par Küchenmeister et Thomas; nous rappellerons seulement que, sur la côte du Pérou, où la phtisie est fréquente et rapidement mortelle, l'émigration des malades dans les vallées élevées voisines des Andes, à des hauteurs d'environ 3000 mètres, est, d'après Archibald Smith, le seul traitement habituel favorable qu'on ait employé et que l'on emploie encore. Ce n'est que depuis une vingtaine d'années qu'on a essayé ce mode de médication en Europe; Brehmer le premier l'a mis en pratique sur une grande échelle à Görbersdorf, en Silésie; il ajoutait à l'influence du climat, qui là n'est pas à proprement parler un véritable climat de montagne, l'influence énergique d'un traitement diététique hygiénique et hydrothérapique. Il a obtenu ainsi de nombreux résultats satisfaisants, qui se sont confirmés dans un véritable climat de montagne, à Davos, et dans quelques autres endroits.

Nous ne pouvons nous occuper d'une manière plus détaillée de la pathologie de la phtisie; il faut toujours nous rappeler que, dans cette maladie, il s'agit non seulement d'altérations pulmonaires, mais encore d'un trouble profond de tout l'organisme, et surtout d'une faiblesse innée ou acquise de l'innervation et de la nutrition, souvent compliquée de la respiration habituelle d'un air impur, ou d'une respiration insuffisante, par suite du défaut d'exercice et d'impressions morales prolongées et dépressives. Il faut ensuite avoir constamment en vue la nature de la constitution, savoir si elle est éréthique ou torpide, tant au point de vue psychique que physique.

Les lésions locales présentent de grandes différences suivant chaque cas et suivant leur mode de développement; elles varient également suivant la présence simultanée de différents états et processus dans les diverses parties du même organe malade; néanmoins dans tous les cas on a affaire soit à une inflammation ou à une irritation superficielles, soit à de véritables suppurations, soit encore à des abcès ou à des cavernes et à des trajets fistuleux. Tous ces états s'accompagnent presque toujours de fièvres inflammatoires, purulentes ou septiques. Si ces complications avaient leur siège sur l'enveloppe cutanée ou dans les organes génitaux, elles ne guériraient pas facilement dans un air impur, elles s'aggraveraient au contraire.

N'oublions donc pas, dans le traitement de ces affections, les processus qui surviennent sur les plaies extérieures à la suite d'opérations, dans la pratique chirurgicale ou gynécologique, ni les moyens de guérison qui ont été reconnus nécessaires par les chirurgiens. Avant tout, souvenons-nous que l'air pur est la première condition de guérison et que chez beaucoup d'individus les plaies les plus légères, exposées à un air impur, se transforment souvent en ulcérations durables, en trajets fistuleux, et amènent de véritables états pyémiques et septiques.

Ces points nous paraissent importants, quelle que soit d'ailleurs l'opinion que l'on ait sur la nature de la tuberculose : qu'elle soit produite par une infection organique de spores ou de germes, ou que chaque variété de phtisie soit ou non compliquée, ou que la phtisie provienne de l'inspiration d'un air déjà expiré. Le traitement serait plus facile si nous pouvions traiter directement la plaie du poumon, quoique Lister et d'autres chirurgiens trouvent souvent des difficultés à désinfecter une plaie déjà infectée.

Dans un entretien sur ce sujet avec Brandis, d'Aix-la-Chapelle, cet auteur m'a fait observer que plus on amenait d'air sur une plaie, plus elle guérissait facilement, et que la dessiccation et la compression accélèrent la guérison. Or il est très probable que dans les régions élevées on respire plus d'air, et nous avons déjà fait observer que l'air sec des hauteurs enlève beaucoup d'eau à la surface des poumons, et favorise ainsi la dessiccation.

Nous avons vu en outre que l'air est en lui-même plus froid, et que, pour l'échauffer, la surface des poumons doit céder une partie de sa chaleur, et que cette perte de calorique est ensuite augmentée par l'évaporation de la grande masse de liquide contenue dans les poumons. Nous avons ainsi une augmentation de la ventilation (G. de Liebig), une dessiccation et un abaissement de température, antiphlogose locale. Quant à la compression, elle existe aussi. Rappelons que le thorax se dilate, et souvent de préférence du côté malade ; cette expansion se fait simultanément avec une dilatation des vésicules pulmonaires et plus ou moins d'emphysème autour de la partie malade, de sorte qu'on peut admettre que, dans ces cas, le tissu malade est comprimé et que le rapprochement des surfaces excoriées se fait plus facilement.

Quant à la dessiccation, il est facile de comprendre qu'elle s'étend même aux produits morbides déjà formés ; ils deviennent moins humides; le pus épais se dessèche, il se fait une caséification et une calcification; la tendance à l'absorption et à des processus pyémiques diminue et avec elle la tuberculose miliaire qui en est une conséquence.

De nouvelles recherches sont nécessaires pour faire connaître si, après une guérison totale ou partielle de la phtisie par le séjour dans un climat de montagne, on trouve plus fréquemment des calcifications sur le cadavre; nous avons noté dans huit autopsies de malades complètement ou partiellement guéris de phtisie dans des régions élevées, et qui plus tard ont succombé à cette maladie ou à d'autres affections, quatre cas de calcification, et chez des individus encore vivants on trouve quelquefois des masses crayeuses dans les matières expectorées. Les processus de dessiccation, d'abaissement de température et de compression sont entretenus par un plus grand afflux de sang, dû au climat de montagne, et la nutrition du tissu pulmonaire se trouve ainsi améliorée; mais nous considérons toujours la pureté, la constitution aseptique de l'air, comme le facteur le plus essentiel de la guérison; son importance pour d'autres plaies a été démontrée par Lister, Volkmann, Nussbaum, Brandis, Maas et presque tous les chirurgiens modernes. Quant à l'état général, nous renvoyons à ce que nous avons déjà dit plus haut sur l'augmentation de l'appétit, de la nutrition, de la force musculaire, de l'activité nerveuse et des échanges nutritifs.

Jadis on attachait une grande importance à une prétendue « immunité » contre la phtisie conférée par les climats de montagne, et nous-même nous avons considéré cette immunité comme bien plus importante qu'elle ne paraît être réellement. Des recherches plus approfondies, ainsi que les résultats de la commission des naturalistes et médecins suisses, ont prouvé que, quoique la phtisie soit beaucoup plus rare à de grandes altitudes que dans les plaines où se trouvent des villes et des fabriques, elle n'en existe pas moins dans une certaine mesure, et que dans des districts industriels situés dans les régions montagneuses on observe des cas assez nombreux de phtisie; de sorte qu'une manière de vivre anti-hygiénique, un séjour continuel dans des locaux peu spacieux et très peuplés et d'autres circonstances semblables ne sont pas sans dangers, même dans les hautes vallées. Ludwig, de Pontrésina, a observé dans l'Engadine supérieure quelques cas de véritable phtisie.

Examinons maintenant rapidement les différents états pathologiques dans lesquels un traitement par les climats de montagne est surtout indiqué :

1° *La disposition à la phtisie* héréditaire ou acquise est tellement connue, les causes qui la produisent sont si variées, les phénomènes chez les différents malades sont si variables, qu'il est inutile d'insister sur ce point.

2° Pour les maladies de nature très différente comprises sous les expressions de *catarrhe*, de *pneumonie*, d'*infiltration des sommets*, avec ou sans aplatissement des parties supérieures du thorax, occasionnées par des catarrhes, ou des affections péribronchiques ou pneumoniques, le climat de montagne convient généralement, cependant avec de nombreuses exceptions, que nous étudierons plus à fond en parlant des contre-indications.

3° Les *lésions post-pneumoniques* dans les lobes supérieurs ou inférieurs, avec induration et catarrhe chronique, si toutefois il n'y a pas de complications; parmi ces derniers nous signalerons une grande faiblesse du cœur, la sénilité ou une maladie de Bright.

4° Les *catarrhes bronchiques chroniques* des lobes inférieurs déterminés parfois par une péribronchite, sans les complications indiquées ci-dessus et sans emphysème. L'expectoration diminue souvent rapidement sous l'influence desséchante de l'air aseptique.

La guérison de ces quatre groupes de maladies exige généralement beaucoup de temps, à moins que l'affection ne soit récente et que la constitution du malade soit encore vigoureuse. Dans un grand nombre de cas, quand ces affections sont anciennes ou occupent une étendue considérable, ce ne sont pas des mois, mais des années qu'il faut consacrer à leur traitement; et, même pour les trois derniers groupes, il reste encore des altérations qui exigent du malade, et pour sa vie entière, une observation exacte des règles hygiéniques appropriées et notamment des précautions climatériques constantes pendant les mauvaises saisons.

5° Les *exsudats pleurétiques* de nature non purulente sont plus facilement résorbés; il est probable que l'évaporation plus considérable de l'eau et l'augmentation des échanges nutritifs jouent ici un rôle important. Dans ce cas, le séjour dans la montagne doit être prolongé, car, même après le retour à la santé et une résorption complète de l'exsudat, le tissu pulmonaire n'a pas encore acquis son pouvoir complet d'extension et ne le récupère que peu à peu; les fortes inspirations qui se produisent dans un climat de montagne, ainsi qu'un exercice régulier et gradué, ont une action très favorable.

6° Les *foyers caséeux* sont modifiés d'une manière heureuse dans les régions élevées, s'ils ne sont pas très étendus, cette influence s'exerce encore d'une manière salutaire, alors même que leur existence n'est que probable. Il est vraisemblable que ces foyers se dessèchent, se résorbent en partie, se ramollissent moins rapidement et tendent à se calcifier. Mais dans des cas semblables, après plusieurs années de santé, on est parfois surpris par une tuberculose aiguë qui survient subitement.

7° L'existence de *cavernes* n'exclut pas le traitement dans les climats de montagne, en admettant toutefois que la perte de substance ne soit pas trop considérable et qu'elle ne nuise pas à la circulation et à la formation de la chaleur, ou que la marche rapide du processus morbide ne s'accompagne pas de fièvre continue. Nous avons même eu l'occasion d'observer dans cinq cas, dans lesquels plusieurs médecins avaient trouvé des cavernes dans les lobes supérieurs, une rétraction graduelle, et, après plusieurs années, une cicatrisation probable. Ces cas concernaient des malades de dix-neuf à trente ans, atteints de phtisie torpide, avec sécrétion abondante, peu de fièvre, ou bien avec catarrhes récents et une fièvre passagère. L'existence de plusieurs grandes cavernes, soit par suite d'abcès ou de dilatation bronchique, exclut le séjour dans les climats élevés.

8° Le séjour dans un climat de montagne améliorera un simple enrouement chronique, s'il ne provient que d'un catarrhe et d'une légère tuméfaction des cordes vocales et des parties adjacentes, accompagné de sécrétions catarrhales, sans toux d'irritation et sans complications indiquant une tuberculose ou de graves maladies du poumon, par conséquent le *catarrhe laryngé simple*. Ce même climat, au contraire, ne convient pas pour les maladies comprises sous le nom de *phtisie laryngée*.

9° Les *sueurs nocturnes abondantes*, quand elles dépendent d'une faiblesse générale occasionnée par d'autres maladies, ou d'une atonie de la peau, diminuent beaucoup et disparaissent complètement à la suite d'un court séjour dans les régions élevées, même si elles surviennent comme complications de maladies pulmonaires graves que les climats de montagne sont impuissants à guérir; ce fait s'explique par une déperdition plus grande de vapeur d'eau par les poumons; la peau se tonifie, l'assimilation et la nutrition générale s'améliorent.

10° Les *phénomènes fébriles* liés à la phtisie sont trop variés pour que nous puissions donner ici, à cet égard, des indications exactes; on peut seulement dire, d'une manière générale, que ces phénomènes fébriles, lorsqu'ils ont un caractère pyémique ou septique, sont intermittents, avec des périodes intermédiaires apyrétiques ou presque apyrétiques; dans ce cas, ils sont bientôt calmés et disparaissent ensuite peu à peu sous l'influence du climat de montagne et d'un traitement hygiénique et diététique; si, au contraire, la fièvre continue et indique un état inflammatoire à progression rapide, elle est rarement modifiée dans un sens favorable. Il faut avouer toutefois que l'on ne peut porter à l'avance un jugement certain, car quelquefois on voit apparaître contre toute attente des changements très heureux, dans des cas où on n'aurait pas conseillé une cure de montagne. Mais l'expérience permet d'établir la règle suivante : les personnes qui ont facilement la fièvre, qui, à chaque catarrhe, à chaque écart de régime, à chaque excitation morale, après le moindre exercice corporel, éprouvent pendant des jours et des semaines une élévation de température, en un mot les personnes à constitution éréthique, ne sauraient profiter d'un séjour dans un climat de montagne, même si l'affection des poumons paraît insignifiante. Par contre les individus qui n'ont pas de fièvre, même avec des lésions locales considérables, et chez lesquels la fièvre tombe rapidement, alors qu'il existe des complications, en un mot les malades à constitution torpide, se trouvent bien d'un séjour dans les montagnes.

11° Les *fonctions de circulation* sont en connexion intime avec le degré de disposition à la fièvre. Un pouls habituellement faible et fréquent n'est pas en lui-même une contre-indication décisive; mais un pouls dont l'accélération se manifeste et persiste au moindre catarrhe, à chaque émotion morale ou après tout exercice modéré, indique le plus souvent une tendance aux pyrexies ; cet état du pouls s'observe également chez les malades pour lesquels de légers troubles sont une cause de lésions étendues et persistantes, et chez lesquels l'harmonie des fonctions est facilement troublée et se rétablit difficilement. Par contre les individus chez lesquels la fréquence du pouls est en général modérée, ou peu augmentée par des complications inflammatoires, et chez lesquels le pouls revient rapidement au chiffre normal, subissent l'influence favorable du climat de montagne, même lorsque les lésions locales sont étendues.

12° La disposition aux hémorrhagies pulmonaires était jadis considérée par presque tous les médecins comme une contre-indication du climat de montagne ; elle est encore regardée comme telle par plusieurs auteurs ; mais nous croyons que les hémorrhagies sont non seulement moins fréquentes, mais même beaucoup plus rares dans les stations élevées ; cette opinion concorde absolument avec celle de Spengler, Lombard, Williams, Unger, Ruedi, et a été confirmée par les travaux de Jolly et Denison au Colorado.

Sur ce point nous avons les observations de 62 phtisiques qui ont séjourné dans des stations élevées et de 88 phtisiques qui ont habité des régions plus basses. Le temps de la cure des 62 malades dans les climats de montagne représente un total de près de 600 mois, et celui des 88 malades dans les régions inférieures un nombre à peu près égal. Parmi les premiers 11 eurent des hémorrhagies, et le nombre de ces dernières fut de 16 pendant les 600 mois ; parmi les seconds 36 eurent des hémorrhagies, et le nombre de ces dernières fut de 62 en 600 mois ; les hémorrhagies furent donc quatre fois plus fréquentes dans les plaines que sur les hauteurs.

Il faut en chercher la raison dans une moins grande tendance à la suppuration, aux états septiques et à la désagrégation des tissus, sur les hauteurs ; ces résultats sont analogues avec ce que Brandis a observé, à Aix-la-Chapelle. Les hémorrhagies après les opérations étaient plus fréquentes avant l'emploi de la méthode antiseptique, surtout pendant la dernière guerre, qu'elles ne le sont actuellement avec cette méthode. C'est pour cette raison que nous avons recommandé avec un certain succès de longs séjours répétés sur les hauteurs lorsqu'il existe une tendance aux hémorrhagies pulmonaires, même sans phtisie évidente et quand il n'y a aucune autre contre-indication.

13° Le climat de montagne a le plus souvent une influence favorable sur la disposition à la diarrhée, quand elle n'est pas liée à des ulcérations tuberculeuses, mais à un état catarrhal en relation avec une atonie de la peau ou un affaiblissement des fonctions digestives.

14° La présence d'un *asthme* ne constitue pas une contre-indication pour un séjour dans une station élevée, quand l'asthme est nerveux ou lié à un catarrhe bronchique chronique, et qu'il n'y a ni emphysème, ni dilatation bronchique, ni maladie du cœur. Nous avons observé plusieurs cas où l'asthme a disparu lorsque les malades avaient quitté la côte anglaise ou la Riviera pour habiter des altitudes moyennes et élevées.

Nous avons déjà parlé des *contre-indications*, tant dans ce chapitre que dans la partie générale qui traite de l'effet des climats de montagne.

Il est cependant un point sur lequel nous tenons encore à revenir; en effet, on admet généralement que le climat de montagne convient à tous les phtisiques à la première période; or les malades à constitution éréthique, qui ont de la fièvre à la moindre occasion, dont le cœur est excitable, le pouls habituellement fréquent, et qui ne peuvent supporter ni le froid, ni de faibles changements de température, ne peuvent utiliser qu'exceptionnellement et avec une grande prudence les stations élevées. Même Spengler, à Davos, qui donnait jadis la préférence au climat de montagne dans presque tous les cas de phtisie au premier degré, dit, dans une de ses plus récentes communications (Rapport sur les saisons de bains et le séjour dans les sanatoria des Alpes Rhétiennes en 1877), qu'une constitution éréthique est une contre-indication et qu'il « ne faut pas envoyer les malades de ce genre à Davos, même s'ils ne sont atteints que d'un catarrhe des sommets. »

Il faut également se garder de diriger sur les stations élevées de l'Europe facilement accessibles, les individus affectés de *phtisie très avancée et encore active*, chez lesquels les deux poumons sont le plus souvent malades. Du reste ces cas sont presque toujours désespérés, quel que soit le séjour que l'on choisisse, mais les malades se trouvent cependant mieux dans les climats plus chauds, comme à la Riviera, ou dans le climat natal, ou encore dans des localités tempérées et moins éloignées, dans lesquelles les soins et les relations de famille sont plus faciles.

Si le séjour à Davos ou à d'autres altitudes était instamment réclamé par les malades ou leurs familles, comme cela a lieu souvent, il faudrait leur dire toujours exactement la vérité. Dernièrement dans une communication verbale où il rappelait d'autres contre-indications, Ruedi, de Davos, a attaché une grande importance à l'hérédité et insiste pour qu'on évite les stations élevées, même en cas de lésions locales légères des poumons, quand la maladie paraît franchement héréditaire. Mais comme cet élément aggrave le pronostic, même dans les tentatives de traitement à la Riviera et en Égypte, on ne peut interdire d'essayer dans ces cas un séjour dans les montagnes.

Dans tous les cas où les malades ne peuvent séjourner au grand air et sont forcés de garder la chambre ou tout au moins la maison, il est plus rationnel de renoncer à un séjour dans un climat de montagne, du moins en Europe.

Les adversaires des stations élevées commettent cependant une erreur qui doit nous arrêter un instant, à savoir que les malades ne peuvent être que rarement à l'air libre. C'est le contraire qui a lieu. Chez beaucoup de nos malades non fiévreux, les jours où ils ont été consignés à la maison ont été des exceptions, aussi bien dans l'Engadine qu'à Davos et dans les régions élevées des Andes et des Montagnes Rocheuses en Amérique, car, même durant les journées de pluie ou de neige, l'exercice au dehors pendant plusieurs heures est possible avec de bons vêtements, parce que l'air est surtout calme en hiver et que le nombre des beaux jours dans presque tous les sanatoria est de 150 et plus, et celui des assez bons jours de 100. On a encore reproché aux stations élevées que les refroidissements et d'autres maladies intercurrentes, telles que la pleurésie, la bronchite, la pneumonie, la fièvre rhumatismale, les hémorrhagies, la diarrhée, retiennent bien plus fréquemment les malades dans leurs chambres que dans les stations chaudes, mais c'est probablement une erreur. Chez nos malades il en a été tout autrement. Nous avons été à même d'avoir des renseignements exacts sur ce point par 40 malades qui passèrent 1800 semaines dans des stations élevées, et par 48 autres malades qui séjournèrent pendant 2620 semaines dans des stations situées à une faible altitude, et la plupart assez chaudes, comme la Riviera, l'Égypte, l'Algérie, Palerme, Madère. Les 40 malades habitant les hauteurs ont été confinés dans leur chambre pendant 131 semaines, ainsi pas tout à fait 7, 3 p. 100 de leur séjour ; et les 48 malades habitants des localités basses et chaudes 495 semaines, ainsi à peu près 19 p. 100. Ces conditions défavorables des stations chaudes ne doivent certainement pas être attribuées complètement au climat, comme nous l'avons déjà fait observer, mais en grande partie aux imprudences auxquelles les malades se laissent entraîner par suite des agréments du climat et des relations sociales.

Aperçu de mes expériences personnelles. — Il nous manque malheureusement jusqu'à présent des données exactes et plus nombreuses qui nous permettraient de formuler des conclusions certaines sur les effets du climat de montagne dans le traitement de la phtisie pulmonaire, et il serait très à désirer que les médecins de ces stations communiquassent de temps en temps, sans rien préjuger, leurs observations ainsi que celles des médecins ordinaires des malades, sur le sort ultérieur de ces derniers.

Le médecin consultant n'est souvent pas en état de vérifier le résultat de la cure climatérique par un examen personnel du malade ou par des rapports médicaux exacts; il en résulte que beaucoup de matériaux ne sont pas utilisés. Mes observations concernent 75 malades qui ont passé 5 mois et plus, en tout 1875 mois dans des stations élevées. De ces 75 malades, 18 furent guéris pour un temps ou pour toujours, 28 furent sensiblement améliorés; chez 14 le résultat fut douteux, et chez 15 la maladie fit de véritables progrès. Sur les 75 malades, 50 étaient au premier degré de la phtisie, avec lésions chroniques des sommets, des reliquats de pneumonie ou de broncho-pneumonie très étendus, et avaient eu une ou plusieurs hémorrhagies pulmonaires. Ces cas donnèrent 17 guérisons, 21 améliorations évidentes; 11 cas furent douteux avec aggravation ultérieure et mort, 1 cas marcha rapidement vers une terminaison fatale.

Sur 18 malades à la *seconde période*, avec ramollissement et formation de cavernes au début, 1 fut guéri, 5 furent améliorés, 3 douteux et il y eut 9 résultats défavorables.

Sur 7 cas à la *troisième période*, avec une ou plusieurs cavernes, il eut 3 améliorations véritables, 1 résultat douteux et 3 aggravations.

Nous devons ajouter quelques remarques à ce court aperçu. Par le terme *guérison*, nous désignons les cas dans lesquels les phénomènes constitutionnels, la toux, etc... disparaissent pendant une ou plusieurs années et chez lesquels il ne reste, en fait de phénomènes locaux, que les signes de la cicatrisation. Sur les 18 cas de guérison précédemment cités, 7 malades succombèrent à de nouvelles poussées de la maladie par suite des conditions défavorables de leur genre de vie : un d'entre eux succomba après douze années de retour à la santé, sous l'influence de conditions morales dépressives et d'un travail continuel dans des espaces étroits et mal aérés, avec exercice insuffisant; un second a récemment succombé, après 18 années de santé, à la suite d'un empyème survenu dans le cours d'une fièvre typhoïde. Dans les deux cas, on trouva des foyers de calcification dans les lobes supérieurs du poumon, des adhérences et des rétractions anciennes considérables. Un huitième malade eut, par suite d'un genre de vie défavorable, et après plusieurs années de santé, des hémoptysies graves, mais depuis deux ans il n'a plus de vomissements de sang, et, d'après les rapports qui m'ont été communiqués, il se trouve assez bien et mène une vie très active à Colorado dans les Montagnes Rocheuses de l'Amérique du Nord. Nous n'avons pas eu de nouvelles de 3 malades pendant ces dernières années; par contre 7 malades, parmi lesquels plusieurs de ceux que nous avons signalés en 1869 à la Medico-Chirurgical Society à Londres (cas 6, 7, 8 et 10), étaient encore dernièrement indemnes de toute maladie pulmonaire.

Sur les 28 cas désignés comme véritablement améliorés, 5 ont été pour ainsi dire complètement guéris plus tard ; 15 sont obligés de continuer à vivre dans des stations climatériques, avec des résultats variables ; 8 sont morts soit dans leur pays, soit dans d'autres localités. J'ai choisi l'expression amélioration véritable, à cause de la régression, c'est-à-dire de l'amélioration des phénomènes locaux dans les poumons, de l'état général satisfaisant et de l'augmentation considérable du poids.

Sur les 14 malades douteux, on n'a constaté aucune amélioration sensible. Autrement dit les phénomènes locaux ne s'étaient pas modifiés, quoique l'état général parût un peu meilleur; 9 sont morts plus tard, 4 vivent, tout en étant encore malades, 1 dernier peut être considéré comme guéri.

Sur les 15 malades dont l'état est indiqué comme aggravé, 2 seulement ont passé à l'état de phtisiques stationnaires et apyrétiques avec cavernes, tandis que 13 sont morts plus tard.

Durée du séjour. — Avant de donner un court aperçu sur chacune des stations élevées connues, arrêtons-nous encore sur quelques points importants du traitement. On ne peut rien dire de précis sur la durée du séjour ; tout dépend de la constitution et de la période de la maladie, de l'état physique et moral de l'individu. Quand il s'agit d'une véritable tendance à la phtisie, même si le malade n'est qu'à la première période, le traitement climatérique devra durer pendant plusieurs années ; quant à savoir si toute la durée de la cure doit se passer dans une même station ou s'il faut changer de climat pendant une partie de chaque année, cela dépend des conditions particulières à la localité ou au malade. C'est de ce dernier et de son degré de vigueur que dépend le choix d'un climat de montagne plus chaud ou plus froid, si toutefois ce choix est possible ; d'un autre côté la force de résistance du malade, son état moral décideront s'il doit passer l'hiver ou l'été, ou l'année entière dans un sanatorium élevé.

Ce qu'on peut affirmer, c'est que, pour la plupart des malades vigoureux, la saison la plus favorable est celle où, dans les Alpes suisses, le sol est constamment couvert de neige, tandis que pour beaucoup d'autres malades l'été, dans des localités d'altitude moyenne et très boisées, offre plus d'avantages que Davos.

Fonte des neiges et époque où la terre se recouvre de neige. — On n'est pas fixé sur la valeur des périodes intermédiaires entre l'hiver et le printemps et entre l'automne et l'hiver dans les Alpes européennes ; il sera difficile de l'établir d'une manière identique pour tous les cas. Ces périodes sont celles de la fonte et de la chute des neiges. Cette dernière période est, il est vrai, peu agréable pour les malades, mais il est préférable, pour presque tous, de se trouver dans les vallées élevées un certain temps avant la chute des neiges, qui a lieu le plus souvent en novembre ; il faudrait donc qu'ils arrivassent à la fin d'août ou au commencement de septembre, afin de s'habituer au climat et de se fortifier un peu avant l'apparition de la neige qui pourrait retenir à la maison pendant quelques jours les malades les plus délicats et les plus impressionnables.

La question de la fonte des neiges qui dure plusieurs semaines est bien plus difficile ; à ce moment le temps est très variable, très humide ; les changements de température sont fréquents et s'accompagnent souvent de vents violents ; le sol est humide. Il n'est pas douteux que pendant cette période on prend facilement des refroidissements avec coryza, toux et angine amygdalienne et que les malades délicats doivent être très prudents ; mais il est aussi certain que dans la plupart des cas le danger est beaucoup moindre, quand on observe attentivement toutes les précautions. C'est au médecin de décider s'il y a plus de danger à entreprendre un voyage aux lacs italiens ou suisses ou à la Riviera, que de séjourner dans les Alpes. Il y aura toujours beaucoup de cas dans lesquels l'état moral du malade jouera un grand rôle, par exemple le désir de voir une autre végétation et d'autres personnes.

On entend souvent dire que les phtisiques guéris dans les stations élevées ne peuvent plus vivre dans les plaines ; il est loin d'en être ainsi. Tout phtisique guéri, quel que soit le lieu où la guérison ait été obtenue, devra pendant beaucoup d'années se soumettre aux règles hygiéniques exigées par sa constitution. Le retour aux conditions climatériques et sociales du pays où il est tombé malade sera toujours dangereux pour lui ; il sera obligé de faire plus attention à l'air, à la nourriture et à l'exercice qu'autrefois ; sa constitution, le climat, les relations sociales qu'il a dans son pays lui indiqueront s'il peut y retourner et l'époque de ce retour. Cette difficulté est souvent plus grande pour ceux qui ont été guéris ou améliorés dans des stations chaudes que pour ceux qui ont été fortifiés par le climat des altitudes et par le traitement qu'ils y ont suivi.

De l'emploi de traitements accessoires dans les sanatoria des montagnes. — Il y aurait lieu de parler maintenant des traitements auxiliaires dans les stations élevées, mais nous devons nous restreindre. Brehmer a le premier employé la douche froide ; on l'a introduite depuis à Davos et à Falkenstein ; dans des cas déterminés son emploi est sans doute très utile ; elle stimule les fonctions, excite les inspirations profondes et endurcit les malades ; cependant elle ne convient pas à tous. Les frictions froides et tièdes préparent souvent aux douches et suffisent dans la majeure partie des cas.

L'hydrothérapie n'est pas une condition indispensable du traitement dans les climats élevés ; dans les Andes péruviennes, par exemple, ce traitement n'est pas employé, et un nombre assez considérable de nos malades ont fait des cures dans des localités où il n'y a pas de douches, quoique nous ayons toujours conseillé les frictions et les bains pour endurcir et fortifier la peau. Mais l'alimentation joue un rôle encore plus important que la douche, et Brehmer et ses successeurs, Unger, Spengler, Dettweiler, Ruedi et d'autres, insistent avec raison sur les repas fréquents, substantiels et abondants suivant les circonstances. Le vin, dont on donne journellement une demi à une bouteille, forme, dans les cures des montagnes européennes, un élément de l'alimentation.

. Il est certain que beaucoup de phtisiques ayant une faible activité du cœur et une innervation languissante supportent très bien une quantité modérée de vin ; elle leur permet, surtout dans les hautes montagnes, de prendre plus de nourriture ; cependant il y a des phtisiques qui tolèrent mal le vin, même dans la montagne, d'autres qui prospèrent tout aussi bien sans vin qu'avec du vin, de sorte que chaque cas nécessite des règles spéciales.

Nous avons déjà parlé de l'exercice et du séjour à l'air libre ; il faut le permettre à tous autant qu'il est possible, et recommander aux individus gravement malades de se tenir dans des galeries vitrées ouvertes, abritées et exposées au soleil. Il importe que le médecin surveille attentivement l'exercice, qu'il le modifie et l'augmente suivant le degré de force du malade. Tout bon sanatorium doit posséder des promenades horizontales et à pente légère, avec de nombreux bancs, très ensoleillées en hiver et à l'ombre en été. Le voisinage immédiat de forêts, surtout de forêts de sapins est très essentiel ; elles forment un abri contre le soleil et le vent et modifient la constitution de l'air.

Des différents sanatoria.

Quoique les différences entre les sanatoria soient très grandes, nous n'essayerons pas de les classer suivant leurs principales propriétés.

L'altitude, la dilution correspondante de l'air et la diminution de pression sont des caractères trop insuffisants pour permettre d'établir la plus simple et la plus constante des classifications, car des localités de même altitude, à des latitudes différentes, et même sous les mêmes latitudes, ont des propriétés très variables. On ne peut pas non plus établir une classification d'après le degré de température, car la différence qui existe entre celle du matin, celle du soir et celle des saisons, et l'exposition au soleil, etc., sont des obstacles insurmontables.

L'humidité de l'air, étudiée dans une même localité aux différentes périodes du jour et de l'année, pourrait peut-être fournir une meilleure base de classification. Biermann l'a du reste choisie en partie. La nature de la végétation est le meilleur criterium qu'on puisse prendre pour apprécier un climat, et la classification de Lombard et d'autres auteurs, en climats alpins et subalpins, offre beaucoup d'avantages et indique assez bien les conditions climatériques générales. Mais dans le traitement de la phtisie, l'installation et la nature du traitement sont tellement importantes, que nous décrirons rapidement les principaux sanatoria utilisés pour la cure de la phtisie ; quant à ceux qui répondent à des indications générales, nous nous bornerons à les signaler par districts. Beaucoup de ces derniers ne sont fréquentés que pendant peu de mois de l'été, et la plupart ne conviennent qu'aux malades dont l'état n'exige pas une surveillance médicale constante, car les médecins habitent le plus souvent plus ou moins loin de ces stations.

Alpes européennes.

Commençons par les Alpes européennes et en premier lieu par Davos-Platz.

Davos-Platz. — Davos-Platz, dans les Grisons, est devenu dans l'espace de peu d'années la plus célèbre station pour les phtisiques. Le sanatorium est situé sur un large plateau s'étendant du nord-est au sud-ouest, au pied d'une montagne orientée du sud au sud-ouest. Altitude 1,560 mètres, pression atmosphérique moyenne environ 630 millimètres ; minimum en 1876 : 609 millimètres ; maximum, 643,5 millimètres. La température moyenne de l'année était, en 1867, d'après Spengler, de 2°8, en 1874, d'après W. Steffen, de 2°13, et en 1876, d'après le même observateur, de 3°19. Les différences de température entre l'été et l'hiver sont considérables ; elles oscillent entre un minimum de — 25° et un maximum de + 24° ; elles sont très accusées si on compare celles du jour à celles de la nuit et même celles de plusieurs jours consécutifs entre elles. La température moyenne des mois de novembre, décembre, janvier, février, mars, est presque toujours au-dessous de 0. Janvier est généralement le mois le plus froid, avec environ — 6° à — 7° ; juillet et août sont d'ordinaire les mois les plus chauds, avec une température moyenne de 12° à 13°.

Il ne faut pas conclure des températures moyennes basses des mois d'hiver, prises à l'ombre, à celles auxquelles le malade est exposé. Comme nous l'avons déjà dit, à propos des climats d'altitude, la température au soleil est très élevée ; nous renvoyons, à cet égard, aux recherches de Waters,

Frankland et autres. On trouvera, dans le tableau suivant, la moyenne de la température maxima au soleil, obtenue à la suite d'observations quotidiennes par Francis Redford pendant l'hiver de 1876-1877 à Davos, et, comparativement, la moyenne de la température maxima à l'ombre, d'après une table donnée par Steffen :

Moyenne de la température maxima.	Oct.	Nov.	Déc.	Janv.	Févr.	Mars.
A l'ombre......	15.78	2.57	3.89	2.25	1.5	2.48
Au soleil.......	56.15	41.18	42.82	42.39	44.09	50.18

Il est facile de comprendre qu'avec une pareille température au soleil, le malade le plus gravement atteint peut rester assis en plein air et au soleil. Mais à l'ombre même, et quand le ciel est couvert, les basses températures sont moins vivement senties que dans la plaine, tant à cause du faible degré d'humidité de l'air, que par suite de la diminution des vents pendant l'hiver.

L'humidité relative moyenne était, en 1876, de 75,2; et à 7 heures du matin de 80,4, à 1 heure de 57,6 et à 9 heures du soir de 87,6 ; en tout elle est en général un peu plus élevée en hiver qu'en été. Mais comme le degré d'humidité absolue est très important, à cause de son action sur les poumons, il est bon de rappeler que, d'après les calculs de Steffen, nous n'avons que $4^{gr},8$ d'humidité dans un mètre cube d'air; ainsi l'air, après avoir été échauffé à 37°, température de l'air expiré, pourrait recevoir encore $38^{gr},7$ de vapeur d'eau par mètre cube, tandis que l'air à 37° peut recevoir $43^{gr},5$ de vapeur d'eau. La moyenne d'humidité relative de Davos, à 37°, aurait été en 1876 de 11,1 p. 100, à savoir :

Pour janvier........	5.3 p. 100	Pour juillet........	18.2 p. 100
» février........	6 —	» août..........	18.7 —
» mars.........	7.5 —	» septembre....	12.9 —
» avril..........	10.5 —	» octobre.......	12.1 —
» mai...........	11.0 —	» novembre.....	7.1 —
» juin..........	16.2 —	» décembre.....	6.8 —

La quantité de pluie a été, d'après Spengler, en 1867, de 950^{mm},7, et en 1876, d'après Steffen, de 1052 millimètres. Les pluies tombèrent en 1876 pendant 159 jours, tandis que le nombre des jours clairs fut de 112. La moyenne des jours nuageux est désignée par 4,7. La neige recouvre en moyenne la terre de mi-novembre à mi-mars, et pendant ce temps l'agitation de l'air est sensiblement plus faible qu'en été, bien que les jours orageux ne fassent pas complètement défaut en hiver.

La pureté de l'air, le nombre des beaux jours, l'absence de vent font de l'hiver, comme l'observe Riemer, la saison la plus favorable à Davos. En été, au contraire, plus la poussière est fréquente et la chaleur du jour excessive, plus l'ombre est difficile à trouver ; les matinées et les soirées sont souvent froides. A tout cela s'ajoutent, en été, les vents désagréables de la montagne et de la vallée. Le traitement médical consiste, à Davos, spécialement dans l'emploi de douches que le médecin donne toujours lui-même, en frictions humides, en un régime très soigné, additionné le plus souvent de beaucoup de vin et d'une quantité considérable de lait chaud, parfois de koumis préparé avec du lait de vache. L'exercice en plein air est réglé par les médecins et le nombre des promenades à terrain plat et à pente douce s'est multiplié dans ces dernières années d'une façon satisfaisante, grâce à l'activité du comité de la station climatérique de Davos. Il serait cependant nécessaire d'installer un plus grand nombre de bancs abrités. En raison de la grande quantité d'observations qui ont pu être recueillies à Davos pendant plusieurs années, il serait très important que les médecins communiquassent un compte rendu public de leurs succès et de leurs insuccès. Un premier pas a été fait dans cette voie par le Dr Ruedi, en collaboration avec le Dr Clifford Allbutt ; ce dernier a publié les résultats satisfaisants obtenus chez les malades du Dr Ruedi dans la *Lancet* de 1878 et 1879 ; le Dr Theodor Williams (*Lancet*, 1879) a fait de même.

Les hôtels et les établissements de bains ne font pas défaut, et les installations se sont bien améliorées. Les malades devraient exiger, comme condition *sine qua non*, une chambre à coucher grande, très aérée et exposée au midi. Il est bon de remarquer que l'on a fondé à Davos des maisons d'éducation pour garçons (conseiller intime Perthes) et pour filles, de sorte que l'on peut installer pour un séjour prolongé les enfants faibles et ayant des tendances à la phtisie et à l'asthme, sans négliger leur développement intellectuel.

Davos-Dörfli. — Davos-Dörfli se trouve dans les mêmes conditions que Davos-Platz ; le soleil y séjourne une demi-heure de plus pendant les mois d'hiver ; cette station est un peu plus exposée au vent, surtout à celui de la vallée de Dischma ; cependant elle est à peine inférieure à Davos-Platz et offre aussi d'excellentes ressources et les soins médicaux désirables (Dr Volland).

Davos-Frauenkirch. — Davos-Frauenkirch est situé à une lieue plus bas que Davos-Platz, avec une altitude un peu moindre ; il a d'ailleurs les mêmes propriétés ; les installations commencent à y être satisfaisantes ; il y a également un bon médecin.

Wiesen. — Wiesen, situé dans la même vallée alpestre, un peu plus bas encore, à 1450 mètres, a probablement aussi un peu plus de soleil ; on pourrait faire de cet endroit, comme de Davos, une station climatérique ; mais jusqu'ici, Wiesen n'a été que peu fréquenté en hiver.

Saint-Moritz-Dorf. — Dans l'Engadine supérieure le village de Saint-Moritz, situé sur un versant bien exposé au soleil, presque 100 mètres au-dessus du fond de la vallée et à 1637 mètres au-dessus du niveau de la mer, offre des conditions très favorables. Il y a quelques années nous avons eu l'occasion d'observer avec le Dr Berry des résultats satisfaisants chez des malades après des saisons d'été et surtout des saisons d'hiver ; les installations pour un séjour d'hiver des phtisiques étaient alors défectueuses, parce que les corridors n'étaient pas chauffés; c'est pour ce motif que cette station ne s'est pas ultérieurement développée ; actuellement M. Badrutt, homme très pratique, a fait arranger une maison pour les séjours d'hiver, et il paraît possible d'y faire de bonnes cures.

Pendant l'été tout le district est si bruyant, et les malades se trouvent en contact si fréquent avec les personnes en bonne santé et qui ne recherchent que la distraction, que la surveillance médicale la plus rigoureuse d'un médecin qui s'y consacrerait exclusivement serait nécessaire; il faudrait aussi, autant que possible, séparer les phtisiques des personnes venues pour se distraire. Les conditions climatériques sont semblables à celles de Davos; cependant la neige tombe souvent plus tôt et elle fond un peu plus tard.

La température moyenne de l'année est, d'après des observations exactes que MM. Townsend et Greathead eurent l'obligeance de faire pour moi entre 1868 et 1871, un peu plus basse, mais la température au soleil est aussi élevée; en hiver, le nombre des beaux jours est très grand; les vents sont rares; l'humidité absolue, la quantité de pluie et le nombre des jours de pluie sont un peu moindres. Les journées tout à fait claires sont, en moyenne, de 24 à Saint-Moritz, les jours plus ou moins beaux de 160, ceux avec pluie ou neige de 136. A Bevers, qui est situé un peu moins favorablement, le nombre des jours tout à fait beaux a été dans un laps de temps de vingt années de 21,5, celui des jours plus ou moins beaux de 159,9, celui des jours de pluie de 137,7. La quantité de pluie est un peu moindre dans l'Engadine supérieure qu'à Davos.

Samaden. — Samaden, la ville principale de l'Engadine supérieure (1740 mètres), est moins élevée au-dessus du fond de la vallée et du niveau de l'Inn que Saint-Moritz-Dorf; elle est plus exposée à la poussière et aux vents; malgré cela cette station a donné des résultats satisfaisants dans des cures d'hiver, surtout chez les malades qui ont séjourné à l'hôtel Bernina, qui est bien exposé au soleil. On a organisé à Samaden une maison destinée spécialement aux cures d'hiver; aussi cette localité deviendra-t-elle probablement avec le temps une station hivernale fréquentée.

Pontresina. — Pontresina (1828 mètres), dans une vallée latérale de l'Engadine conduisant au défilé de la Bernina, à la même hauteur que Saint-Moritz, n'a pas été utilisée jusqu'à présent comme station hivernale, mais les indications climatériques données par le Dr Ludwig montrent qu'on obtiendrait très probablement des résultats favorables dans cette localité.

Durant les jours les plus courts le soleil apparaît pendant six heures quarante minutes. L'influence vivifiante du séjour d'été est la même que celle de Saint-Moritz. Nous renvoyons pour des détails plus complets, concernant l'Engadine supérieure, à l'excellent ouvrage de J. M. Ludwig, l'*Engadine supérieure, son influence sur la santé et la vie.* Stuttgard, 1877. Ouvrage couronné.

Dans l'Engadine supérieure ainsi que dans l'Engadine inférieure se trouvent plusieurs points qui, par leur exposition au soleil, un sol sec, à l'abri du vent, et par la possibilité d'y établir des promenades horizontales, conviendraient parfaitement pour des stations d'hiver et d'été. Ainsi dans le voisinage de Celerina (1724 mètres), entre Saint-Moritz et Samaden, de Campfer (1830 mètres), près de Saint-Moritz, dans le voisinage de Vettan (1640 mètres), près de Tarasp et Schuls, et surtout près de Lü sur le versant d'une montagne, au-dessus de la vallée de Münster dans les Grisons, à une hauteur d'environ 1900 mètres, avec exposition au midi, donc avec beaucoup de soleil, ce qu'on peut reconnaître à la culture des céréales.

Parmi d'autres localités de la Suisse qui pourraient être appropriées à des stations pour les phtisiques nous citerons la vallée de Maderan avec l'hôtel Alpenclub (1305 mètres),

Beatenberg (1148 mètres), au-dessus du lac de Thoune, l'hôtel aux Avants, au-dessus du lac de Genève.

Dans les régions dolomitiques des Alpes, par exemple dans la vallée d'Ampezzo près Cortina, on pourrait établir des sanatoria, ainsi que dans d'autres localités des Alpes tyroliennes méridionales, comme à Campiglio, à peu de distance de Pinzolo.

Stations d'été dans les Alpes européennes. — Les Alpes européennes présentent un grand choix de stations d'été à différentes hauteurs, et, parmi les plus élevées, outre les localités déjà nommées, nous citerons :

L'hôtel Belalp, au-dessus de la vallée du Rhône (2050 mètres), très bonne exposition au soleil.

Arolla (1900 mètres).

L'hôtel sur l'Engstlenalp, dans le canton d'Unterwald (1839 mètres).

Campher (1829 mètres).

Silvaplana, dans l'Engadine supérieure (1810 mètres).

Maria Sils, dans l'Engadine supérieure (1805 mètres).

Sils Baseglia (1797 mètres).

Zuz, dans l'Engadine supérieure (1746 mètres).

Rigi-Scheideck (1648 mètres).

Murren, au-dessus de Lauterbrunnen (1630 mètres).

Les bains sur le San Bernardino dans les Grisons (1626 mètres).

Zermatt (1620 mètres).

Santa Katerina près de Bormio (1602 mètres).

Rigi-Staffel (1594 mètres).

Campiglio (1520 mètres), non loin de Pinzolo, au-dessus de la vallée de la Sarca.

Parpan, dans les Grisons (1505 mètres).

San Martino di Castrozza (1465 mètres).

L'hôtel des Voirons (1450 mètres).

Rigi-Kaltbad (1440 mètres) et dans son voisinage Rigi-First.

Les bains de Morgins dans le Valais (1410 mètres).

Schuls Tarasp dans la basse Engadine (1407 mètres).

Le Chasseral, dans le Jura, au voisinage du lac de Biel, (1400 métres environ).

Les stations d'air dans la vallée d'Ampezzo dans les régions dolomitiques des Alpes : Landro, Schluderbach, au-dessus de 1400 mètres, se distinguent par leur exposition au soleil.

Obladis dans le Tyrol (1380 mètres).

Evolène dans le val d'Hérens (1380 mètres).

Fladnitz dans le voisinage de la station de Friesach, dans les Alpes autrichiennes (1360 mètres).

Rosenlaui dans l'Oberland bernois (1350 mètres).

Spinabad et Glaris (environ 1350 mètres), dans les environs de Davos-Platz.

Comballaz dans le canton de Vaud (1349 mètres).

Les nouveaux bains de Bormio (1340 mètres).

L'hôtel Alpenclub dans la vallée de Maderan (1305 mètres).

L'hôtel Stoss sur le Frohnalpstock (1290 mêtres).

L'hôtel Weissenstein dans le canton de Soleure (1282 mètres).

Villard dans le canton de Vaud (1275 mètres).

Wengern près Lauterbrunnen (1275 mètres).

Schröcken (1265 mètres), petit village des Alpes, admirablement situé au milieu des forêts, près de la forêt de Bregenz, qui contient dans sa direction vers le Vorarlberg, ainsi que dans celle vers Oberstdorf, d'excellentes stations comme Mittelberg (1210 mètres), dans la vallée de Mittelberg ou petit Valais. De nombreuses régions alpines se touchent là; ce sont la forêt de Bregenz, les Alpes bavaroises, autrichiennes, tyroliennes, et celles du Vorarlberg ; toutes offrent de nombreux et excellents sanatoria encore peu fréquentés.

Rabbibad (1250 mètres), dans le Tyrol méridional, bien situé, avec des eaux ferrugineuses acidules faibles.

Grion, au-dessus de Bex, dans le canton de Vaud (1235 mètres).

Chessières (1230 mètres)

Cortina dans la vallée d'Ampezzo (1210 mètres) offre dans

ses environs des endroits bien ensoleillés et abrités et dans lesquels on pourrait fonder une station pour les phtisiques. Cette localité est en quelque sorte le point central des régions dolomitiques des Alpes; on y trouve de bons hôtels. Elles contiennent encore beaucoup de stations alpestres, d'altitude moyenne, encore peu connues, parmi les plus élevées San-Martino de Castrozzo et Vigo, parmi les moyennes Caprile et Primiero.

Kloster dans le Prättigau (1285 mètres).

Churwalden dans les Grisons (1212 mètres).

Courmayeur dans le Piémont, au-dessus d'Aoste (1200 mètres).

Hôtel Monte-Generoso (1200 mètres).

Gsteig dans le canton de Berne (1200 mètres).

Ormond-Dessus dans le canton de Vaud (1163 mètres).

Gournigel dans le canton de Berne, avec de nombreuses forêts de sapins (1155 mètres).

Dissentis dans les Grisons (1150 mètres).

Saint-Beatenberg au-dessus du lac de Thoune (1147 mètres).

Fuschersbad dans le Tyrol (1140 mètres).

Le village de Sepey ou Ormond-Dessous dans le canton de Vaud (1130 mètres).

Saint-Léonhard près de la station de Villach, dans les Alpes autrichiennes (1110 mètres).

L'Abendberg près d'Interlaken (1100 mètres).

Les Flimser Waldaeuser (1102 à 1130 mètres).

Chaumont dans le Jura, au-dessus de Neufchâtel, environ 1100 mètres.

Les bains de Loèche dans le canton de Berne (1075 mètres).

Fideris dans le Prättigau (1056 mètres), avec de bonnes sources ferrugineuses.

Chamonix en Savoie (1052 mètres).

Champéry dans le Val-d'Illiez (1050 mètres).

Grindelwald dans l'Oberland bernois (1046 mètres).

Saint-Cerques dans le Jura (1046 mètres).

Engelberg dans le canton d'Unterwald (1033 mètres).

Gessenay dans le canton de Berne (1025 mètres).

Bürgenstock au-dessus du lac des Quatre-Cantons (1000 mètres).

Parmi les stations situées dans les Alpes entre 1000 et 700 mètres, et qui n'ont plus le caractère alpestre, mais celui des climats moyens, on en trouve beaucoup qui conviennent comme séjours d'été, pour les phtisiques comme pour d'autres malades, pour lesquels le séjour à un air pur et libre, avec un soleil modéré, est de première nécessité.

En général on peut dire que les propriétés vivifiantes sont moindres ; la température moyenne est plus élevée, la pression atmosphérique ainsi que le degré d'humidité absolue sont plus grands ; par contre, la différence entre la nuit et le jour, le soleil et l'ombre est moindre, l'air s'y trouve mélangé avec plus ou moins de matières organiques. Il est donc important, dans le choix d'une installation, de veiller à ce que la maison se trouve sur un sol sec, autant que possible rocailleux, sur un versant où les eaux s'écoulent facilement ; il faut éviter le fond des vallées, le voisinage des fabriques, des étables et des amas de fumier. La proximité de forêts est indispensable à cause des grandes chaleurs de l'été ; si l'on doit y passer l'hiver, il faut donner la préférence à l'exposition sud-ouest ou sud. Pour un séjour d'été, l'exposition à l'est et au nord offre de plus grands avantages en raison de la chaleur qui est moindre.

Les stations suivantes offrent plus ou moins les conditions que nous venons d'énumérer :

Château d'Oeux (994 mètres).

Sarntheim, près de Botzen, dans le Tyrol méridional (990 mètres).

Felsenegg, dans le canton de Zoug (980 mètres).

Les Avants, au-dessus de Montreux, avec une bonne exposition (980 mètres).

La Prese (960 mètres), dans les Grisons, près du lac de même nom, sur le passage de la Bernina dans la Veltline.

Seewis dans les Grisons (950 mètres).

Alveneu dans la vallée d'Albula (930 mètres), avec des sources sulfureuses.

Achensee dans le Tyrol (930 mètres).

Gais dans l'Appenzell, station célèbre pour les cures de petit lait (924 mètres).

Glion ou Rhigi Vaudois au-dessus de Montreux (700 mètres).

Trogen dans l'Appenzell (905 mètres).

Macolin près de Biel (900 mètres).

Les bains de Weissenbourg, canton de Berne (896 mètres).

Gonten dans l'Appenzell (884 mètres).

Uetliberg près de Zürich (867 mètres).

Trons dans les Grisons (860 mètres).

Mariazell (station Bruck) dans les Alpes autrichiennes (858 mètres).

Albisbrunn, canton de Zürich (850 mètres).

Reutte dans le Tyrol (840 mètres).

Vorauen dans le Klönthal (Glaris, 830 mètres).

Village et bains de Kreuth en Bavière, (environ 820 mètres).

Weissbad dans l'Appenzell (820 mètres).

Saint-Gervais en Savoie (815 mètres).

Oberstdorf près des stations de Sonthofen et d'Immenstadt (812 mètres).

Teufen dans l'Appenzell (810 mètres).

Faulenseebad au-dessus de Thoune (800 mètres).

Mürzzùschlag au pied du Semmering (790 mètres).

Promontonio dans le val Berzaglia (800 mètres).

Schliersee en Bavière (789 mètres), et au-dessus Bayrischzell (1050 mètres).

Heiden dans l'Appenzell (787 mètres).

Chavannes dans le canton de Berne (780 mètres).

Sonnenberg près de Lucerne (780 mètres).

Giessbach au-dessus du lac de Brienz (780 mètres).

Waidring (770 mètres), station très bien située et encore peu connue entre Wörgl et Reichenhall (Bavière méridionale).

Heinrichsbad dans l'Appenzell (767 mètres).

Le bourg d'Appenzell (763 mètres).

Schöneck dans l'Unterwald (763 mètres).

Herisau dans l'Appenzell (756 mètres).

Zell am See dans le Tyrol (752 mètres).

Sonthofen dans les Alpes bavaroises (738 mètres).

Kitzbichel dans les Alpes bavaroises (735 mètres).

Seelisberg près du lac des Quatre-Cantons (733 mètres). Tegernsee en Bavière (732 mètres), sur le lac de même nom, avec de bonnes stations dans les environs.

Thusis dans les Grisons (730 mètres).

Partenkirchen et Kainzenbad dans les Alpes bavaroises, environ 724 mètres.

Ilanz dans les Grisons (718 mètres).

Monnetier sur le Salève en Savoie (712 mètres).

Établissement de bains Aussee en Styrie (700 mètres).

Miesbach en Bavière (environ 700 mètres).

Parmi les stations des Alpes situées au-dessous de 700 mètres, il en est peu qui conviennent en été pour la plupart des cas, parce que la chaleur y est souvent excessive ; toutefois l'exposition au nord et à l'est et les stations dans les parties septentrionales des Alpes donnent à quelques-unes d'entre elles un caractère un peu différent, il en est de même de l'exposition opposée au sud et au sud-ouest.

Nous indiquerons plus tard quelques localités dans les vallées alpines et sur les bords des lacs des Alpes, quand nous parlerons des stations peu élevées des pays d'intérieur.

Axenstein au-dessus du lac des Quatre-Cantons (692 mètres).

Axenfels immédiatement au-dessous d'Axenstein.

Obstalden au-dessus du lac de Wallenstadt (680 mètres).

Schönbrunn dans le canton de Zoug (670 mètres).

Les bains de Stachelberg dans le canton de Glaris (659 mètres).

Le village Aussee en Styrie (650 mètres).
Sainte-Radegonde en Styrie (632 mètres).
Charnex près de Montreux (626 mètres).
Kochelsee dans les Alpes bavaroises (605 mètres).
Admont en Styrie (602 mètres).
Château de Lebenberg près de Meran (569 mètres).

Stations montueuses et climats de montagne en Allemagne.

Dans les régions montagneuses de l'Allemagne les lieux habités dépassent rarement l'altitude de 8 à 900 mètres ; mais ils ont, dans ce cas, par suite de leur latitude plus septentrionale et de la moindre altitude des montagnes environnantes, non un caractère alpestre, mais tout à fait subalpin par rapport à la température, à l'humidité et surtout à la végétation. Les deux localités qui ont acquis une importance particulière par leurs installations pour le traitement de la phtisie n'atteignent pas cette altitude ; nous les indiquerons néanmoins en premier lieu en raison de leur grande importance : Görbersdorf et Falkenstein.

Görbersdorf est un village qui s'étend en longueur dans une vallée élevée des Sudètes, en Silésie, à environ 550 mètres au-dessus du niveau de la mer ; des chaînes de montagne couvertes en grande partie de sapins la protègent contre les vents violents. La température moyenne de mai à septembre est, d'après Brehmer, un peu supérieure à 14° C. ; le nombre des beaux jours est de 100 pendant ces mois, celui des jours un peu couverts de 40, et celui des jours complètement couverts et des jours de pluie de 15 environ. En hiver, la vallée est naturellement en partie recouverte de neige ; toutefois à cause de l'élévation moindre, et d'une température un peu supérieure à celle de Davos, la neige fond assez souvent et le sol devient parfois humide ; mais cet inconvénient est moins incommode ici que dans d'autres régions montueuses analogues, à cause de la pente modérée des jardins de l'établissement Brehmer, et de la perméabilité du sol.

L'air est libre de toute impureté artificielle. Le temps de la cure était autrefois limité aux mois d'été, c'est-à-dire aux mois de mai et de septembre, mais depuis quelques années on peut y séjourner aussi en hiver.

Le traitement est dirigé par le Dr H. Brehmer lui-même et ses auxiliaires (Dr v. Sokolowski et Dr Schmitthuisen); les repas sont fréquents, l'alimentation est appropriée à chaque malade avec vin, si c'est nécessaire; les pensionnaires se tiennent le plus possible à l'air libre; en été, les malades faibles passent leurs journées dans des hamacs dans la forêt de sapins voisine; l'exercice est réglé; les douches se donnent sous forme de douches en jet ou en pluie à une basse température et très courtes; le Dr Brehmer les administre souvent lui-même et les frictions sont faites par des personnes exercées. Nous n'avons pas, il est vrai, de rapports exacts sur les résultats obtenus; toutefois, si l'on en juge par des communications et des observations accidentelles, on peut les considérer comme satisfaisants, surtout en comparaison des résultats obtenus autrefois; la preuve en est qu'à Görbersdorf même M. de Rössing a fondé un second établissement, qui est également sous une direction médicale (Dr Römpler), et on se conforme autant que possible au système de Brehmer, avec un traitement analogue au sien.

En été, le voisinage immédiat de la forêt de sapins avec son ombre bienfaisante, la grande uniformité des principales conditions météorologiques, l'absence relative de vents incommodes, constituent de très grands avantages que l'on ne retrouve pas au même degré à Davos; des promenades à pentes douces, abondamment pourvues de bancs, s'élèvent jusqu'à 300 mètres au-dessus de l'établissement; elles s'étendent dans une forêt qui en dépend et représentent et constituent un moyen de traitement adapté à l'état plus ou moins avancé des malades et qui est de la plus haute importance.

Pour l'hiver, lorsqu'un climat d'altitude est indiqué, le climat alpin mérite la préférence dans la plupart des cas, en raison des caractères décrits ci-dessus.

Falkenstein sur le versant du Taunus, situé près des stations de Soden et Kronberg, à peine à 450 mètres au-dessus du niveau de la mer, est installé comme Görbersdorf.

Il n'existe que depuis peu de temps; le Dr Dettweiler, autrefois médecin en second à Görbersdorf, le dirige avec beaucoup d'intelligence et l'a amélioré en bien des points, de sorte qu'il jouit maintenant d'une grande réputation comme établissement pour les phtisiques. L'établissement toutefois n'est pas parfaitement à l'abri des vents d'est, mais on doit remédier à cet inconvénient par une construction.

Il existe beaucoup de promenades abritées et même les malades gravement atteints ont la possibilité de séjourner en plein air. Comme climat élevé, Falkenstein, en hiver, ne peut pas être comparé à Davos et à d'autres localités analogues. Une surveillance médicale incessante et un traitement approprié constituent pour les phtisiques, même arrivés à un degré avancé, des avantages très appréciables.

Après cette courte notice sur les stations spécialement destinées aux affections des poumons, et qui probablement se multiplieront et s'amélioreront encore, nous mentionnerons un certain nombre de localités montagneuses de l'Allemagne que l'on peut utiliser comme stations d'été et qui, avec des installations convenables, pourraient être employées au-delà des deux à trois mois d'été. On trouvera des renseignements plus explicites sur les localités suivantes dans l'ouvrage de Reimer : *Stations climatériques d'été*, 1877.

Höchenschward (1010 mètres), dans la partie méridionale de la Forêt-Noire, pourrait être considérée comme la station la plus élevée des montagnes de l'Allemagne, en dehors des Alpes. L'air y est très vivifiant, toutefois cette localité est exposée à tous les vents, et les forêts sont un peu trop éloignées pour les personnes délicates.

Waldau (960 mètres), également dans la partie méridionale de la Forêt-Noire, près de la station de Donaueschingen, est, grâce à sa position, dans une dépression de terrain plus abritée contre les vents, mais l'air n'y est pas aussi vif.

Schluchsee (950 mètres), à cinq lieues environ des plus proches stations des chemin de fer (Freibourg-en-Brisgau et Waldshut), dans une belle position, avec une installation encore modeste.

Saint-Märgen (890 mètres), à environ quatre lieues de Freibourg-en-Brisgau, installation simple mais satisfaisante, air assez vif, avec possibilité d'un séjour à l'ombre, et de nombreuses excursions.

Bonndorf (850 mètres), au sud-est dans la Forêt-Noire, à quelques heures des stations de Waldshut et de Donaueschingen, est assez abrité contre les vents; installations simples et rustiques.

Todtmoos (820 mètres), dans la partie méridionale de la Forêt-Noire, entouré de montagnes, avec de ravissantes promenades dans les forêts de sapins voisines.

Hohwald, dans les Vosges, a de belles forêts et une bonne installation ; on peut s'y rendre dès le commencement de l'été jusqu'en automne.

Les Vosges offrent en général beaucoup d'autres localités très favorables à une villégiature d'été, comme Sainte-Odile près de Strasbourg, les Trois-Epis dans la vallée de Münster, tous les deux un peu plus bas que le Hohwald.

Karlsbrunn (760 mètres), dans les Sudètes de la Silésie autrichienne, air très vivifiant, eaux ferrugineuses acidules et établissement hydrothérapique.

Saint-Blaise (740 mètres), dans la ravissante vallée de l'Alb, située dans la portion sud de la Forêt-Noire ; on y trouve de nombreuses promenades et une bonne pension.

Steinamühle (740 mètres), près de Bonndorf ci-dessus nommé, dans la Forêt Noire; bains de rivière très bien installés et forêts splendides.

Wildenthal (730 mètres), dans l'Erzgebirge, avec des forêts magnifiques.

Königswat (700 mètres), dans l'Erzgebirge, non loin de Marienbad en Bohême, très bonnes eaux ferrugineuses et excellentes conditions climatériques.

Reiboldsgrün (690 mètres), dans l'Erzgebirge, eaux ferrugineuses acidules; est situé tout à fait dans la forêt; climat forestier très prononcé. Les phtisiques commencent à s'y rendre; on les y traite d'après la méthode de Görbersdorf.

Heiligenberg, à peu près à la même altitude entre la station de Pfallendorf et le point extrême nord-ouest du lac de Constance, belle position et air très pur.

Frauenstein (660 mètres), dans l'Erzgebirge.

Johannesbad (630 mètres), un Wildbad dans une charmante vallée boisée près de Trautenau en Bohême.

Gräfenberg (630 mètres environ), le célèbre établissement hydrothérapique en Silésie, propre aussi aux cures d'air.

Hohegeiss (620 mètres), village dans des conditions modestes, situé dans une vallée du Harz, entouré de montagnes boisées.

Triberg (620 mètres), dans la Forêt Noire, sur la célèbre ligne de chemin de fer, près de cascades bien connues, avec un grand choix de pensions.

Schreiberhau (615 mètres), près de Warmbrunn en Silésie.

Muggendorf (600 mètres), et Streitberg (585 mètres), dans la Suisse de Franconie, sont fréquentés depuis des années à cause de leur beauté, de leur air vivifiant, de la possibilité de faire des cures de lait et de petit-lait, sous une bonne direction médicale.

Brotterode (590 mètres), dans la forêt de Thuringe, climat rude mais sain.

Rippoldsau (570 mètres), la plus haute station du mont

Kniebis dans la Forêt-Noire ; installations très satisfaisantes, magnifiques promenades dans les forêts, sources salines bien connues.

Clausthal (560 mètres), dans le Harz, climat un peu rude, mais vivifiant.

Alexanderbad (560 mètres), dans le Fichtelgebirge, remarquable établissement hydrothérapique et sources ferrugineuses, position agréable et fraîche.

Reinerz (555 mètres), bains ferrugineux très connus de Silésie ; on peut y faire aussi des cures d'air, de lait et de petit-lait.

Flinsberg (500 mètres), dans l'Erzgebirge silésien, sources ferrugineuses et air des bois.

Schwarzbach (500 mètres), près de Flinsberg, tout entouré de forêts de sapins.

Griesbach (495 mètres), dans la forêt Noire, près de Rippoldsau, connu par ses sources ferrugineuses et son climat.

Antogast (485 mètres), non loin du précédent.

Lobenstein (480 mêtres) (Reuss-Lobenstein), sources ferrugineuses et autres installations de bains, dans la forêt de Franconie.

Ilmenau (475 mètres), établissement hydrothérapique, séjour très agréable, dans la forêt de Thuringe.

Elgersburg (470 mètres), établissement hydrothérapique de la Thuringe, jouit, comme la localité précédente, de la faveur générale à cause de son air vivifiant et de ses belles promenades dans les forêts.

Olbernhau, Wolkenstein, Warmbad, Einsiedel, Wiesenbad à une altitude de 430 à 460 mètres, méritent d'être cités comme agréables stations forestières dans l'Erzgebirge.

Dans la partie centrale de la Forêt-Noire se trouvent beaucoup de localités entre 400 et 450 mètres comme Schönmüntzbach, Petersthal, Teinach, Feiersbach, Herrenalb et Liebenzell, qui se recommandent par l'air pur de leurs montagnes boisées et la facilité de faire des promenades.

Il faut surtout citer Badenweiler (420 mètres), qui est recherché depuis longtemps pour sa position favorable sur le versant ouest de la partie méridionale de la Forêt Noire et pour ses jolis environs; on y trouve des sources tièdes avec une école de natation très bien organisée; lait et petit-lait et surtout excellente direction médicale; on peut y séjourner longtemps, du commencement de l'été à la fin de l'automne. A cette altitude et un peu au-dessous se trouvent, dans la forêt de Thuringe, des stations d'été remarquables, comme Friedrichsroda (410 mètres), qui, par sa position sur le versant nord-est de la montagne, est plus sec et plus frais que beaucoup de localités méridionales plus élevées; la température y est assez égale en raison du climat forestier, et l'agitation de l'air est modérée.

Ruhla, à la même altitude, et, un peu plus bas, Tabarz, Tambach, Georgenthal, Ohrdruff, Louisenthal, Schleusingen, Sonneberg, Blankenhain offrent des pensions pour toutes les bourses.

Environ 100 mètres plus bas que Friedrichsroda, se trouve Liebenstein (315 mètres), avec sa magnifique forêt de hêtres et une installation très confortable pour un séjour d'été; établissement hydrothérapique, sources ferrugineuses et bonne direction médicale.

Arnstadt (310 mètres) possède, outre ses bains d'eaux salines mères, une situation saine et abritée.

Pour les habitants de l'est, les montagnes des Géants et des Sudètes contiennent une série de localités dont l'altitude varie entre 300 et 450 mètres et parmi lesquelles Schmiedeberg, Buchwald, Roznau, Liebwerda, Petersdorf, Warmbrunn, Erdmannsdorf, Hermsdorf, Fischbach, sont les plus connus; à une élévation analogue dans l'Erzgebirge, Eichwald et Hartenstein.

Le Harz offre aux Allemands du Nord, comme séjour d'été, des stations très recommandables, le plus souvent à une altitude de 200 à 400 mètres; ces ramifications septentrionales isolées du Harz dans la plaine exercent une influence physiologique aussi vivifiante que des localités plus méridionales d'une hauteur double: Aussi les stations suivantes sont-elles déjà très visitées depuis nombre d'années : Grund, Alexisbad, Klostermühle, Blankenbourg, Stolberg, Sachsa, Thale, Wernigerode, Ilsenbourg et Harzbourg. Beaucoup de personnes préfèrent les stations plus élevées, mais moins confortables, de : Hohegeiss (670 mètres), Clausthal (560 mètres), Andreasberg (560 mètres), Altenau (460 mètres). Les hôtels, qui sont fréquentés par les touristes, comme la Rosstrappe et le Brocken, quoique leurs conditions climatériques soient plutôt stimulantes, conviennent aussi peu aux constitutions qui ont besoin de repos que les hôtels bien connus du Rigi et du Pilate.

Dans l'Allemagne du centre il y a beaucoup de stations où les habitants des villes et des plaines trouvent, à une altitude de 200 à 400 mètres, un climat très salutaire, ainsi : dans le Taunus, Königstein et ses environs, dans l'Habichtswald, Wilemshöhe et Wolfsangers, dans le Westerwald plusieurs stations d'une installation encore insuffisante, de même sur le Hunsrück et dans l'Eifel, où sur les bords du lac de Laach (281 mètres) on trouve une pension tout à fait satisfaisante.

La Suisse Franconienne offre, outre les localités élevées déjà citées de Muggendorf et de Streitberg, d'autres stations d'une altitude moindre comme Phantasie et Berneck.

L'Odenwald et le Haardt ont aussi des stations d'été, mais elles sont trop basses pour être comprises dans celles des climats de montagne, à l'exception toutefois de quelques localités comme Gleisweiler (310 mètres), qui a un établissement hydrothérapique; on y trouve du lait et du petit-lait excellent, et, dans le voisinage, de belles forêts. Gleisweiler est habitable du commencement de l'été à la fin de l'automne.

Climats des premiers contreforts des Alpes.

Après cet aperçu sur les stations montagneuses de l'Allemagne, revenons encore une fois aux Alpes et au Jura. Ces montagnes, à un niveau de 3 à 600 mètres, offrent des localités qui, sous un climat alpin ou véritablement subalpin, possèdent une sorte de climat des régions inférieures des Alpes. D'après leurs positions sur les versants nord ou sud des chaînes principales, sur des pentes ou dans des vallées larges ou étroites, suivant l'abri qu'offrent les montagnes, suivant les vents dominants, suivant la direction de l'ouverture des vallées, elles peuvent, à altitude égale, avoir des conditions climatériques très différentes, et d'après cela convenir plus ou moins à un séjour de printemps, d'automne ou d'hiver ou comme stations de transition.

Dans tous ces endroits le caractère des conditions climatériques est modifié par la proximité de hautes montagnes, dont l'influence s'exerce sur les vents, la température et l'humidité. C'est pour cela que nous les séparons des climats de plaine. Sur quelques-uns d'entre eux le voisinage des lacs agit comme nous l'avons déjà indiqué. En général on peut dire que les localités du nord des Alpes peuvent être utilisées comme stations d'été, celles du centre et du midi dans les saisons intermédiaires, c'est-à-dire au printemps et en automne; celles abritées contre le vent, bien exposées au soleil, peuvent devenir jusqu'à un certain point des séjours d'hiver.

Des variations subites et violentes ne sont pas rares lors des changements de vents; aussi les malades doivent-ils prendre de grandes précautions et les personnes gravement atteintes ne peuvent y séjourner qu'exceptionnellement ou pour passer d'une station à une autre.

Le lac de Starnberg ou de Wurm (590 mètres), sur le versant septentrional des Alpes bavaroises, offre sur ses bords plusieurs stations pour l'été et le commencement de l'automne telles que : Starnberg, Feldafing, Tutzing, Allmannshausen. Dans le voisinage du lac d'Ammer, qui est situé un peu plus bas, on trouve Greifenberg et tout près Pähl. Tegernsee, sur le lac de même nom, exerce une influence calmante et fortifiante, et on peut recommander ce séjour surtout depuis le commencement de l'été jusqu'au milieu de l'automne.

Thoune, sur le lac de Thoune (560 mètres).

Interlaken (560 mètres), bâti dans l'ancien lit d'un lac, qui jadis réunissait sans doute le lac de Thoune et celui de Brienz. Interlaken est un peu plus sous l'influence des deux nappes d'eaux que Thoune, et a une température un peu plus humide et plus égale, et est relativement abrité contre les vents du sud et du nord, mais n'en est pas moins exposé à des changements de vents brusques et considérables. Du reste on peut utiliser ce climat, en y mettant la prudence convenable, du commencement de l'été jusqu'au milieu de l'automne ; en été il est en général trop chaud.

Le lac de Chiem (510 mètres) dans la Bavière méridionale ; ses îles sont fréquentées par ceux qui cherchent le repos et la fraîcheur du commencement de l'été jusque fort avant dans l'automne.

Mondsee, sur le lac de même nom, dans le Tyrol (500 mètres).

Mornex, sur le Salève (500 mètres).

Ischl (480 mètres) est situé dans une sorte d'entonnoir ; cet endroit est abrité des vents ; la végétation y est luxuriante ; le climat y est un peu plus chaud et plus humide que dans d'autres localités situées de la même manière, sur le versant nord des Alpes. Pendant l'été et le commencement de l'automne on y trouve toutes les ressources complémentaires que l'alimentation, le lait, le petit-lait, les bains et le traitement médical peuvent offrir.

Kammer (475 mètres), sur le lac Kammer ou Atter.

Reichenhall (460 mètres), sur les contreforts des Alpes bavaroises, dans une longue vallée assez protégée par les montagnes environnantes, offre de bonnes conditions climatériques; on y trouve, en outre, du lait et du petit-lait des eaux mères salines bien connues, et des salles à air comprimé que les travaux de Liebig ont rendues célèbres; les soins médicaux y sont excellents.

Dans le même district : Berchtesgaden, Ramsau, Hintersee, Königsee.

Dans cette même catégorie on pourrait encore citer : Chouilly, Peissy, Bessinge, Jussy, Chougny, Bourdigny, Cologny, Prégny, Saxoney-le-Grand et Saxoney-le-Petit dans les cantons de Genève et de Vaud, entre 450 et 500 mètres.

Saint-Aubin, Boudry, Colombier, Auvernier et Neufchâtel, entre 440 et 480 mètres, dans le canton de Neufchâtel.

Le lac des Quatre-Cantons offre à une altitude d'environ 440 mètres et immédiatement sur les bords (les localités plus élevées de son voisinage ont été déjà nommées plus haut) une série de stations parmi lesquelles celles exposées au midi : Gersau, Wäggis, Vitznau, conviennent pour un séjour de printemps et d'automne; mais elles sont trop chaudes en été pour beaucoup de personnes; il faut encore comprendre ici les stations placées sur la partie qui se dirige du côté de Küssnach comme Meggen, et Hertenstein, tandis que celles tournées au nord, comme Beckenried et Buochs, conviennent mieux pour un séjour d'été, quoique pour la plupart des personnes elles soient trop chaudes; l'air est trop peu vivifiant pour un long séjour.

Weesen et Wallenstadt (420 mètres), dans les environs du lac de Wallenstadt.

Gmunden (420 mètres), sur le lac de Traun, a des bains d'eaux mères salines, des bains de rivière et de lac et des promenades ombragées.

Aigle (420 mètres), situé au-dessus de la basse vallée du

Rhône, a un bon hôtel exposé au midi et peut, à cause de cela, servir, dans quelques cas, de station de printemps et d'automne.

Bex (410 mètres), situé au-dessus de la vallée du Rhône; eaux-mères salines bien connues, assez bon climat pour le printemps, saison pour laquelle il est presque toujours difficile de trouver de bonnes stations. On y a les avantages d'un traitement médical et d'une bonne pension. Bex peut être utilisé comme station de transition, surtout au printemps.

Sur les bords du lac de Constance, à une altitude d'environ 400 mètres, on trouve un grand nombre de localités qui offrent un climat assez frais avec la possibilité de prendre des bains dans le lac : Ueberlingen, Friedrichshafen et Lindau, avec exposition au midi, Bregenz (avec le Pfänder, 1180 mètres, qui peut servir de station complémentaire de montagne) à l'extrémité est; Constance à l'extrémité ouest, Rudolfszell dans les environs; Mammern et Rorschach, sur la côte suisse du lac.

Divonne, à 400 mètres environ, près de la station de Nyon, non loin du lac de Genève, dans une vallée avancée du Jura, possède un climat de printemps et d'automne assez doux et les ressources du célèbre établissement hydrothérapique de Vidard.

Beaurivage, près de Lausanne, est également un bon séjour de printemps et d'automne.

Vevey (380 mètres); sanatorium bien connu au bord du lac de Genève; grâce à la présence du lac, le climat y est uniforme, et la ville est assez protégée contre les vents du nord et de l'est par la chaîne de montagnes située au nord et au nord-est; toutefois elle est trop éloignée pour l'abriter complètement. Les hôtels y sont très bien installés; un séjour en automne et au printemps y est donc possible.

Montreux est composé de différents villages situés à des hauteurs variées : Clarens, Vernet, Montreux, Territet et Veytaux;

il est plus rapproché des montagnes et est par conséquent plus abrité; la réflexion des rayons solaires augmente parfois la chaleur; cependant des vents froids s'y font quelquefois sentir; les belles promenades et les bancs abrités y manquent un peu. Montreux convient dans beaucoup de cas comme station de transition et peut être utilisé aussi en hiver pour des cas de phthisie stationnaire. Les cures de raisins de Montreux et de Vevey sont très connues; les raisins y sont d'une qualité agréable au goût. Dans ces stations, la chaleur est assez élevée dans les saisons de transition; une courte promenade mène à Glion et aux Avants, qui sont un peu plus élevés et plus froids. Les pluies sont fréquentes à Montreux et à Vevey (1280-1340 millimètres), sans qu'on puisse cependant les désigner comme des stations humides. La température moyenne de Montreux est de 10°,5, en hiver 2°,49, au printemps 10°,49, en été 18°,7, en automne 10°,65. Vevey est en hiver et au printemps plus froid d'environ un degré que Montreux.

A cette classe de climat nous ajouterons les anciennes stations d'automne et d'hiver : Meran et Obermais, Botzen et Gries.

Meran, dans le Tyrol méridional autrichien, c'est-à-dire non la vieille ville de Meran, mais la station de Meran qui, avec Obermais et Untermais, forme une seule station, est située sur le véritable versant sud des Alpes, à une altitude d'environ 280 à 360 mètres, entourée au nord-ouest et au nord-est de montagnes de 3000 mètres; les hôtels et les villas sont disséminés au milieu de jardins et de parcs; l'abri contre le nord, le nord-est, et le nord-ouest serait complet si le ravin de la Passer ne laissait pas arriver du Nord des courants d'air froid auxquels plusieurs points sont plus ou moins exposés selon leur situation.

L'Adige venant du nord-ouest constitue un passage pour les vents froids qui ne sont pas rares. L'air est en général sec; le sol se dessèche vite; il se compose en partie de gneis et d'une espèce de granit, en partie d'ardoise et de chaux; il en résulte de la poussière au voisinage des routes principales. La quantité moyenne de pluie est assez forte, de septembre à décembre (299 millimètres); elle est faible au contraire entre janvier et avril (110 millimètres).

L'humidité moyenne dans les mois de cure varie entre 65° et 80°. La température moyenne y est très variable : elle est de 17° en septembre, de 12°,8 en octobre, de 5°,6 en novembre, de 1°,9 en décembre, de 0°,3 en janvier, de 3°,4 en février, de 7°,8 en mars, et de 12°,6 en avril. La température au soleil est dans les endroits abrités, comme au Wassermauer et au parc d'hiver, qui sont garnis de bancs, de 10°, 15° et 20° plus élevée que la température moyenne à l'ombre, et la localité est en général bien exposée au soleil, de telle sorte qu'entre novembre et mars on peut compter sur 70 journées où l'on peut s'asseoir au soleil. La pression atmosphérique oscille, en moyenne, entre 732 et 750 millimètres. L'état sanitaire est en général très bon ; la mortalité n'est que de 12 à 13 p. 1000. Nous renvoyons aux travaux bien connus de Pircher, Matzegger, Tappeiner, Knauthe et autres médecins, ainsi qu'à celui de Sigmund, *Klimatische Kurorte*. On peut faire à Meran, pendant l'automne, une cure de raisin, au printemps une cure de petit-lait, et pendant toute l'année il y a un établissement hydrothérapique (Dr Matzegger).

Botzen, environ 250 mètres d'altitude, est en moyenne plus chaud que Meran, mais il est trop éloigné des montagnes qui pourraient l'abriter et par suite trop exposé aux vents, pour pouvoir servir comme station sanitaire pour les malades. Gries, par contre, est beaucoup plus rapproché de la muraille de porphyre de la Guntschna, qui offre un excellent abri contre le nord et le nord-ouest. La température dans le milieu de la journée est de 2° plus élevée qu'à Meran, mais l'espace qui sert à la promenade est un peu limité ; le nombre des logements pour les étrangers laisse à désirer.

On fait l'éloge de l'établissement Austria dirigé par un médecin.

Dans les régions alpines avancées il y a beaucoup de localités qui conviendraient pour des séjours plus ou moins prolongés, mais qui sont encore peu connues; par exemple, au sud des Alpes tyroliennes, on peut citer Recoaro, déjà très fréquenté par les Italiens, à 400 mètres environ au-dessus de la mer ; eaux ferrugineuses, beaux environs et bonne installation.

Lacs de l'Italie supérieure. — Les localités situées sur les lacs de l'Italie supérieure pourraient être rangées également dans d'autres groupes climatériques, mais elles sont toutefois tellement influencées par le voisinage des Alpes, qu'il est impossible de leur assigner une place ici. Quelques points seulement, en raison de l'abri que donnent les montagnes avoisinantes, peuvent convenir comme sanatoria durant les mois moins chauds, tandis que, pendant les mois d'été, la chaleur y est trop forte pour la plupart des cas; ces localités sont : Cadenabbia sur le lac de Côme, Pallanza, sur le lac de Langen, Lugano sur le lac de ce nom et les stations de Gargnano et de Salo, avec des installations encore insuffisantes, sur le lac de Garde. Dans la région de ce dernier lac se trouve Arco, dans la vallée de la Sarca. On peut dire en général de ces localités qu'elles sont des stations de transition pour les mois de septembre, d'octobre et le commencement de novembre, et pour les mois d'avril et de mai ; pendant l'hiver proprement dit elles ne conviennent pas pour les constitutions délicates qui ont besoin de chaleur et d'abri; par contre elles suffisent pour les phtisies stationnaires apyrétiques ou guéries, ou pour celles qui réclament seulement du repos et du soleil.

Les températures moyennes sont environ de 2° plus élevées que celles de Meran ; la répartition en est un peu plus uniforme ; l'humidité moyenne relative oscille, dans les mois d'automne et d'hiver, entre 72 et 78°; au printemps elle descend un peu au-dessous de 70°. Les brouillards sont rares. L'automne (septembre à novembre) a en moyenne le plus grand nombre de jours de pluie (36 à 40), l'hiver (décembre à février) le plus faible (15 à 20), le printemps (mars à mai) 34 à 36 jours. La neige tombe en moyenne durant 6 à 8 jours; elle tient rarement plusieurs jours.

Parmi les vents locaux, comme on les observe sur les bords de tous les grands lacs, ce sont ceux du nord et du nord-ouest qui règnent le plus habituellement ; les tempêtes sont d'ailleurs rares, et le nombre des jours pendant lesquels les malades doivent rester tout à fait à la maison n'est pas considérable. La poussière est en général moins désagréable que dans la Riviera.

Le lac le plus élevé au-dessus du niveau de la mer est celui de Lugano, environ 280 mètres ; le lac de Côme et le lac de Laugen ont presque la même altitude, à peu près 200 mètres, tandis que celle du lac de Garde est inférieure à 100 mètres.

Parmi les travaux récents il faut surtout citer les « Contributions » du Dr Thomas (1873) ; elles renferment des renseignements exacts sur Cadenabbia et Lugano ; le remarquable ouvrage du Dr Scharrenbroich sur Pallanza contient des données sur les conditions climatériques non seulement de Pallanza, mais de toute la région des lacs de l'Italie supérieure. A Cadenabbia, Lugano et Pallanza les principaux hôtels sont ouverts pendant toute l'année ; mais le Grand hôtel de Pallanza est certainement la meilleure installation pour l'automne, l'hiver et le printemps.

Arco, à environ 2 kilomètres en amont de Riva, dans la vallée de la Sarca, est seulement à 7 mètres au-dessus du lac de Garde et à 73 mètres au-dessus de la mer Adriatique. Cette station, d'après les communications du Dr Bukeisen, a une température un peu plus élevée que les localités des lacs de l'Italie supérieure cités ci-dessus et se trouve complètement à l'abri du vent pendant l'hiver.

Le soleil luit pendant une grande partie de la journée. La présence des oliviers indique que le thermomètre ne descend jamais au-dessous de — 9°. Les promenades sont nombreuses mais rustiques; les parties parfaitement abritées ne s'étendent que sur de courts espaces. Tout y est en voie de formation, mais on ne manque pas de chambres bien ensoleillées et modestement installées. Riva même est trop exposé aux vents en hiver ; ce séjour est préférable au printemps et en automne.

Pendant ces deux périodes de l'année, et même pendant l'été, les lacs italiens offrent aux malades qui supportent bien la chaleur un grand nombre de localités ; sur le lac de Langen : Stresa, Baveno, Locarno, avec de grands hôtels et Belgirate, Laveno, Canobbio pour des malades moins exigeants ; sur le petit lac d'Orta la station de même nom, très agréable au printemps et en automne; Varese, non loin du lac de même nom ; Bellagio avec la Villa Serbelloni sur le lac de Côme, très agréable au printemps et en automne, trop chaud en été pour la plupart des malades.

Apennins et Alpes maritimes. — Après ce que nous venons de dire il conviendrait d'étudier maintenant les prolongements des Alpes, les Alpes maritimes, les Apennins et les Abruzzes. Bien que ces chaînes de montagnes renferment sans doute bon nombre de localités montueuses ou semi-montueuses bien situées, les installations actuelles y sont presque partout si insuffisantes, que, au point de vue climatérique, il est encore impossible de les utiliser pendant une grande partie de l'année.

Nous pouvons en citer quelques-unes comme stations d'été : Abetone et Serrabassa, dans le voisinage de Pracchia, entre Florence et Bologne, Saint-Martin Lantosque (altitude : environ 1000 mètres), dans les Alpes-Maritines ; dans cette dernière localité on a fondé un sanatorium d'été pour les malades de la Riviera ; et non loin de là Berthemont, Belvedère,

Bollène et La Cascade; Vinadio, Valdieri, la Chartreuse de Pise et Saint-Dalmas di Tenda.

Jusqu'à présent la France ne possède aucune station exclusivement alpine dont on pourrait se servir pendant toute l'année; par contre, plusieurs localités se sont graduellement organisées pour des séjours d'été. C'est ce qui a été fait pour les stations situées dans les Alpes-Maritimes et que nous venons de signaler, on les utilise au point de vue purement climatérique pour le traitement de la phtisie ou d'autres affections. D'autres localités ne doivent leur réputation actuelle qu'à la présence de sources, le plus souvent sulfureuses ou arsenicales chaudes, bien que l'on doive attribuer une grande partie de leur incontestable utilité aux conditions climatériques qui ont en tout cas pour auxiliaire, dans beaucoup de circonstances, l'emploi des eaux minérales.

Il est très probable qu'on pourrait fonder des sanatoria dans les Alpes françaises, par exemple dans le voisinage de la Grande-Chartreuse (Isère), à 1400 mètres d'altitude, ou dans la région de Briançon (Hautes-Alpes), à une altitude de 13 à 1400 mètres. Comme climats d'été on trouve, dans les vallées du Dauphiné, bon nombre d'endroits aussi agréables que frais, spécialement les bains d'Uriage et d'Allevard. On pourrait augmenter facilement le nombre de ces stations en créant des installations confortables, car on rencontre dans ces régions de nombreux points où les conditions locales sont très favorables. Les montagnes et les vallées de l'Auvergne sont de plus en plus fréquentées pendant l'été, mais du milieu de septembre jusqu'à fin mai, elles sont complètement abandonnées par les malades, et cependant on pourrait utiliser climatériquement, pendant une grande partie de l'année, le Mont-Dore (altitude 1000 mètres environ), la Bourboule (840 mètres), Saint-Nectaire (784 mètres), ainsi que leurs environs et d'autres localités. On peut en dire autant des Pyrénées où Barèges, Cauterets, Bagnères-de-

Luchon, Bagnères-de-Bigorre, Eaux-Bonnes et autres points, pourraient servir de sanatoria pendant un temps plus prolongé qu'on n'a l'habitude de le faire actuellement; cependant, l'exposition au nord et les alternatives de gelée et de dégel, de chute et de fonte de neige, permettraient difficilement d'y établir des stations d'hiver proprement dites. A une altitude plus considérable ces inconvénients disparaîtraient peut-être.

Les pentes méridionales des Pyrénées tournées vers l'Espagne conviendraient probablement mieux; c'est là où est située Penticosa (altitude 1600 mètres), qui jouit d'une grande réputation dans le traitement de la phtisie, quoique l'on attribue surtout cette réputation aux sources chaudes. Partout les installations pour l'hiver font défaut.

Comme stations d'été, on trouve dans les Pyrénées bon nombre d'autres localités, outre celles que nous venons de nommer, avec des logements convenables; ainsi dans la partie occidentale : les Eaux-Chaudes, Argelès, Pierrefitte, Saint-Sauveur et Luz ; dans les Pyrénées-Orientales : Vernet-les-Bains et Amélie-les-Bains; ce sont là de très bonnes stations d'automne; enfin, Saint-Laurent de Cerdans et la Preste-les-Bains.

Les versants occidentaux des Vosges renferment d'excellentes stations d'été ; Remiremont, Plombières et Gérardmer.

On trouverait bon nombre de bonnes stations d'été dans les Ardennes avec leurs nombreuses forêts de sapins, non seulement dans le nord-ouest de la France, mais aussi en Belgique.

Les chaînes de montagne de l'Angleterre et de l'Écosse n'ont pas tout à fait le caractère des altitudes correspondantes à celles du continent, mais elles sont jusqu'à un certain point sous l'influence de la mer; surtout dans les montagnes élevées de l'Écosse et du pays de Galles, il y a une très grande humidité, tant du sol que de l'air, en rapport avec une quantité considérable de pluie et une tendance aux brouillards. Il faut ajouter en outre que la région montagneuse appartient pour la plupart du temps à de grands propriétaires qui s'opposeraient à la création de sanatoria dans leurs domaines de chasse; aussi est-il rarement permis d'en installer; néanmoins, dans quelques points, on trouve un bon logement, surtout une nourriture fortifiante et le plus souvent des conditions hygiéniques relativement excellentes. En Écosse, Braemar et Ballater (entre 2 et 300 mètres d'altitude), dans le voisinage de Balmorel, ont des climats très vivifiants; Pitlochrie, Blair-Athole, Inversnaid sur le lac Lomond, le Trosachs, sur le lac Katrine, et Bonavie sur le canal de Calédonie, Crieff et bon nombre d'autres points constituent d'excellents séjours d'été avec possibilité de faire des excursions; Bridge of Allan est une des localités les plus abritées et les plus ensoleillées de l'intérieur de l'Écossse où cependant les brouillards sont assez fréquents. Les bains de Moffat et de Strathepeffer peuvent être employés aussi comme sanatoria d'été.

En Angleterre, les bains de Buxton dans le Derbyshire, à une altitude de 300 mètres, avec sources tièdes et indifférentes, est un des endroits les plus élevés que l'on puisse fréquenter. L'air y est très vif, mais il serait encore meilleur dans les tourbières voisines que l'on utilise seulement pour la chasse. On rencontre un air aussi excitant dans les environs d'Ilkley, dans le Yorkshire, où les établissements hydrothérapiques bien connus de Ilkley Wells et de Benridding acceptent aussi les personnes qui font de simples cures d'air, dont l'effet peut être complété par une hydrothérapie appropriée. Les bains très connus de Harrogate et ses environs, également dans le Yorkshire, peuvent être employés comme une station d'été stimulante. Great Malvern, sur le versant des côteaux de Malvern, a également un air excellent, mais un peu moins stimulant. Dans les montagnes et les vallées du pays de Galles se trouvent aussi de bonnes localités, la plupart cependant plus ou moins humides. Llanberris, dans le voisinage du Snowdon, est un des endroits où l'air est le plus vivifiant, mais trop bruyant à cause des touristes; les bains de Llandrindod et de Builth sont plus tranquilles. Dans le sud de l'Angleterre, il y a dans les collines de chaux et de sable de Surrey, Kent et Sussex, spécialement celles qui sont recouvertes de sapins, par exemple à proximité de Weybridge, de Leith Hill, Tunbridge Wells, Sevenoaks, Haywards Heath, beaucoup de localités dont l'air est modérément excitant, ainsi que dans le sud-ouest du district de Dartmoor, et dans le voisinage du canal de Bristol, Clifton et ses environs. On ne peut pas considérer ces localités comme des climats de montagne. Elles appartiennent bien plutôt aux climats de plaine; nous ne les citons ici qu'en raison de leur rapport local avec d'autres climats de l'intérieur de la Grande-Bretagne.

Cordillères de l'Amérique. — Les longues chaînes de montagnes élevées de l'Amérique du Nord et de l'Amérique du Sud constituent le territoire le plus étendu pour des sanatoria de nature très différente. Dans les zones tropiques et dans leur voisinage, les régions montueuses présentent, au-dessous de 2000 à 2500 mètres, même dans les saisons froides, des températures qui dépassent celles de l'été dans les zones tempérées, de sorte que, en général, ce ne sont que les localités qui ont une altitude de 2800 à 3800 mètres au-dessus du niveau de la mer que l'on utilise dans le traitement de la phtisie, tandis qu'en s'éloignant de l'équateur vers le pôle, ces conditions changent et on trouve des climats favorables à la guérison de la phtisie, dans des localités moins élevées. Le nombre des localités que l'on pourrait adapter aux cures climatériques de montagnes est probablement incalculable; aussi y a-t-il là un grand avenir pour l'établissement de sanatoria. Mais jusqu'à présent on n'utilise qu'u petit nombre de localités.

Andes péruviennes. Jauja et Huancayo. — Les vallées le plus anciennement connues sous ce rapport sont les vallée élevées des Andes péruviennes, et on a surtout expériment la vallée du Jauja entre les 11e et 12e degrés de latitude su et les 75° et 76e degrés de longitude occidentale.

D'après Archibald Smith (*Dublin Quarterly Journa* Mây 1866), il y a sur les bords du Jauja, et à une altitude d 2500 à 3000 mètres, et même un peu plus haut, de nombreuse localités, parmi lesquelles les villes de Jauja et Huancayo son les principales stations pour les nombreux phtisiques de l capitale du Pérou. La température de Jauja d'après A. Smit est de 10 à 15° C. pendant toute l'année, et celle d Huancayo, située un peu plus bas de 11,25 à 17°,5 C. ; d'aprè le même auteur, « le ciel y est toujours clair et le soleil n'es jamais voilé; l'air pur et vivifiant vous invite à l'exercice. Dans cette vallée le gouvernement péruvien a fondé en 186 un hôpital pour le traitement des soldats devenus phtisique sur la côte, surtout pour les Indiens que la phtisie attein rarement dans leurs montagnes, mais presque à coup sû quand ils se trouvent dans le climat torride.

Le médecin péruvien Fuentes, que Smith dit être impartial exprime le rapport des guérisons de la phtisie à Jauja par l chiffre considérable de « 73 42/85 p. 100 ». Nous avons ob servé quatorze cas de phtisie; deux de ces malades avaien une phtisie au premier degré, deux au troisième et dix au second degré : c'étaient des négociants de Lima, de Callao, de Valparaiso et d'autres villes de cette côte ; à Jauja, leur éta s'améliora au point qu'ils retournèrent à leurs occupation sur la côte ; parmi eux, six sont restés guéris, cinq ont été obligés de retourner dans les climats de montagne à la suite de rechutes, trois ont succombé plus tard à leur maladie, en Europe, sans avoir eu encore une fois recours aux climats de montagne; sur les cinq qui, plusieurs fois, sont revenus à Jauja, trois succombèrent plus tard, tandis que deux peuvent être considérés comme relativement guéris.

Plusieurs de nos clients ont habité pendant un certain temps différentes villes de la Bolivie, de la Nouvelle-Grenade, de l'Équateur, comme Santa-Fé de Bogota, qui a une altitude inférieure à 3000 mètres; Quito, à l'altitude d'environ 3000 mètres; Cuzer, à plus de 3500 mètres, localités que l'on peut utiliser comme stations sanitaires. Le plateau de Mexico offre, à une hauteur d'environ 2000 mètres, plusieurs localités convenables, surtout la capitale Mexico et Puebla. Les ouvrages de Jourdanet donnent sur les climats de Mexico beaucoup de renseignements.

Scrivener recommande les régions montagneuses de la République argentine; le Brésil envoie souvent ses phtisiques sur les versants orientaux de la Cordillière.

Montagnes Rocheuses. Colorado. — Dans les États-Unis de l'Amérique du Nord on utilise fréquemment, depuis dix à douze ans, plusieurs stations élevées, surtout dans l'État de Colorado, sur le versant oriental des montagnes Rocheuses, où Manitou, à environ 1900 mètres d'altitude, Colorado Springs, 1800 mètres, et Denver, 1500 mètres, sont devenus des lieux de refuge pour les phtisiques. Nous renvoyons pour ces localités au remarquable ouvrage du Dr Denison de Denver, *Influence of high altitudes on the progress of phtisis*, Philadelphie, 1877, et à une communication du Dr Solly sur Manitou (1875), enfin à une courte note sur cette dernière localité dans la *Lancet* de 1877 (vol. II, p. 256).

Manitou, 38° latitude nord, 105° de longitude occidentale, est situé dans une dépression du plateau de la pente orientale des montagnes Rocheuses, près du pic Head, haut de 4500 mètres, et à 10 kilomètres de Colorado Springs; c'est un endroit champêtre avec de nombreuses sources d'eaux minérales.

Nous empruntons à un tableau météorologique contenu

dans le rapport de la *Medical Society* du Colorado pour 1878, et qui s'étend de 1872 à 1877, les chiffres moyens suivants pour Denver, qui est situé à environ 400 mètres plus bas que Manitou. Température moyenne, 9°,2; dans les mois les plus froids, décembre et janvier, le thermomètre descend au-dessous de 0°; dans le mois le plus chaud, juillet, 22°5; les variations diurnes moyennes sont de 15,5; le maximum de température atteint exceptionnellement jusqu'à 30°. L'humidité relative est seulement de près de 47°,2; la quantité de pluie et de neige seulement de 46 centimètres; le nombre des jours de pluie 68, parmi lesquels 40 avec de la neige. Beaux jours 147, jours assez beaux 154, jours couverts 65. Le mouvement moyen du vent pendant l'année est en moyenne de 83,000 kilom. Il s'agit donc d'un climat modéré, avec de nombreux changements de la température moyenne, très peu d'humidité, beaucoup de beaux jours et un vent assez violent. A Manitou, la température est un peu plus basse, on y est plus abrité contre les vents par les montagnes; la chaleur au soleil y est un peu plus élevée, de sorte que dans des endroits abrités il n'y a relativement que peu de jours où le malade soit obligé de rester dans sa chambre. Plusieurs de nos malades qui connaissent les climats chauds de l'Europe méridionale et les climats élevés de la Suisse décrivent le climat du Colorado comme étant particulièrement agréable; l'automne et une partie de l'hiver sont les meilleures saisons; le printemps est variable comme presque partout; la chute de la neige et le dégel le rendent désagréable. La neige persiste moins longtemps que dans les Alpes suisses; à altitude égale, la couche n'y est jamais aussi épaisse; le sol est souvent libre de neige en hiver.

La plupart des habitants de ces localités déjà populeuses du Colorado appartiennent à la classe des phtisiques guéris ou des individus menacés de phtisie. Nos observations personnelles se bornent à 7 malades; l'un était au premier degré, quatre au second, deux au troisième; tous furent améliorés; trois peuvent être considérés comme guéris, un comme relativement guéri; un autre se maintient encore assez bien; le sixième a eu une rechute, le dernier enfin est mort plus tard.

Le Colorado offre, pendant la grosse chaleur de l'été, des points plus élevés et plus frais où plusieurs de nos malades séjournèrent pendant trois à six mois sous des tentes.

Il faut espérer que dans les régions montueuses des États-Unis de l'Amérique du Nord on utilisera peu à peu des climats encore préférables à celui du Colorado; les phtisiques et les individus menacés de phtisie pourront y trouver un abri. Déjà quelques endroits du Nouveau Mexique jouissent d'une bonne réputation comme Santa Fé, à une altitude de plus de 2000 mètres, et Albuquerque.

Il sera facile d'y créer des sanatoria, car des États entiers y sont à une altitude assez élevée et commencent seulement à se peupler. D'après le « Dictionary of elevation », de Toner, l'altitude moyenne de l'État de Wyoming est d'environ 2300 mètres, celle de l'État du Colorado de 2100 mètres, celle d'Arizona de 1900 mètres, celle d'Idaho de 1750 mètres, celle d'Utah de 1600 mètres, celle de Nevada de 1580 mètres, celle du Nouveau-Mexique de 1520 mètres, enfin celle de Montana de 1320 mètres.

Minnesota. — De même dans la région étendue et modérément élevée du Minnesota, dans les États-Unis, située entre les 43° et 49° de latitude nord, et les 89° et 102° de longitude occidentale, on a fait des observations favorables sur l'influence de ce climat sur la phtisie à son début.

L'altitude moyenne de l'État de Minnesota dépasse légèrement 300 mètres, celle de Saint-Paul est d'environ 220 mètres, celle de Minneapolis de 225 mètres, celle de Winona de 450 mètres. Il faut du reste remarquer que la population du Minnesota est encore très peu dense; il n'y a que cinq habitants par lieue carrée (en 1870), de sorte qu'un élément essentiel pour l'impureté de l'air manque encore ; l'expérience montrera quelle sera l'influence de l'augmentation de la population sur l'air de cette contrée.

Ashville. — Le Dr Gleistmann, d'Ashville dans la Caroline du Nord (États-Unis), a attiré l'attention sur les conditions favorables que présentent les ramifications de la chaîne des Appalaches dans la partie occidentale de la Caroline du Nord, la partie nord-ouest de la Caroline du Sud et dans la partie nord-est de la Géorgie, et surtout d'Ashville qui est située à 700 mètres d'altitude, sur le 35° de latitude, avec une température moyenne de 21°,5 pendant l'été et de 3°,2 pendant l'hiver ; avec de faibles oscillations diurnes et une quantité de pluie d'environ 1000 millimètres. (*Western North Carolina as a health resort*, Baltimore, 1876, et *Biennial report of the Mountain Sanitarium for pulmonary diseases;* Ashville. N. C., Baltimore, 1877.)

Afrique méridionale. — Une autre région favorable à l'installation de sanatoria élevés se trouve dans les montagnes de l'Afrique méridionale ; Symes Thompson et H. Leach, entre autres, ont attiré l'attention sur ces régions, surtout sur les États libres d'Orange, le pays occidental des Griquas, le Transwaal, Natal et la colonie du Cap. L'endroit le plus connu, Blœmfontain, à environ 1400 mètres au-dessus du niveau de la mer, se trouve sur un plateau entouré de montagnes situées à une certaine distance ; l'air y est pur, vivifiant et sec ; mais, d'après H. Leach, c'est un séjour très ennuyeux, n'offrant que peu de ressources, et exigeant, outre la traversée, un voyage fatigant en voiture d'une dizaine de jours pour aller de la ville du Cap dans l'intérieur. Les étés sont chauds et secs, les hivers froids ; l'humidité relative est au-dessous de 60°. Le nombre des jours pluvieux est d'environ soixante ; la quantité de pluie est souvent au-dessous de 500 millimètres. A Blœmfontain se trouvent des médecins anglais et allemands, et quand les conditions du voyage seront améliorées, toute cette contrée offrira des stations favorables pour des séjours prolongés et même comme résidence fixe.

Kimberley, dans le pays du Griqua occidental, un peu au-dessous de 1350 mètres, est situé près des champs de diamants, avec des conditions climatériques analogues. Température moyenne de l'année 17°,40 C.; moyenne des mois les plus froids, octobre à mars 13°; avril à septembre 21°,4; les mois les plus froids, juin 7°,5, juillet 7°,7; décembre, le plus chaud, 24°,2; janvier 23°,6; le maximum atteint en 4 mois 39°, en décembre et janvier parfois 42°; le minimum descend, de juin à août, au-dessous de 0°.

La moyenne de l'humidité relative est, dans les mois chauds, de 50 à 70°, et pendant les mois froids, de 55 à 82°. Les ressources sont, d'après H. Leach, au moins aussi grandes à Kimberley qu'à Blœmfontain. Dans le Transvaal, district réuni depuis peu à l'Angleterre, se trouvent, d'après H. Leach, plusieurs localités situées entre 1300 et 1500 mètres d'altitude et qui pourraient convenir comme stations sanitaires, si les installations étaient meilleures : Christiana, Blœmhoff, Potchefstroom, Vitwater Rand, Pretoria, Heidelberg (1550 mètres), Utrecht, Standerton et Wakkerstroom (1850 mètres).

Dans la colonie de Natal, à Colenso (950 mètres), Estcourt (1000 mètres), les ressources paraissent être plus grandes; mais l'été y est trop chaud, et l'air est alors moins sec que dans les localités plus élevées indiquées précédemment. On peut dire la même chose de Pietermaritzbourg, la capitale, à 650 mètres d'altitude, et de Durban, le port de Natal, qui sont habitables tout au plus pendant deux ou trois mois d'hiver. Grahams Town (500 mètres) et Cradock (950 mètres) ne conviennent que pour de courts séjours pendant la saison froide.

Dans la vaste région qu'on appelle Cafrerie, qui se trouve entre les possessions anglaises du Cap et de Natal, on trouverait sans aucun doute des localités qui pourraient être utilisées ; l'avenir en décidera.

En tout cas ceux qui cherchent un lieu de refuge dans l'Afrique ne doivent pas oublier que, entre le pays de Natal et ces stations élevées, il y a un long voyage sur mer et de plus un voyage sur terre qui est et qui restera longtemps encore pénible et dispendieux ; on n'y enverra donc que les malades assez robustes, quoique les conditions climatériques soient incontestablement bonnes.

On doit en outre prémunir contre un long séjour dans les ports. Ceux qui arrivent dans la ville du Cap devraient se rendre aussitôt que possible sur le Wynberg, qui est à peu de distance, s'il y a de la place dans un des hôtels de la localité, ou à Cerès, qui est un peu plus éloigné ; ceux qui débarquent à Port-Elisabeth devraient se rendre à Uitenhage et à Grahams Town ou à Pietermaritzbourg, où ils attendraient la fin de leurs préparatifs de voyage.

En Asie, il existe sans doute beaucoup de régions montagneuses qui conviendraient pour des cures d'air, mais il n'est pas probable que les Européens les choisissent souvent, en raison du long voyage, excepté les Anglais à cause de leurs colonies dans les Indes occidentales. L'espace nous manque pour exposer en détail ce que l'on sait des régions montagneuses des Indes orientales. Citons donc, en peu de mots, les stations montueuses principales des colonies des Indes orientales anglaises.

Darjeeling, 27° de latitude nord, 88° de longitude orientale, 2500 mètres au-dessus de la mer ; température d'hiver environ 7° ; température moyenne de l'été à peu près 17° ; la quantité de pluie dépasse 4000 millimètres.

Simla, à la même altitude, avec chaleur estivale plus élevée et environ 1800 millimètres de pluie.

Landour (2400 mètres), avec une température d'hiver un peu plus basse.

Murree, Kussowlee, sur une montagne isolée; Dugshai et Nynee Tal, toutes dans le Bengale, à des altitudes variant entre 1800 et 2400 mètres.

Outacamund, Kotagherry et Wellington, dans la chaîne de montagne des Neilgherry, entre le 11° et le 12° de latitude nord, à des altitudes variant entre 1700 et 2400 mètres, avec des températures moyennes analogues à celle de Dargeeling, mais seulement la moitié de la quantité de pluie.

Palneyo, à environ 2300 mètres, dans la présidence de Madras, Shexaroys, Mercara, Namendroog, situés de 800 à 1000 mètres plus bas, mais également dans la présidence de Madras.

Abu, dans la chaîne de montagnes d'Aravelli (24° de latitude nord), Mehablishwur, Poorandhur, dans la présidence de Bombay, entre 1200 et 1400 mètres.

Il est toujours important d'observer que les stations montueuses des Indes-Orientales présentent des conditions climatériques très différentes de celles des régions que nous avons étudiées jusqu'à présent en Europe, en Amérique et dans l'Afrique méridionale. Elles sont situées en partie dans la grande péninsule au sud de la chaîne de l'Himalaya, en partie sur le versant méridional; il faut avant tout considérer leur degré de latitude, c'est-à-dire leur distance de l'Équateur, qui modifie essentiellement l'action climatérique de l'altitude, et en outre les grandes masses d'eau chaude qui entourent la péninsule. Les vents périodiques qui en viennent sont saturés d'humidité qui se traduit par des pluies considérables, dès qu'elle se trouve en contact avec les régions plus froides des montagnes.

Les émanations qui s'élèvent du sol humide doivent, en raison de la haute température, se mêler à des produits organiques, même dans les localités où la fièvre intermittente maligne n'est plus endémique, et l'air doit y être absolument plus humide que dans les vallées des Andes, des Montagnes

Rocheuses et des Alpes Suisses, et les propriétés aseptiques que nous avons attribuées aux sanatoria de ces chaînes de montagnes ne sauraient exister, au même degré, dans des régions comme Simla et Darjeeling. Cependant, dans les Indes, les stations montueuses présentent de grands avantages sur les stations inférieures; elles sont par conséquent d'une utilité inappréciable pour ce pays ; les rapports comparatifs de E.-G. Kellett sur l'influence d'un séjour prolongé dans le « sanatorium » de Landour sont dignes d'éloge; ils constatent les résultats favorables obtenus dans la phtisie pulmonaire (1869), autant qu'il est permis de conclure du séjour relativement court que les convalescents font dans ces sanatoria militaires.

Les conditions climatériques doivent être tout autres sur les versants septentrionaux de la chaîne de l'Himalaya, car les courants d'air arrivant de la mer sont en grande partie débarrassés de l'humidité qu'ils contiennent par les montagnes, de telle sorte que les régions élevées de Kashmir, à 33° et 34° de latitude nord, sur lesquelles Biermann a appelé l'attention, possèdent des climats dont le séjour est plus agréable que celui des Montagnes Rocheuses et des Alpes, et dont l'efficacité est sans doute aussi plus grande que celle de ces dernières dans le traitement de la phtisie. Dans la belle vallée élevée de Kashmir, dont l'altitude moyenne est, dit-on, d'environ 2000 mètres, la température de l'été doit cependant être très élevée, car le riz et d'autres végétaux analogues y poussent encore; en été, les phtisiques devraient sans doute se retirer dans des régions plus froides.

Nous pouvons passer tout à fait sous silence les régions montueuses de l'Australie et de la Nouvelle-Zélande, car on les a encore peu étudiées au point de vue climatérique.

II. — Climat des plaines.

Climats de plaine secs. — Après avoir rangé un si grand nombre de localités dans les cadres des climats maritimes, de côtes et de montagnes, nous pouvons être plus bref en parlant des régions plus basses des pays d'intérieur. Si nous les divisons en climats secs et humides, il ne faut pas oublier ce qu'il y a d'incomplet dans cette classification : les climats les plus secs sont les plus excitants ; les plus humides, les plus sédatifs. On peut diviser encore les climats secs en climats chauds et secs et en climats froids et secs.

Climats chauds et secs.

Déserts de l'Afrique. — Le type proprement dit des climats secs et chauds est représenté par les déserts de l'Afrique : grande chaleur et sécheresse de l'air le jour, fort rayonnement et fraîcheur considérable, même froid réel la nuit ; ciel clair, pluie rare, mais souvent rosée abondante. Le type proprement dit, le désert, n'est pas encore utilisable d'une manière générale. Nous avons cependant été en rapport avec plusieurs phtisiques doués d'une grande énergie et d'une grande indépendance de caractère, qui, atteints de cavernes dans les poumons (chez l'un avec complication d'albuminurie), avaient séjourné presque exclusivement, pendant de longues années, sous des tentes dans le désert et qui ne pouvaient presque se nourrir que par la chasse ; ils s'étaient très bien trouvés de ce genre de vie. Cependant l'absence complète de relations sociales et de vie intellectuelle finit par les dégoûter de la vie du désert ; ils retournèrent donc, l'un plus tôt, l'autre plus tard dans leurs climats habituels, où ils succombèrent à leur maladie. On comprend que les conditions climatériques du désert rendent l'air aseptique malgré la grande chaleur, comme au niveau des glaciers et des neiges éternelles; aussi les plaies dues à des coupures ou à d'autres petits accidents guérissent-elles remarquablement vite.

Nubie. — Le climat qui se rapproche le plus de celui du désert est le climat de la Nubie; suivant plusieurs malades qui ont beaucoup voyagé, ce climat est très agréable pendant les mois les plus frais. Ils passèrent les mois de décembre, de janvier et de février sous la tente, après avoir quitté l'Italie en octobre, où ils revinrent plus ou moins directement, les uns en avril, les autres en mai. Les conditions de santé chez les Nubiens sont très bonnes; la phtisie est rare, et l'état de nos malades était, en Nubie, également très satisfaisant; seulement le voyage de retour sur le Nil, chez deux de ces malades, et l'arrivée en Italie, chez un autre, ne furent pas sans inconvénients. — On peut se demander si un plus long séjour, comprenant plusieurs années, ne conviendrait pas malgré les chaleurs de l'été.

Les voyages sur le Nil, avec séjour dans la Haute-Égypte, s'en rapprochent beaucoup au point de vue climatérique ; ils ne sont pourtant pas tout à fait sans danger par les nuits souvent froides sur le bateau, de sorte qu'ils exigent de grandes précautions et des soins nombreux au point de vue des vêtements et de la nourriture. Il faut ajouter en outre la présence de vents chargés de poussière, les ennuis avec le drogman et une série d'autres désagréments. Les sujets gravement atteints ne doivent les entreprendre que d'une manière exceptionnelle, assistés d'un médecin, et seulement entre les mois de décembre et de février.

Caire. — Le Caire et ses environs, d'un accès facile, représentent le type général des climats secs et chauds (30° latitude nord, 18° à 24° longitude orientale). La sécheresse absolue de l'air n'est cependant pas aussi considérable qu'on l'admet d'ordinaire; l'humidité relative s'élève pendant les mois d'hiver, qui nous intéressent particulièrement, parfois jusqu'à 80° ; la moyenne est à peu près entre 60° et 70°, et si l'on réfléchit que la température de l'air est élevée, il est clair que la quantité absolue d'humidité contenue dans l'atmosphère est assez grande, beaucoup plus considérable par exemple que dans les sanatoria du versant des Montagnes Rocheuses ou même à Davos. Mais si l'on considère l'influence de l'air sur l'organisme et spécialement sur les poumons, on doit, comme il a été déjà dit, prendre toujours en considération, non seulement le degré d'humidité relative mais aussi absolue, et cette appréciation indique l'une des nombreuses défectuosités de notre système de classification des climats. Les avantages du climat égyptien (on entend d'ordinaire sous ce nom celui des environs du Caire) consistent principalement dans un ciel claïr, beaucoup de soleil, surtout pendant l'hiver, en comparaison avec les régions situées plus au nord, et par suite, la possibilité de séjourner presque continuellement à l'air libre, depuis le lever du soleil jusqu'à son coucher, par conséquent, même dans les jours les plus courts, pendant six à huit heures ; ce n'est que très rarement et seulement pour peu de temps que la pluie vient s'y opposer. Avec la grande clarté du ciel le rayonnement est naturellement très considérable durant la nuit, ainsi que la différence de température entre le jour et la nuit. Toutefois les oscillations ne manquent pas, même pendant le jour, et le vent n'est pas rare, bien que le Khamsin (vent du sud et sud-ouest) chaud et chargé de sable soit un vent très pénible et très dangereux pour les malades; cependant il ne souffle pas avant le mois d'avril, époque à laquelle les malades doivent déjà avoir quitté l'Égypte ; le temps de séjour le meilleur est entre la mi-novembre et la mi-mars. Ce n'est que dans des cas exceptionnels que le séjour peut s'étendre du commencement de novembre jusqu'à la fin de mars. D'après ce qui précède, il importe donc de prendre, même en Égypte, de grandes précautions, spécialement en ce qui concerne l'habillement, l'exercice et les excursions, et tous les malades doivent suivre exactement les indications des médecins. La mortalité est grande parmi les habitants du Caire (1 sur 21 ou 22); ce ne saurait être un empêchement pour utiliser ce climat, mais cela indique pourtant la nécessité de tenir compte des règles hygiéniques.

Heluan, situé à quelques lieues du Caire, offre des avantages pour beaucoup de malades; c'est en quelque sorte le sanatorium du Caire; on y trouve des bains chauds bien connus et des ressources convenables; l'air est le même que celui du désert, sans les impuretés inséparables d'une grande ville comme le Caire. Il faut dans chaque cas s'occuper spécialement des époques de transition, avant et après le séjour en Égypte, et de l'itinéraire du voyage.

Mon expérience personnelle sur l'influence de l'Égypte se réduit à 24 phtisiques qui passèrent d'un à quatre hivers dans cette contrée. Parmi eux 6 étaient des phtisiques au premier degré et parmi ceux-là j'ai noté 4 améliorations et 2 aggravations; 12 au second degré, sur lesquels il y eut 6 améliorations, 3 résultats douteux, 3 aggravations; 6 au troisième degré avec 2 améliorations, 1 résultat douteux, 3 aggravations.

Le traitement de l'emphysème avec catarrhe chronique donna des résultats tout à fait satisfaisants, c'est-à-dire 9 améliorations sur 10 cas; il en est de même du rhumatisme chronique: 11 améliorations ou guérisons sur 16 cas, et pour la goutte: 8 améliorations sur 9 cas. Le résultat fut également bon dans plusieurs cas de diabète à marche lente, chez des malades d'âge mûr et avancé; sur 11 cas d'albuminurie, la guérison eut lieu une fois; 4 fois il y eut une amélioration, et 4 fois l'état resta stationnaire; 2 fois la maladie empira, et il y eut un cas de mort. Des malades atteints d'affections du cœur, avec tendance au catarrhe des bronches et à des troubles digestifs, éprouvèrent de l'amélioration. Les résultats sont satisfaisants dans les névralgies, dans la sénilité précoce et dans l'épuisement nerveux, par excès de travail intellectuel et souci des affaires.

Climats de plaine, secs et froids. — Les climats de plaine, secs et froids, présentent encore peu d'applications thérapeutiques; toutefois nous avons observé, chez des missionnaires et des négociants, quatre cas de phtisie au premier degré et au début du second degré ; nous avons conseillé à ces malades d'accepter les places qu'on leur offrait dans le Labrador; trois d'entre eux guérirent complètement dans l'espace de quatre à six ans, et j'ai pu constater leur état de santé pendant des voyages qu'ils firent en Europe ; tandis que chez le quatrième, la dépression morale causée par les longs hivers et les journées courtes fut telle qu'il revint dans le même état sans aggravation, mais sans amélioration sensible; trois ans après son retour, il succomba à la maladie. Nous devons ajouter que ces quatre malades étaient d'une constitution robuste et avaient une grande puissance calorigène ; ils étaient, en outre, indemnes d'autres maladies organiques, et les dispositions héréditaires faisaient défaut ou étaient peu développées; nous considérons ces circonstances comme des conditions nécessaires pour des cures de ce genre. J'ai, d'autre part, déconseillé ce déplacement à plusieurs individus faibles, ayant peu de puissance calorigène, assimilant difficilement et incapables de se livrer à des exercices corporels; par conséquent, les quatre cas cités plus haut sont des exceptions.

Beaucoup de climats du continent sont classés pendant les mois d'hiver dans la subdivision des climats secs et froids, notamment de grandes régions de l'Amérique du Nord, surtout au Canada où le sol est couvert de neige et de glace pendant des mois entiers. Tout médecin qui a dans sa clientèle des personnes amenées par leurs affaires, pour un certain nombre d'années, dans ces climats, peut observer des résultats parfois remarquables, quand il y a tendance à la phtisie et à des troubles de nutrition ; toutefois, il est actuellement presque impossible d'en déduire des règles climatothérapiques générales.

Parmi les climats humides que nous citerons ici, nous ne comprenons pas ceux qui sont véritablement humides, car on ne doit les recommander que dans des cas exceptionnels ; les climats humides et chauds sont des foyers d'affections endémiques qui procèdent de la malaria ; les climats humides et froids prédisposent aux affections rhumatismales et catarrhales les malades qui ne sont pas doués d'une grande force de résistance.

Stations chaudes et moins sèches. — Parmi les climats des pays d'intérieur modérément humides ou à proprement parler moins secs, nous rencontrons d'abord les climats un peu chauds que l'on utilise comme stations d'hiver ; Rome, Pise et Pau sont les plus connus.

L'idée que l'on se fait de ces localités n'est pas tout à fait exacte. On dit habituellement que ces stations ont un climat égal, chaud, sans vent et humide, un ciel souvent couvert ; ce sont là des données générales, mais qui souffrent de nombreuses exceptions.

Rome. — Rome (30 à 35° de longitude occidentale, 41 et 45° de latitude nord) la ville aux sept collines, est située dans une plaine entourée, à une distance de 12 à 18 kilomètres au nord, à l'est et au sud-est, de montagnes que l'on peut à peine considérer comme un abri contre le vent. La température moyenne de la saison d'hiver (novembre à avril) est environ 10° ; le nombre des jours de pluie durant cette saison est de 60 à 70 ; l'humidité relative de 60 à 75. Rome est une ville un peu plus chaude que Pise et Pau, avec lesquelles on la compare souvent ; les variations y sont plus accentuées; le vent du nord-ouest est parfois très froid et très violent (tramontane); mais le ciel est tout à fait pur pendant de nombreuses journées; le climat est plus vivifiant que celui de Pise et de Pau, de sorte qu'il tient le milieu entre les climats sédatifs et les climats stimulants. Le docteur Erhardt a donné, dans la *Berliner klinische Wochenschrift* de 1875, des renseignements pratiques et instructifs sur le climat de Rome et son utilité. Pour les personnes atteintes de maladies graves, Rome n'est pas une station convenable, soit à cause de l'air impur, inévitable dans une grande ville, soit à cause des grandes variations et du manque de promenades abritées, soit enfin en raison des tentations qu'offrent les monuments historiques et les musées d'art; mais précisément cette dernière circonstance fait de Rome un asile convenable pour les individus déprimés moralement, pour les malades nerveux, les personnes épuisées par le travail et la sénilité précoce. Les cardiaques s'y trouvent généralement bien, à condition qu'ils évitent de gravir les escaliers des musées. La fièvre romaine est une fièvre de malaria comme l'ont dit Pantaleoni, Erhardt, Aitken, von Fleischl et autres médecins; elle est endémique dans la campagne, et rend Rome inhabitable entre les mois de mai et d'octobre, surtout de juin à octobre; mais cette fièvre n'est pas à craindre pendant les mois d'hiver. La fièvre typhoïde existe à Rome, mais elle y est plus rare qu'on ne le pense généralement, et on peut l'éviter en prenant des précautions hygiéniques et diététiques.

Pise. — Pise, 43° latitude nord, à 50 mètres d'altitude, non loin de la Méditerranée, forme un séjour de transition avec les stations maritimes; elle est moins abritée et moins garantie des vents qu'on ne le croit généralement, parce que les Apennins proprement dits sont trop éloignés et que les montagnes de Pise sont traversées à l'est par l'Arno. La température moyenne de l'hiver (novembre à mars) est de

8°,3 environ, 1°,5 à 2° plus basse que dans la Riviera occidentale, de décembre à février un peu au-dessus de 7°, mais par le vent du nord et du nord-est souvent au-dessous de 0°. En général, les oscillations diurnes sont modérées. Le nombre des jours pluvieux, de novembre à mars, est de 63; la hauteur des pluies est annuellement d'environ 1300 millimètres; l'humidité relative, pendant la saison d'hiver, est de 70 à 85 p. 100; la pression hygrométrique de 6 à 7 millimètres. En général, on peut dire que Pise est pendant l'hiver modérément humide, d'une température assez égale; l'atmosphère y est calme, le ciel légèrement couvert, presque sans brouillards, l'air renferme un peu de poussière, les promenades n'y sont pas très nombreuses, sauf au Lungarno-Reale, où se trouvent les habitations les plus exposées au soleil. On trouvera des renseignements plus exacts dans les ouvrages de Sigmund, Felice, Bröking.

Pau. — Pau, 200 mètres d'altitude, 43° de latitude nord, 22° de longitude est, au nord des Pyrénées dont l'aspect est un des attraits de la localité; elle est protégée au nord, en partie aussi à l'est et à l'ouest, par une petite chaîne de montagnes; en général, l'air y est assez calme, mais cependant le vent y est quelquefois très fort. Sous l'influence de l'océan Atlantique, l'air est tempéré, plutôt frais; pendant la saison d'hiver, de novembre à avril, la température est de 6°,5 à 7°,5 avec des oscillations diurnes dépassant rarement plus de 9°; le nombre des jours pluvieux est de 80 à 90 pour les mois ci-dessus; le ciel est souvent nuageux; l'humidité est de 80 à 85. Le sol se dessèche rapidement; la poussière est rare; les promenades y sont nombreuses: les conditions hygiéniques sont assez bonnes, les ressources très grandes, et on y trouve d'excellents médecins.

Le climat est moins vivifiant et moins exposé au soleil que celui de la Riviera occidentale; il est un peu plus égal et, en général, convient mieux aux personnes facilement irritables, disposées aux affections nerveuses, sujettes aux irritations des muqueuses, à des quintes de toux sèche, à la fièvre. Par contre les malades qui ont besoin de soleil, et dont les échanges nutritifs sont languissants, se trouveront beaucoup mieux à la Riviera. D'après les observations de Williams père et fils, Pau aurait une influence moins favorable que la Riviera et d'autres climats plus stimulants.

Amélie-les-Bains. — Comme station d'hiver dans la région pyrénéenne on conseille souvent Amélie-les-Bains, située à 42° de latitude nord, et qui forme en quelque sorte un séjour de transition pour arriver aux climats de montagne ; cette station est à une altitude de 280 mètres, dans la vallée du Tech, dans les Pyrénées-Orientales, abritée contre les vents du nord, nord-ouest et nord-est, mais ouverte du côté de l'est. Les beaux jours y sont plus nombreux qu'à Pau, mais les oscillations diurnes sont plus considérables, de 12° à 18°. Le temps pendant lequel on peut se promener au soleil y est restreint par les montagnes. Aussi cette station ne convient-elle qu'exceptionnellement pour l'hiver; elle est très bonne, au contraire, en automne, particulièrement pour les personnes atteintes de rhumatismes et de maladies du larynx, en raison de ses excellentes eaux thermales sulfureuses.

Palalda. — Un peu plus bas, dans la même vallée, mais mieux exposée au soleil, est située Palalda (222 mètres) qui peut servir de station d'hiver jusqu'au printemps ; la présence de grenadiers, d'oliviers et de figuiers indique un climat plus chaud et dans lequel l'abaissement de température est moins marqué.

Localités fraîches et modérément humides. — Il y a de nombreuses transitions entre les stations modérément chaudes et modérément humides; on pourrait encore les désigner comme indifférentes parce que ni la chaleur, ni le degré de saturation d'humidité, ni la pression atmosphérique ne leur donnent un caractère spécial.

On ira de préférence dans ces stations aux époques suivantes : la fin du printemps et les premiers mois d'été, la fin de l'été et les premiers mois d'automne ; dans le milieu de l'été elles sont trop chaudes, pendant l'hiver elles sont trop froides, et leur température est trop variable pour la plupart des malades. Durant les saisons où on utilise ces localités, l'humidité est relativement faible en raison de la température plus élevée de l'air, surtout vers les heures du milieu de la journée, tandis que pendant l'hiver elle est assez considérable et très variable.

On pourrait énumérer ici quelques-unes des localités indiquées précédemment à propos des climats de montagne et situées dans les vallées inférieures soit des montagnes, soit des premiers contreforts; on pourrait y ajouter les climats des parties inférieures des Alpes, ainsi que ceux de la plupart des villégiatures d'été du centre de l'Angleterre. Les transitions sont tout à fait graduées. Le plus grand nombre des localités utilisées jusqu'à présent ne sont des sanatoria qu'en raison de sources minérales, d'établissements hydrothérapiques et des installations qui s'y rattachent, tandis que leurs qualités climatériques leur donneraient à peine la préférence sur les localités voisines non utilisées et peu connues.

Chaque médecin trouverait dans son voisinage immédiat, ou du moins à peu de distance, des localités qu'il pourrait employer avec grand avantage dans différentes maladies, suivant l'orientation, l'altitude, la constitution du sol, la présence de forêts, la proximité de lacs et de rivières, etc. Avant tout il importe de connaître la constitution de l'air, les causes d'impureté, et de rechercher un sol sec, d'excellente eau potable, des habitations bien aérées et une nourriture convenable; il faut savoir si la localité est exposée au soleil, si on trouve facilement de l'ombre en été, si les malades peuvent y passer agréablement une grande partie de la journée en plein air.

On pourrait ainsi indiquer d'innombrables lieux de villégiature, à la campagne et au milieu des forêts, qui seraient d'une grande utilité pour les habitants des villes et surtout pour les enfants, les jeunes gens et les convalescents; souvent des localités rapprochées mériteraient la préférence, principalement pour les personnes faibles; on leur éviterait ainsi les fatigues d'un long voyage. Il n'existe que peu de villes à proximité desquelles on ne trouverait pas de stations appropriées aux divers états des malades. Quand tout ce qui peut être nécessaire au malade n'existe pas, le médecin doit chercher à suppléer à ce qui lui manque par ses conseils, pour tirer le meilleur parti des ressources de la localité.

Beaucoup de personnes donnent la préférence à des stations comme Baden-Baden, Wiesbaden, Soden, Gleichenberg, Schandau, à cause de la facilité des relations, de la présence de bons médecins, d'hôtels confortables et surtout des distractions nécessaires à beaucoup de malades; bon nombre d'autres préfèrent des installations plus simples et plus champêtres. Le nombre des localités où l'on trouve ces avantages réunis aux beautés de la nature et à un air pur est considérable dans tous les pays. En Allemagne, par exemple, il suffit de jeter un coup d'œil sur la région comprise entre Francfort et Heidelberg, pour y voir de nombreuses stations agréables comme Jugenheim, Zwingenberg, Michelstadt, Erbach, Auerbach, Bensheim, Weinheim, etc. Sur le Neckar, le Main, la Nahe, la Lahn et la Moselle, et dans beaucoup de vallées latérales du Rhin, aux environs de la forêt de Teutoburg et des montagnes du Weser, il existe beaucoup de localités pour des bourses plus modestes. De même, en aval de Cologne se trouvent de très bons endroits qui s'élèvent au-dessus de la plaine du Bas-Rhin; nous citerons surtout Clèves, au milieu de vastes forêts. On ne peut assez faire remarquer combien le séjour dans ces localités, dont l'installation est modeste, est favorable au traitement curatif et préventif de beaucoup de maladies chroniques; on obtient ces résultats avec des frais relativement minimes.

TROISIÈME PARTIE

DU MODE D'EMPLOI DES SANATORIA DANS LE TRAITEMENT CURATIF ET PRÉSERVATIF DES DIFFÉRENTS ÉTATS MORBIDES

OBSERVATIONS GÉNÉRALES.

Les médecins auxquels on demande leur avis pour un traitement climatérique savent certainement, par expérience, combien la consultation devient difficile en raison des appréciations erronées du public. On considère souvent la maladie, par exemple la phtisie, comme exactement déterminée par son nom et on regarde aussi le climat d'une localité comme étant également une chose bien définie, immuable, que l'on prescrit comme la dose exacte d'un médicament. Le malade et sa famille s'impatientent quelquefois devant les recherches approfondies du médecin concernant l'origine et le mode de développement de la maladie, les dispositions héréditaires, l'état physique et moral du malade. Cependant cette enquête est absolument nécessaire dans la plupart des cas; la maladie n'est presque jamais indiquée par son nom seul; il faut tenir compte de sa période actuelle, des complications, de son origine, de sa durée, de sa marche, de sa tendance à progresser ou à rester stationnaire, de la nature, de la constitution, du degré de force de chaque individu et de son degré de réaction; de son état moral et de l'influence probable de certaines conditions sociales et climatériques.

Il s'agit toujours d'états chroniques ou de tendances à des affections chroniques. Les malades ont souvent essayé pendant de longues années, avec patience, mais sans résultats, un traitement médical, et ils attendent du climat la guérison en quelques mois ou peut-être en quelques semaines. Ils ne se rendent pas compte que le climat d'un pays est la résultante de facteurs qui changent continuellement, et que ces modifications échappent souvent par leur nature à nos prévisions, tout comme leur influence sur un état morbide donné.

Dans beaucoup de cas, conseiller un traitement climatérique n'est pas une chose aussi simple que le public le croit; et, quand on a trouvé la station la plus convenable, il reste encore beaucoup à faire, car cette médication exige la surveillance continuelle d'un médecin éclairé, sans laquelle les qualités agréables d'un climat peuvent être la cause des plus grands dangers. Par contre, les conseils d'un médecin permettent d'atténuer les influences climatériques mauvaises et de retirer tout le profit possible des bonnes conditions de la station.

Que faut-il entendre par une bonne station? — Il n'existe pas de climat parfait : les uns ont des inconvénients d'une nature, les autres d'une autre; dans quelques climats on constate l'absence de quelques inconvénients et la présence de certains autres; la plupart des climats sont très différents suivant les saisons; ce n'est qu'à des époques déterminées qu'ils conviennent à des états de faiblesse et de maladie bien caractérisés, en raison de l'absence plus ou moins complète des éléments nuisibles du climat. Les meilleurs climats pour un état ne sont pas les meilleurs pour un autre. Un *bon* climat pour un état donné est celui dans lequel les conditions nuisibles à *cet état* font défaut totalement ou pendant une partie de l'année, et dans lequel on trouve d'autres propriétés dont l'emploi méthodique produit une amélioration générale et facilite la régénération des organes et des fonctions malades. Les qualités principales d'un bon climat sont : un air pur, la possibilité de rester longtemps au grand air, une hygiène et un régime convenables; la présence, dans le voisinage, d'un médecin chargé de la direction de la cure, est d'une grande importance, et, dans la plupart des cas, une certaine harmonie entre le malade et la vie sociale et morale de la station contribue puissamment au résultat.

Il ne suffit pas de s'occuper des conditions météorologiques et des éléments physiques du climat; c'est au médecin qu'il appartient d'apprécier la situation et l'installation du logement, le vêtement, la nourriture, la quantité et les heures d'exercice, et de les adapter à l'état du malade; les changements qui se produiront en bien ou en mal pourront modifier les premières indications.

Une bonne station, surtout celle où l'on traite des maladies graves, devrait avoir des vérandas ouvertes, faciles à fermer et exposées au soleil, des promenades convenables, avec des sièges commodes, à dossier élevé et mobile pouvant servir d'abri contre le vent, des lieux de repos ensoleillés, d'autres ombragés, des hamacs, des fauteuils roulants pour les invalides, des ânes et des chevaux doux pour l'équitation.

Dans tout traitement où l'on emploie des agents médicamenteux, des bains, des moyens diététiques, il faut toujours se rendre compte si l'on a affaire à une constitution torpide, à des échanges nutritifs lents, à une faible excitabilité des fonctions, ou à des conditions opposées, ou encore à leurs combinaisons multiples. De même, suivant ces différentes conditions, on doit modifier le traitement, prendre également aussi en considération, dans les cures climatériques, les particularités principales de la constitution du malade, et par suite recommander soit des climats stimulants, soit des climats sédatifs.

Dans tout traitement il est indispensable d'apprendre à connaître aussi exactement que possible, quelle que soit du reste la maladie, le degré de résistance et le mode de réaction du malade.

Cette recherche est surtout nécessaire pour le traitement climatérique. Les températures basses, à air sec, agissent d'une manière très favorable sur les constitutions torpides mais vigoureuses; elles ont, par contre, le plus souvent une action nuisible sur les constitutions éréthiques et à réaction faible; avec les premières on voit se relever l'appétit, la nutrition et toutes les fonctions; avec les dernières l'appétit diminue, et presque toutes les fonctions sont paralysées. Mais on a rarement des cas assez tranchés pour que le choix d'une localité s'impose; le plus souvent l'état est tellement complexe qu'il est difficile d'apprécier quelle station il faut choisir. Souvent certaines propriétés d'une station climatérique peuvent être utiles, tandis que d'autres seraient au contraire nuisibles en raison des complications.

Un essai prudent seul permettra de décider quelle station ou quelle classe de station est convenable, pendant combien de temps le malade devra y rester et quand il faudra changer. D'autres cas sont de telle nature qu'on peut les attaquer de divers côtés et que l'on peut obtenir la guérison de différentes manières.

DES DIVERS ÉTATS MORBIDES.

Les principes du traitement climatérique de chaque état morbide ont été établis dans les chapitres qui traitent des éléments du climat et des climats spéciaux. Nous pourrons donc nous borner à quelques considérations sommaires et nous contenter d'indiquer quelques types de sanatoria au lieu de les nommer tous.

Les maladies des organes respiratoires, et spécialement celles que l'on groupe sous le nom de phtisie, étaient autrefois presque les seules affections dont s'occupait la climatothérapie. Maintenant il n'en est plus ainsi; néanmoins elles tiennent toujours la première place parmi les maladies traitées climatériquement. Nous les plaçons ici en première ligne parce que l'élément principal du climat, l'air, agit directement sur les organes de la respiration et parce que l'axiome : « de l'air pur avant tout », trouve ici sa principale application.

Catarrhe des bronches. — a). *Catarrhes des bronches, y compris la bronchite chronique.* — Tout le monde sait que le froid humide, surtout accompagné de vent et de brusques variations de température, est une cause fréquente de catarrhes. Ce sont de véritables maladies climatériques; un air plus chaud et légèrement humide produit souvent et rapidement la guérison, tandis que des influences climatériques mauvaises, prolongées, peuvent amener des catarrhes chroniques, des toux dites d'hiver, de la bronchite et de l'emphysème, avec amélioration pendant la saison chaude et aggravation pendant la saison froide. Les principales indications sont : des climats chauds et à température égale en hiver, surtout secs, comme celui de l'Égypte et de la Riviera, si les malades ont une expectoration abondante; des climats humides, comme Madère, Pau et Pise, si l'expectoration est peu abondante; des climats maritimes ou des stations montueuses peu élevées, comme Weissembourg, Badenweiler, Reichenhall, ou des stations indifférentes, comme Gleichenberg, Soden, Wiesbaden, Ems et Baden-Baden en été; on pourra en outre fortifier la peau par des bains et de l'exercice en plein air; ce sont des moyens auxiliaires importants.

Si ces cas sont compliqués d'affections du cœur, ce sont souvent ces dernières qui sont la cause des catarrhes et qui doivent particulièrement attirer l'attention du médecin.

Les stations élevées conviennent aussi aux catarrhes bronchiques simples; mais s'il survient un catarrhe chronique, les complications qui en forment la base excluent tout séjour dans les stations élevées. On peut alors tout au plus recommander des cures d'été dans des régions montueuses peu élevées, entourées de forêts de sapins et baignées d'air pur, et encore exclusivement dans les mois les plus chauds, car au commencement et à la fin de l'été il faudra choisir des localités indifférentes ou des stations alpestres d'une altitude peu élevée.

b). L'*emphysème*, qui se rapproche du catarrhe chronique des bronches par ses causes, exclut les stations élevées. Il demande des stations hivernales chaudes, humides ou sèches, suivant la constitution des malades, et des stations d'été analogues à celles qu'exigent les catarrhes chroniques.

c). Le *catarrhe laryngien* simple présente les mêmes indications que le catarrhe bronchique.

d). Les *bronchiectasies* réclament le plus souvent pour l'hiver des climats chauds avec une humidité modérée comme la Riviera, de Hyères à Pegli et Nervi, ou Ajaccio, Palerme, Alger; vers la fin du printemps et le commencement de l'été, ou le commencement de l'automne, des stations indifférentes ou des stations alpines peu élevées, telles que Baden-Baden, Bex, Montreux, Pallanza; pendant l'été des stations montueuses modérément élevées, comme Badenweiler, Reichenhall, Ischl, les plages de la côte sud-est et est de l'Angleterre, de la côte nord de l'Allemagne, de la Hollande, de la France et de la Baltique.

e). L'*asthme*, associé à un catarrhe bronchique simple, sans affection du cœur (asthme catarrhal), s'améliore d'ordinaire rapidement dans des sations élevées, quoique dans certains cas (lorsqu'il est compliqué d'affaiblissement général) les climats chauds agissent mieux; les climats secs, quand la sécrétion est abondante; les climats modérément humides comme Arcachon, et les climats plus humides comme Pau et Pise lorsque la sécrétion est rare.

Les *affections catarrhales* des organes respiratoires exercent une grande influence sur toute la constitution : les changements dans les phénomènes respiratoires et les conséquences qui en résultent quand on les néglige, sont tellement graves qu'ils appellent la sollicitude du médecin et du malade. Le traitement climatérique dans le pays natal, avec une hygiène et un régime appropriés, s'imposent avant tout. Ces catarrhes sont souvent la suite de maladies constitutionnelles ou organiques ou en font partie; on ne peut alors leur opposer qu'un traitement palliatif et surtout les cures climatériques. Souvent le médecin, en appréciant toutes les conditions dans lesquelles vit le malade, en les corrigeant, en modifiant par exemple l'habillement, l'habitation, parviendra, en fortifiant le malade et en le rendant plus résistant aux influences extérieures, à l'habituer au climat natal. Le traitement des catarrhes est la véritable pierre de touche de l'intelligence professionnelle du médecin, et tout praticien devrait leur consacrer toute son attention et ne pas négliger ces affections comme trop peu importantes.

Phtisie. — *f*). *Phtisie* ou *phtisie pulmonaire.* — Maintenant il serait logique, et on pourrait le faire dans un ouvrage spécial, de passer en revue les maladies des divers organes de la respiration, celles du larynx, de la trachée, du sommet et de la partie inférieure des poumons et de la plèvre. Toutes ces affections, quand elles sont à l'état chronique, et nous n'avons affaire ici qu'à des affections chroniques, amènent dans des circonstances défavorables certaines formes de phtisie. Souvent même elles sont difficiles à distinguer de la phtisie, quelquefois elles en sont déjà l'expression. En tout cas elles nécessitent un traitement climatérique analogue. Nous pouvons donc ranger tous ces états, en tant qu'ils ont une tendance à se transformer en phtisie pulmonaire, sous le nom de phtisie ou de phtisie pulmonaire.

Nous savons que la phtisie pulmonaire n'est pas toujours une simple affection des poumons; mais néanmoins nous la rangerons parmi les affections pulmonaires, car ce sont les poumons qui sont le point de départ des phénomènes principaux. La pathologie de la phtisie est très compliquée; les lecteurs trouveront des détails précis dans le *Traité de pathologie et de thérapeutique spéciales* de Ziemssen, dans les ouvrages de Laennec, Louis, Virchow, Buhl, Rühle, Rindfleisch, Williams, Walshe, Wilson Fox, Jaccoud, Sée, etc. Le traitement climatothérapique est exposé dans le traité pratique de Rhoden qui se trouve dans la balnéothérapie de Braun; de nombreux renseignements sont aussi consignés dans les ouvrages de Williams, Mac Cormac, Thorowgood, Biermann et autres. Le sujet est tellement étendu que nous devons nous borner à des remarques aphoristiques. En parlant des climats de montagnes à propos de la phtisie pulmonaire nous avons déjà indiqué que, si variés que soient la cause, l'état et les complications d'un cas de phtisie et en général des affections des organes respiratoires, nous devons songer que nous avons affaire à des surfaces irritées, ulcérées, en voie de suppuration, qui sont très sensibles à la moindre impureté de l'air, et qui guérissent plus facilement dans un air pur et aussi aseptique que possible.

Cet air pur n'existe pas dans les endroits où la population est dense, ni dans les espaces étroits et renfermés, mais bien jusqu'à un certain point dans les régions élevées, inhabitées, éloignées de toutes les exhalaisons nocives, libres de poussière, en haute mer, jusqu'à un certain degré au bord de la mer et dans le désert, plutôt à la campagne en plein air ou sous la tente que dans l'intérieur des maisons.

On croyait jadis que les climats chauds, où les variations atmosphériques sont presque nulles, présentaient les meilleures conditions pour la guérison de la phtisie pulmonaire;

mais l'expérience n'a pas confirmé cette hypothèse ; on avait attaché une grande importance à ce fait que la toux se calme surtout dans un climat à air chaud et humide, mais on s'est convaincu que ces climats ont, dans la phtisie, aussi peu d'action curative et préservatrice que la morphine.

La chaleur, le froid, la lumière et le soleil, certaines conditions de pression atmosphérique, d'humidité, d'agitation de l'air et l'électricité sont utiles ; selon la nature du cas, c'est tantôt l'un, tantôt l'autre de ces facteurs qui agit favorablement ; mais la condition essentielle est toujours la pureté de l'air. Si nous avions un moyen simple de constater la pureté de l'air par des expériences de fermentation et par le microscope, il nous serait plus facile de fixer la valeur des climats pour les organes de la respiration.

Il est souvent difficile de se décider entre des stations élevées et des stations maritimes ou basses également chaudes. Beaucoup de cas simples et à la première période, guérissent à la longue avec un traitement convenable, aussi bien sur les hauteurs que sur mer ou sur les côtes ; beaucoup de cas déjà avancés, ou bien seulement au début, mais à marche rapide, ne guérissent nulle part. Dans bon nombre de cas c'est l'étude de la constitution du malade qui impose la décision à prendre ; les constitutions éréthiques, sans résistance, supportent mal les climats de montagne, surtout à basse température, et ont de meilleures chances de modifications dans les localités bien ensoleillées et chaudes ; par contre, les constitutions molles, torpides, susceptibles de résistance, guérissent à coup sûr plus facilement dans les régions élevées. Quelques-uns de ces malades retirent le plus grand profit d'un séjour d'une partie de l'année ou pendant une période de leur maladie, sur les hauteurs, tandis que d'autres se trouvent mieux au bord de la mer.

On voit souvent des cas pour lesquels on doit employer d'abord un climat peu éloigné du sol natal, calmant ou indifférent, avant de se décider pour un climat éloigné, à caractères plus tranchés quant à l'altitude et à la température.

En parlant des climats maritimes et des climats de montagne nous avons fait connaître nos expériences personnelles ; si maintenant nous examinons encore en détail certains états, le médecin sait que, dans la pratique, les cas simples ne sont pas précisément la règle, mais que différentes formes de maladies, à divers degrés de développement, s'observent souvent chez le même individu.

Dans les considérations suivantes, nous ne reviendrons pas sur les contre-indications signalées ci-dessus à propos des climats de montagne.

1° *Catarrhes du sommet.* — Ce sont des catarrhes chroniques simples ou des affections péribronchiques qui guérissent, en général, dans les stations d'hiver chaudes, soit modérément sèches ou humides, de la Riviera, à Ajaccio, Palerme, Alger et au Caire, ainsi que dans les stations élevées comme Davos, Saint-Moritz, Colorado, Görbersdorf et Falkenstein. Quand les malades ont passé l'hiver dans les localités chaudes, on peut leur recommander, pour le printemps, des stations abritées dans les régions alpines inférieures, comme Pallanza, Bex, Montreux, pour l'été, des stations montueuses, à des altitudes différentes, ou des climats maritimes frais.

La durée du traitement est très inégale ; elle varie, suivant l'ancienneté et le degré de la maladie, de plusieurs mois à plusieurs années. Même après guérison complète, il peut survenir facilement des rechutes sous des influences défavorables. Les convalescents devraient éviter la vie sédentaire, surtout dans un air impur, rester longtemps en plein air, prendre un exercice corporel suffisant et avoir soin de s'endurcir et de se nourrir convenablement, faire de fréquentes cures d'air dans des climats de montagne, à des hauteurs modérées, et au bord de la mer. En outre, les malades devraient chaque jour s'astreindre à une gymnastique respiratoire régulière, faire usage de douches et de frictions froides.

2° *Pneumonie chronique du sommet.* — Elle exige un traitement analogue, mais un peu plus prolongé : le pronostic est plus grave. Cette affection amène dans tous les cas des rétractions, des cicatrices, et, par suite, des pertes de substance ; même après la guérison, il reste une tendance aux récidives, qui, pendant longtemps, réclame un traitement hygiénique et climatérique.

3° *Résidus de pneumonie aiguë en voie de régression.* — Consécutivement à l'inflammation aiguë il subsiste un état catarrhal, avec inspiration insuffisante, avec ou sans fièvre vespérale modérée, et sueurs nocturnes accidentelles ; tous ces symptômes autorisent un traitement climatérique analogue. Le climat de montagne mérite cependant la préférence dans la plupart des cas de cette catégorie. Le pronostic est le plus souvent favorable.

4° *Résidus des épanchements pleurétiques.* — Quand l'exsudat est incomplètement résorbé et que la ponction n'est pas indiquée, on peut conseiller les stations maritimes appropriées, même les plages fraîches de la côte sud-ouest de l'Angleterre et Ventnor, ainsi que les climats de montagne ; le résultat est généralement très satisfaisant. Toutefois, pendant les dernières périodes, c'est-à-dire après la disparition des phénomènes aigus, on obtient en général et le plus vite un rétablissement des plus complets dans les climats de montagne.

5° *Caséification des produits inflammatoires* (*tyrosis*). — On ne peut faire le diagnostic qu'approximativement. Quand cet état s'accompagne d'une fièvre plus ou moins continue, il faut accorder la préférence, pendant la saison froide, à des plages chaudes et modérément humides, comme Alger, Palerme, Ajaccio, Mogador, Tanger ; pendant l'été, à des plages plus fraiches ou à des régions de montagne, d'altitude moyenne; plus tard, après la disparition de la fièvre et la formation accidentelle de cavernes, quand la perte de substance n'est pas considérable, il faut préférer les régions montueuses aux plages chaudes.

On doit continuer le traitement pendant un certain nombre d'années, et, quand l'affection primitive était étendue, il reste toujours une sorte d'état valétudinaire qui nécessite un traitement prophylactique.

6° *Phtisie catarrhale-pneumonique étendue, sans perte notable de substance.* — Cette affection exige au début, quand la sécrétion est abondante, les plages exposées au soleil et sèches, comme la Riviera; quand la sécrétion est rare, des climats plus humides, comme Madère, des localités abritées, entourées de nombreuses forêts de sapins, comme Arcachon; en été une altitude moyenne, comme Badenweiler, Weissenbourg.

Après la disparition de l'état aigu, les indications changent et les climats de montagne mériteraient la préférence. Le pronostic doit toujours être très réservé tant que la fièvre persiste; quand elle est moindre, le pronostic est meilleur et on peut immédiatement recommander les stations élevées.

7° *Phtisie active étendue, avec cavernes.* — Cet état laisse très souvent peu d'espoir. Des plages chaudes, exposées au soleil et très abritées, comme Menton, offrent encore le plus de chance de succès; il faudrait atténuer autant que possible les fatigues du voyage; la localité la plus rapprochée, toutes choses égales d'ailleurs, mérite toujours la préférence.

Les climats de montagne sont contre-indiqués dans ces cas.

8° *Phtisie tuberculeuse aiguë.* — Le pronostic est toujours grave. Il ne faudrait pas conseiller des stations éloignées, mais songer à une organisation aussi favorable que possible dans le milieu natal, ou dans des stations avoisinantes, afin d'éviter aux malades les tristesses qu'entraînent l'éloignement, les privations de tout genre.

9° *Complications avec tendance à l'hémoptysie.* — Elles

n'excluent pas les voyages sur mer ni le séjour sur les plages, mais les climats de montagne combattent la tendance à la phtisie hémoptoïque dans les cas peu avancés, beaucoup mieux que les chaudes vallées des pays d'intérieur et les plages à température élevée, comme le démontrent les observations de Spengler à Davos, de Denison et Solly au Colorado, de Théodore Williams et les miennes. On ne doit pas croire cependant que l'hémoptysie ne se rencontre pas dans les climats de montagne, mais elle y est bien plus rare que dans la plaine.

Les sueurs abondantes disparaissent rapidement dans les climats de montagne; on doit donc leur donner la préférence s'il n'y a pas de contre-indication.

10° *Tendance au catarrhe intestinal.* — Les climats chauds et humides exercent une influence défavorable sur l'inappétence et sur les constitutions torpides; les climats maritimes secs conviennent mieux, mais les régions élevées sont préférables s'il n'existe pas d'ulcères dans l'intestin.

11° *Ulcération tuberculeuse du larynx, autrement dit phtisie laryngée.* — Cet état exclut les stations élevées; une fois que le mal a fait des progrès, on peut le considérer comme incurable partout; mais le séjour des plages chaudes et humides et les voyages sur mer, dans des contrées tempérées, peuvent rendre les douleurs supportables.

Cependant, au début, la maladie peut quelquefois guérir dans ces conditions.

Le catarrhe laryngé simple ne présente pas de contre-indications pour le séjour dans les stations élevées, mais on le traite aussi avec succès dans la Riviera, surtout dans des endroits un peu humides comme Pegli, Nervi, Ajaccio, Alger et Palerme.

12° *Phtisie stationnaire et apyrétique.* — On peut la traiter dans des conditions climatériques très différentes, pourvu que la pureté de l'air soit un des éléments du climat et que les conditions hygiéniques soient favorables. Il faut éviter les climats chauds et humides parce qu'ils déterminent des troubles digestifs et affaiblissent ; il faut exclure aussi les stations élevées quand la perte de substance est considérable. Le changement est souvent utile ; on conseillera pour l'été les climats de montagne à diverses altitudes, suivant l'état des poumons et du cœur, ou des plages fraîches ; au printemps et à l'automne, des climats intermédiaires, indifférents, et les climats des régions inférieures des Alpes ; en hiver, les climats maritimes secs, des voyages sur des mers chaudes, et dans des pays chauds et secs, comme l'Égypte et la Nubie. Cela ne veut pas dire que les personnes atteintes de phtisie stationnaire doivent continuellement changer de place; plus elles sont éloignées de la période aiguë, plus elles pourront séjourner d'une façon permanente dans des stations bien choisies, où à la longue on peut obtenir, dans beaucoup de cas, une guérison plus ou moins complète. Avec un genre de vie rationnel, hygiénique et diététique, on peut obtenir des résultats favorables dans les régions les plus diverses.

Sur les hauteurs du Colorado, dans les Andes péruviennes, dans les Alpes suisses, à Arcachon, dans la Riviera, sur les côtes d'Espagne, à Alger, en Égypte, et sur les côtes d'Angleterre, on rencontre un grand nombre de convalescents, dont l'état nous est parfaitement connu, et que l'on peut considérer en partie comme guéris et en partie en voie de guérison.

13° *Traitement prophylactique de la tendance à la phtisie.* — Qu'elle soit due à une hérédité très caractérisée ou à un vice de conformation du thorax, avec respiration défectueuse et catarrhe fréquent, elle peut, suivant la constitution des malades, exiger différents traitements climatériques ; et le changement de résidence, une ou plusieurs fois dans l'année, amène souvent des résultats favorables.

Nous avons obtenu d'excellents résultats d'un séjour de plusieurs années sur des plages fraîches et vivifiantes. Les enfants prédisposés héréditairement à la phtisie, élevés sur ɜs côtes de l'Angleterre, dans des habitations bien aérées, ccoutumés à un exercice prolongé en plein air et soumis à un ndurcissement général, ont quelquefois échappé à la maladie.

Quatre enfants issus d'une famille de phtisiques, dont le ère et la mère étaient eux-mêmes de souche tuberculeuse et taient morts de phtisie avant l'âge de trente ans, et dont un ère et une sœur aînés avaient succombé à l'âge de neuf à ix ans à une pneumonie catarrhale, ces quatre enfants, dis-ɜ, se sont bien développés dans ces conditions hygiéniques et ouissent maintenant, à vingt-cinq et trente ans, d'une santé arfaite.

Les stations élevées conviennent aussi au traitement prohylactique; il faut recommander de faire élever les enfants ans des localités comme Davos, Saint-Moritz, Colorado, enver, surtout quand la structure du thorax est défectueuse.

Scrofulose. — La scrofulose, dans ses différentes formes, exige n relèvement de la nutrition, l'excitation et la modification e l'assimilation. L'air maritime, le séjour prolongé au bord e la mer, même la fréquentation des écoles sur les plages aritimes, seraient très favorables au développement de tous ɜs enfants scrofuleux.

Si la force de résistance est minime, on conseillera de passer 'hiver sur des plages chaudes et l'été sur des plages fraîches. es voyages sur mer, dans de bonnes conditions, donnent un xcellent résultat.

Le séjour dans des stations élevées est aussi recommandé t agit certainement d'une manière favorable; mais la mer une plus grande action, et les bains de mer froids ainsi que ɜs bains de mer chauds, quand des circonstances particuères ne s'y opposent pas, viennent en aide à l'influence de 'air maritime.

Rhumatisme et goutte. — Les affections rhumatismales et outteuses sont aggravées par l'action simultanée du froid et de l'humidité, et elles sont même souvent occasionnées par cette double influence.

Des stations sèches, chaudes et exposées au soleil sur la mer ou dans un pays d'intérieur, ont une influence salutaire et la facilité d'un exercice régulier en plein air est un grand avantage. La goutte est quelquefois aggravée par un séjour au bord de la mer, surtout quand elle est accompagnée de constipation; mais, dans la plupart des cas, on peut neutraliser cet inconvénient.

Les *maladies du cœur*, qui compliquent si souvent les affections rhumatismales, réclament le plus ordinairement un traitement climatérique correspondant. Les promenades sur un terrain plat et sur un terrain graduellement montant ont une grande importance. Les climats de montagnes élevées ne sont supportés qu'exceptionnellement, mais une hauteur moyenne de 300 à 600 mètres, comme Ischl, Aussee, convient en général mieux dans les dilatations du cœur, avec diminution de la force musculaire, que les climats maritimes; dans ces derniers, quand il y a une dilatation du cœur, on voit survenir des troubles digestifs et cardiaques.

L'Égypte, la Nubie, Pau, Pise, conviennent surtout l'hiver; les stations indifférentes, comme Baden-Baden, Wiesbaden et le climat des régions alpines inférieures (Pallanza et Lugano, Vevey), sont préférables en automne et au printemps. Les maladies des *artères*, spécialement l'athérome, interdisent le séjour dans les régions élevées, spécialement pendant la saison froide, durant laquelle l'apoplexie n'est pas rare dans les climats alpins. Quand il se produit des processus de stase dans les poumons et dans le foie, par suite de maladies du cœur, il est nécessaire d'intervenir médicalement.

Les *affections des reins*, du moins quand elles sont anciennes, sont rarement guéries par le climat, mais les climats secs et chauds comme l'Égypte et la Riviera, pendant l'hiver et le printemps, exercent en général une influence favorable quand on les utilise avec précaution ; ils augmentent l'activité cutanée, diminuent le travail des reins et viennent en aide aux fonctions en général ; pendant l'été il faut choisir les climats secs et indifférents, d'altitude moyenne.

Il faut avant tout surveiller attentivement les fonctions cutanées, le régime ; on peut obtenir d'excellents résultats en combinant cette hygiène avec les influences climatériques.

Les *catarrhes chroniques de la vessie et des voies urinaires* peuvent souvent devenir tributaires d'un traitement climatérique ; le régime et les soins de la peau viennent en aide à l'action d'un climat sec, modérément chaud et uniforme. Quand la guérison de ces affections paraît entravée par l'absence de repos et les imprudences, les longs voyages sur mer, pendant 3 à 12 mois, donnent des résultats extrêmement favorables. Il en a été ainsi dans 8 cas, et nous sommes tentés d'attribuer en grande partie la guérison au repos physique et moral forcé.

Les *maladies des organes digestifs* sont de nature si différente, qu'on peut à peine poser des règles générales. La nature de la constitution doit être le principal guide.

La réglementation du régime, de l'exercice, le traitement médical et balnéothérapique ou hydrothérapique, doivent souvent précéder le changement de climat et suffisent même quelquefois. Dans les cas anciens, surtout quand le moral est affecté, un traitement climatérique prolongé est nécessaire ; pour les constitutions torpides, les stations élevées conviennent l'hiver et l'été, avec des stations de transition au printemps ; pour les personnes affaiblies ou âgées, on choisira de préférence des climats secs et chauds en hiver, des stations de montagnes peu élevées ou basses en été, ou, si les malades peuvent les supporter, des plages froides. Les voyages constituent, comme le savaient déjà les anciens, un élément important dans le traitement des maladies des organes digestifs et peuvent quelquefois faire disparaître des dyspepsies persistantes. Il faut tenir grand compte de la nature de l'eau de table, de la quantité et de la qualité de la nourriture et de son mode de préparation, dans le choix d'une station pour les individus atteints de troubles des organes digestifs; l'activité corporelle est de la plus grande importance, il faut la régler suivant les forces de chaque malade.

Les *affections du système nerveux* pourraient subir, plus souvent qu'on ne l'a tenté jusqu'à présent, l'influence favorable des climats.

Chez les malades atteints de *dépression morale*, les voyages et le séjour prolongé dans des localités et dans des conditions de vie agréable et intelligente donnent souvent les meilleurs résultats, surtout quand ils peuvent en même temps prendre de l'exercice. Sous ce rapport, un hiver à Rome, pour ceux qui sont sensibles à de telles impressions, est un remède merveilleux. A d'autres, on peut recommander les voyages et les occupations qui en résultent; de plus, ils se trouveront bien de s'éloigner du cercle étroit et habituel dans lequel ils vivent. Pendant la saison froide et fraîche, l'Égypte et le voyage du Nil, l'Italie méridionale, la Sicile, l'Espagne, les voyages dans les montagnes pendant l'été, suivant le degré de force, suivant l'état moral, constituent des modes de traite-très énergiques et que l'on peut modifier à l'infini.

L'*hypochondrie* réclame des méthodes semblables, qu'il faut appuyer par un traitement hydrothérapique et balnéothérapique.

A cet ordre d'idées appartiennent des états qui touchent à la *folie* et qui sont peut-être de son ressort.

On peut souvent obtenir beaucoup par un changement fréquent de résidence et des voyages sous la direction d'un médecin.

Il faut éviter les *climats de montagne* proprement dits pour tous les malades agités; les climats maritimes indifférents et peu humides, avec du soleil et de l'air, leur sont au contraire favorables.

L'*épuisement intellectuel* par excès de travail ou à la suite de maladies graves aiguës, exige un traitement climatérique prolongé ; il est parfois suivi de succès, même dans des cas très graves. Dans l'épuisement intellectuel provenant d'excès de travail, mais chez des individus bien constitués, un long séjour dans les climats de montagne, avec changement pendant les périodes de transitions, agit très favorablement. Si le malade est faible, offre peu de résistance, on aura recours avec avantage au séjour dans des climats indifférents et dans les régions alpines inférieures; dans les mois les plus froids, on choisira, sur le golfe de Naples, Castellamare et Sorrente ; sur le golfe de Salerne, Amalfi; toute la Riviera, Alger, la Sicile ou les côtes d'Espagne.

Les *névralgies* demandent des traitements très différents suivant les constitutions ; dans certains cas elles ont pour point de départ la goutte ou le rhumatisme, et le séjour dans les climats secs et les pays d'intérieur chauds, comme l'Égypte, leur sont favorables, tandis que la Riviera augmente souvent toutes les affections névralgiques. Quand il s'agit simplement de douleurs nerveuses, les climats un peu humides, modérément chauds, comme Pau et Rome, agissent favorablement; dans d'autres cas, des stations dans les régions alpines inférieures, comme Meran et Pallanza, sont indiquées, tandis qu'en été on peut recommander des stations indifférentes, des climats d'altitudes variées, suivant l'état des organes de la circulation.

Dans certains cas, la malaria est la cause de la maladie : il faut alors des climats de montagnes en été et des stations sèches, sur les côtes, en hiver. Les douleurs nerveuses pures tiennent souvent à des vésanies: il faut les traiter comme telles.

Il en est de même des *états hystériques* qui s'aggravent aussi souvent dans la Riviera occidentale, tandis qu'ils s'améliorent le plus ordinairement à Pegli et dans la Riviera orientale, à Pise et à Rome, sur le golfe de Naples et à Ischia. Du reste, dans ces sortes d'affections, on ne peut pas dire d'avance quel climat sera avantageux.

L'*asthme nerveux* se modifie sous l'influence du climat; mais il est rarement possible de préjuger l'action de ce dernier sur cette affection. En général, on peut dire que le climat de montagne agit plus favorablement que celui des côtes; l'asthme s'aggrave surtout dans la Riviera occidentale, comme le Dr Frank l'a montré dans plusieurs cas observés à Cannes. Nous avons obtenu des résultats très satisfaisants dans les Alpes suisses, mais on ne peut pas établir ceci comme règle. Préalablement, pour cette variété d'asthme, on pourra essayer différents climats; les résultats sont quelquefois tout à fait inespérés. Il faut toujours observer le régime et l'hygiène.

Dans les affections chroniques de la *moelle épinière*, et spécialement dans le tabes et l'ataxie, les voyages sans fatigue dans des climats secs, chauds, bien exposés au soleil, les courses sur mer, et avant tout l'éloignement des climats froids et humides, agissent favorablement, surtout si on y joint la distraction. Dans deux cas d'ataxie, nous avons non seulement enrayé la maladie, mais obtenu une guérison réelle et durable par un séjour de plusieurs années en Égypte, en Algérie, et à Palerme en hiver, à Rome et dans le golfe de Naples au printemps et en automne; à Ischia et à Capri en été, quelquefois aussi en Angleterre en été, à bord de bons yachts.

Le *diabète* ou *glycosurie* a une signification très variable chez les différents individus, suivant l'âge, la constitution et les phénomènes qui l'accompagnent; aussi le traitement climatérique doit-il être modifié en conséquence. Ce traitement est d'une importance secondaire en comparaison du régime, mais un séjour dans un pays bien exposé au soleil, modérément sec et pas trop chaud, que l'on variera suivant les saisons, est un auxiliaire puissant. Il faut surtout, dans ces cas, tenir compte des conditions morales.

Les *troubles vaso-moteurs* qui sont sous l'influence du système nerveux central, comme la *maladie de Basedow* et les nombreux états qui sont en connexion avec elle, ne supportent ni la grande chaleur ni le froid; ils se trouvent mieux dans des endroits modérément secs, exposés au soleil, et d'une température assez égale; on y joindra les distractions, mais en évitant toute cause d'agitation morale. Pendant l'été, on peut conseiller les altitudes moyennes, les stations ombragées. La vie au grand air, mais sans fatigue, doit être très recommandée.

Nous avons observé dans quatre cas de ce genre, mais au début de la maladie, des résultats très favorables à la suite d'un assez long séjour dans les montagnes, à Saint-Moritz, Pontresina, Bel Alp, dans la vallée de Maderan et sur le Rigi; ces résultats furent suivis d'un temps d'arrêt pendant plusieurs années; mais, à un moment donné, la peur, l'agitation, des émotions morales vives et d'autres influences défavorables, amenèrent une aggravation et le développement de la maladie. Dans deux autres cas, le mal a été enrayé d'une façon durable.

Dans les *anomalies du sang* il faut intervenir avant tout médicalement, y ajouter un traitement balnéaire, un régime et une hygiène appropriés. Le climat agit comme un auxiliaire important dans beaucoup de cas; il est même l'agent principal de la cure, quand les malades ne supportent pas le traitement médical.

Ainsi, pour la *chlorose,* il faut recommander les localités où l'on peut rester à l'air toute la journée, sans fatigue. En été, saison pendant laquelle le plus souvent la grande chaleur est mal supportée, on peut conseiller, suivant le degré d'altération du sang et l'état du cœur, des stations montagneuses d'altitudes diverses, ombragées, l'emploi de hamacs, de fauteuils à roulettes et autres moyens commodes pour un exercice passif; dans la saison froide, les stations bien exposées au soleil dans les régions alpines inférieures, comme Pallanza, Meran, Montreux, ou, si la mer est bien supportée, les deux Riviera ou Palerme. Les plages froides sont souvent très utiles en été comme en hiver; ainsi, pour l'été, en Angleterre, les plages de l'est et du sud-est, comme Folkestone, Eastbourne, Ramsgate et Margate, Lowestoft, Scarborough, etc., jusqu'en automne; pendant l'automne et l'hiver, Ventnor, Bournemouth, Brighton.

Un froid modéré, quand on est vêtu chaudement et qu'on a une nourriture convenable, n'est nullement nuisible : au contraire, il est souvent utile si les malades sont dans un pays où le ciel est pur; l'air froid excite l'appétit. Pour ceux qui supportent bien les voyages sur mer, nous avons trouvé que les voyages sur des yachts, dans des climats tempérés, avec séjours accidentels sur les côtes, étaient très utiles.

Si l'anémie est moins prononcée ou déjà en voie de guérison, on se trouvera bien d'un séjour dans des localités où la vie sociale est animée, ou les excitations intellectuelles sont nombreuses, par exemple à Florence, au printemps; à Rome, en hiver et au printemps; à Naples, en automne, en hiver et au printemps; à Castellamare et à Sorrente, au printemps et en automne; à Capri et à Ischia, pendant ces mêmes saisons.

Les *anémies* d'une autre nature ne présentent, d'après leurs causes, pas tout à fait les mêmes indications, mais des indications analogues. Quand les règles sont trop abondantes, les climats maritimes sont nuisibles; par contre les climats indifférents et subalpins, et souvent aussi les climats alpins, sont favorables; si la menstruation est peu abondante ou si elle manque complètement, les climats maritimes sont très utiles.

Dans deux cas de *leucémie* et de maladie de Hodgkin, que j'ai observés avec soin, j'ai pu constater, à la suite de longs voyages maritimes en yacht, avec arrêts accidentels et séjours en Égypte et à Alger, des résultats très satisfaisants. Les cas très avancés laissent peu d'espoir.

Quant aux *anémies* et aux maladies organiques produites par la *malaria*, il est avant tout important d'éviter le pays où règne la malaria; on peut recommander les climats alpins et subalpins pendant une grande partie de l'année ; on pourra les remplacer, avec succès, pendant quelques mois, par des climats maritimes secs et de température moyenne.

La faiblesse *consécutive à des maladies aiguës*, par conséquent *une guérison lente et incomplète*, exige un traitement différent suivant la nature de l'affection antérieure, de la constitution et le degré de faiblesse. Il faut toujours prendre en considération que la prédisposition pour des maladies de nature très différente augmente beaucoup après des maladies graves aiguës, surtout après des fièvres, tandis que la force de résistance et l'énergie diminuent sensiblement. C'est pour cela qu'il faut conseiller dans ce cas de choisir, au début, des stations rapprochées, facilement accessibles, confortablement installées à la campagne, dans des régions montagneuses peu élevées, dans les bois, au bord de la mer ; plus tard seulement on pourra s'éloigner. Après des accès d'asthme et la diphthérie, les climats maritimes et des côtes méritent la préférence ; après la scarlatine et la fièvre typhoïde, il convient de rechercher des stations modérément chaudes, bien ensoleillées, soit dans l'intérieur des terres, soit sur les côtes. Dans certains cas, lorsque le résultat se fait attendre, il ne faut pas désespérer, par exemple, après une fièvre typhoïde grave ; il est vrai que Pierre Frank a dit que la fièvre typhoïde enlevait trois mois de la vie, mais il n'indiquait qu'une moyenne ; car quelquefois à un âge avancé il faut presque toujours des années de soins continus pour recupérer jusqu'à un certain point la force de travail et l'énergie antérieure, mais la patience est presque toujours récompensée.

Les *états climatériques*, dans la plus large acception du mot, forment un contingent important pour le traitement climatothérapique; ce domaine nous paraît plus étendu qu'on ne le suppose généralement. Le public est cependant disposé à attribuer au « changement de vie » toutes les maladies des femmes entre 40 et 55 ans; les Anglais sont particulièrement clairvoyants en ce qui concerne le *change of life* ; mais la période de la formation présente des écueils presque aussi fréquents que la période de retour, et non seulement pour le sexe féminin mais aussi pour le sexe masculin ; le développement rapide vers une phase plus élevée de la vie, tout comme l'ordre inverse dans les deux sexes, est parfois lié à des troubles variés qui surviennent tantôt dans le système nerveux, tantôt dans la circulation, tantôt dans les fonctions digestives et de nutrition. La cessation des fonctions sexuelles ainsi que leur début n'est qu'une transformation plus apparente que les autres ; il se produit aussi de la même manière des changements dans d'autres fonctions importantes qui se rattachent parfois à une sorte de révolution dans l'harmonie de l'organisme; dans d'autres cas, et c'est heureusement la règle, ils se manifestent d'une façon moins marquée, on pourrait presque dire « constitutionnelle ». Suivant les circonstances on conseillera le changement de résidence, les voyages et les distractions qui s'y rattachent, le séjour dans des climats d'été vivifiants, subalpins ou maritimes, et des climats d'hiver assez secs et avec du soleil; ces différentes conditions contribuent au retour de l'équilibre et au rétablissement de l'harmonie entre l'état nouveau et l'ensemble de l'organisme. Dans ces cas les climats thérapeutiques (officinaux) ne sont pas toujours nécessaires; il est préférable d'avoir recours à des stations comme Rome, le golfe de Naples, la Sicile, l'Espagne, la Palestine, la Grèce, en observant toutefois les règles générales que l'on peut déduire de l'état des forces et de la disposition morale.

Il faut faire rentrer dans ces cas le *retard dans le développement* des deux sexes pour lequel les climats maritimes, alpins et subalpins, sont efficaces.

La *vieillesse* prématurée et celle qui arrive à son heure, les troubles dans les organes et les fonctions qui s'y rapportent, sont heureusement modifiés de différentes manières par les changements de climat. La caducité précoce de certains organes est un état fréquent qui est souvent confondu avec un état maladif habituel ; on le traite en général médicalement sans aucun succès. La diminution de l'énergie et de la résistance est une particularité caractéristique ; les aliments et les boissons de même nature et pris en même quantité qu'autrefois déterminent des troubles, tandis qu'antérieurement ils étaient bien tolérés ; le même travail corporel et intellectuel, qui jadis était un excitant normal, amène l'épuisement ; le même abaissement dans la température et les mêmes changements météréologiques qui provoquaient peut-être auparavant une augmentation de l'appétit et une plus grande tendance pour les exercices corporels, occasionnent des « refroidissements » qui se traduisent par des catarrhes, des bronchites, des rhumatismes. Ce sont surtout les basses températures, une grande humidité, les vents froids et les variations brusques qui exercent une influence nuisible, parce que le corps n'a pas une force de réaction suffisante. En recherchant pour la saison froide des climats chauds, ensoleillés et secs, tels que Cannes, Nice, Menton, San Remo, Pegli, Alger, Palerme, des stations dans les régions subalpines telles que Pallanza, Lugano, Meran, Montreux, on atténuera les appels à la force de résistance, on évitera beaucoup de maladies qui surviennent dans les climats froids, et de cette manière on pourra non seulement rendre la vieillesse plus agréable, mais même prolonger la vie. Les climats froids, mais encore les climats alpins ont une influence fâcheuse sur la vieillesse ; il faut donc les éviter ; tandis que les climats ordinaires de montagne, d'une altitude moyenne, jusqu'à environ 1000 à 1200 mètres ont souvent une action favorable pendant l'été. Il faut encore tenir compte dans le traitement de la vieillesse d'une certaine torpeur de toutes les fonctions, psychiques ou physiques, quand on n'a pas soin de les exercer continuellement; il est donc nécessaire de les entretenir par une activité corporelle et intellectuelle. Pour cette raison il y a tout avantage à conseiller les voyages et le séjour dans des localités où la société, les beaux arts et d'autres conditions excitent l'appétit et invitent à prendre de l'exercice ; suivant les saisons et les constitutions, on peut séjourner à Naples, Rome, Florence, Venise et dans d'autres villes où se trouvent de nombreuses galeries d'objets d'art comme Dresde, Munich, Paris, Berlin et Londres. Un simple déplacement est parfois très utile; ainsi en Angleterre on obtient d'excellents résultats chez les habitants âgés de Londres en les faisant séjourner pendant quelques semaines sur la côte de Brighton ou de Folkestone; il en est de même pour les habitants de la province qui viennent faire à Londres un séjour momentané.

CLIMATOTHÉRAPIE DANS LE PAYS NATAL

Dans les chapitres précédents nous n'avons énuméré ni toutes les stations climatériques ni tous les états qui peuvent être améliorés par des influences climatériques bien appropriées; il existe en effet très peu d'états morbides sur lesquels des conditions atmosphériques convenables n'exercent pas une influence favorable ; au lit, dans une chambre de malade, à l'intérieur de la maison, on observe sciemment ou inconsciemment les règles de la climatothérapie ; suivant la manière dont on les suit, elles ont, à l'état de santé ou de maladie, une action plus prononcée qu'une intervention purement médicale.

Tous ceux qui observent les transformations favorables survenues chez des malades dans les stations climatériques, et qui recherchent les influences spéciales auxquelles sont dues ces transformations, arrivent nécessairement aux conclusions suivantes :

1° L'emploi méthodique des ressources du pays natal permet d'obtenir, dans beaucoup de cas, des résultats analogues à ceux qu'on retirerait d'un séjour dans des stations éloignées.

2° Certaines modifications à l'intérieur de l'habitation et dans la manière de vivre peuvent améliorer sensiblement le résultat obtenu par les ressources climatériques du pays natal.

3° En fondant, dans les régions du pays natal, des maisons convenablement aménagées et soumises à une direction médicale suivie, on pourrait obtenir une grande partie des avantages qu'on trouve dans des stations climatériques éloignées.

Le séjour de sanatoria éloignés étant impossible pour beaucoup de malades, soit à cause des frais, soit par suite d'autres circonstances, l'observation de ces règles a une grande importance. Cette considération s'est imposée à nous ainsi qu'à d'autres médecins. Nous renvoyons entre autres aux ouvrages de Max Cormac l'aîné. Pour cet auteur l'impureté de l'air paraît être la cause principale de la phtisie. Nous citerons aussi les ouvrages de P. Niemeyer, Rhoden, etc. Pettenkofer donne des règles précieuses pour le vêtement, l'installation des chambres et des habitations.

Toutefois, dans le pays natal et avec les devoirs professionnels, il n'est pas très facile de consacrer un temps convenable à l'exercice en plein air et de prendre ses repas avec la tranquillité nécessaire ; une fois qu'on a reconnu l'utilité de ces précautions, il est plus facile de prendre peu à peu l'habitude de suivre un régime et une hygiène en rapport avec l'état physique ; heureusement cela suffit dans beaucoup de cas pour recouvrer et conserver la santé.

Quel est le médecin qui n'a pas observé fréquemment des cas où un changement de climat était impossible, mais dans lesquels on a obtenu une transformation inespérée par une modification dans les occupations habituelles ou la manière de vivre? Nous avons vu plus d'un boulanger devenir phtisique à la suite du travail devant le four ou en restant dans son magasin, et retrouver peu à peu la santé en traînant chaque jour dans les rues, pendant trois ou quatre heures, et par tous les temps, sa carriole de distribution; nous avons fait la même observation pour d'autres métiers et d'autres professions. Il est parfois difficile de s'habituer au grand air, il faut de grandes précautions dans les climats peu favorables; dans beaucoup de cas on peut y parvenir, seulement une certaine audace est nécessaire; quelquefois les résultats sont mauvais — quel mode de traitement n'en a pas? — mais le résultat final sera généralement bon. L'usage de frictions journalières, humides ou sèches, froides ou chaudes, d'ablutions quotidiennes, de douches ou de bains, n'est pas très simple, mais avec de la prudence et de la patience on réussit presque toujours. Dans beaucoup de cas des règles sanitaires plus ou moins accessibles à tous, tel que l'exercice journalier en plein air, l'absorption en grande quantité d'un air pur, de simples pratiques hydrothérapiques permettent d'obtenir dans le pays natal de meilleurs résultats que dans les climats éloignés.

Les établissements convenablement aménagés, avec de grandes galeries bien ventilées, exposées au soleil, ouvertes ou fermées, dans lesquels on trouve une nourriture convenable, distribuée sous la direction d'un médecin à des intervalles réglés suivant les circonstances, avec un exercice régulier et une installation gymnastique et hydrothérapique, permettent d'obtenir de meilleurs résultats que dans les maisons particulières. Nous pouvons exprimer sans crainte notre conviction : un grand nombre des résultats obtenus à Göbersdorf, Falkenstein et même à Davos ne doivent pas être attribués au climat, mais à l'art fondé sur la nature; on peut en dire autant des établissements installés pour les phtisiques sur les côtes d'Angleterre, à Ventnor, Bournemouth et Torquay. La multiplication de ces établissements est un besoin populaire, et avec le temps on pourra les perfectionner encore; les malades y puiseront des enseignements qui se répandront dans les familles. Il faut seulement que l'organisation de ces établissements réponde aux exigences de l'hygiène, de manière à éviter l'encombrement, et par conséquent toute contagion.

Dans toutes les maladies chroniques, le médecin doit examiner attentivement les résultats obtenus par le changement de climat et les ramener aux causes qui les ont produits; il pourra appliquer ce qu'il aura appris, au pays natal, et y mettre en pratique, avec les modifications nécessaires, les enseignements recueillis dans un autre climat.

TABLE DES MATIÈRES

PREMIÈRE PARTIE

ÉLÉMENTS OU FACTEURS DU CLIMAT.

DEUXIÈME PARTIE

DIVISION DES CLIMATS.

TROISIÈME PARTIE

DU MODE D'EMPLOI DES SANATORIA DANS LE TRAITEMENT CURATIF ET PRÉSERVATIF DES DIFFÉRENTS ÉTATS MORBIDES

TABLE ALPHABÉTIQUE DES MATIÈRES

3827-85. — CORBEIL. TYP. ET STÉR. CRÉTÉ.

www.ingramcontent.com/pod-product-compliance
Ingram Content Group UK Ltd.
Pitfield, Milton Keynes, MK11 3LW, UK
UKHW021903260726
13966UKWH00006B/390